# 急诊科心理问题应急处置

主　编　沈　颉　季卫东

副主编　鞠　康　胡　越　张敏敏　吴宇洁

编　者　（以姓氏笔画为序）

马伟军　朱　峰　许俊杰　杨道良　李　婷

吴宇洁　沈　颉　沈楠桦　张敏敏　张静洁

陈玄玄　陈思路　陈　雯　季卫东　郑　宏

胡　越　顾俊杰　徐　萍　陶　华　黄天明

曹爱爱　符争辉　谢茹韵　鞠　康

人民卫生出版社

·北　京·

**图书在版编目（CIP）数据**

急诊科心理问题应急处置/沈颉，季卫东主编. —
北京：人民卫生出版社，2020.9（2021.1重印）
ISBN 978-7-117-30538-9

Ⅰ. ①急… Ⅱ. ①沈…②季… Ⅲ. ①急诊－医药卫
生人员－心理卫生－健康教育 Ⅳ. ①R192

中国版本图书馆CIP数据核字（2020）第178362号

| | | |
|---|---|---|
| 人卫智网 | www.ipmph.com | 医学教育、学术、考试、健康， |
| | | 购书智慧智能综合服务平台 |
| 人卫官网 | www.pmph.com | 人卫官方资讯发布平台 |

**急诊科心理问题应急处置**

Jizhenke Xinli Wenti Yingji Chuzhi

主　　编：沈　颉　季卫东
出版发行：人民卫生出版社（中继线 010-59780011）
地　　址：北京市朝阳区潘家园南里19号
邮　　编：100021
E - mail：pmph @ pmph.com
购书热线：010-59787592　010-59787584　010-65264830
印　　刷：北京铭成印刷有限公司
经　　销：新华书店
开　　本：850×1168　1/32　印张：11.5　插页：2
字　　数：288千字
版　　次：2020年9月第1版
印　　次：2021年1月第2次印刷
标准书号：ISBN 978-7-117-30538-9
定　　价：65.00元
打击盗版举报电话：010-59787491　E-mail: WQ @ pmph.com
质量问题联系电话：010-59787234　E-mail: zhiliang @ pmph.com

## 主编简介

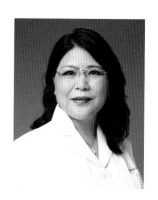

**沈 颉**

　　主任医师、教授，现任上海市长宁区精神卫生中心院长，兼任上海市医院协会理事，上海市心理卫生服务行业协会理事，上海市健康体检质控中心委员，上海市急诊 ICU 质控中心专家，上海市医院协会精神卫生中心管理专业委员会委员，长宁区医学会常务理事。创立心理卫生进机关、进社区、进楼宇——"归去桃花源"人文心理沙龙，"心视野·心对话"等服务品牌，面向社区老年、儿童青少年、妇女等提供心理宣教服务。2015 年带领团队成功创建全国精神卫生综合管理试点区，在社区康复、心理健康促进，以及心理应激与危机干预治疗等方面取得了突出的成绩，在全国范围内起到引领和示范的作用。曾经获得上海市长宁区第五轮专业技术希望人才奖，上海市三八红旗手标兵。

## 主编简介

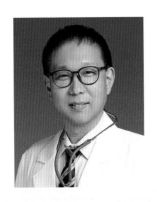

**季卫东**

　　主任医师、教授，上海市心理学会医学心理学专业委员会主任委员，上海市精神康复专业委员会副主任委员，上海市精神医学专委会儿童学组副组长，兼任华东师范大学心理与认知科学学院儿童心理与发展研究中心主任。曾经在英国爱丁堡大学BGH医院和日本长崎大学医院访问研究，长期工作在儿童青少年心理卫生临床第一线。上海市卫生健康委员会重点专科(儿童精神科)负责人，上海市长宁区第二届领军人才，参加多项国家自然科学基金项目，863、973项目子课题负责人，发表论著30余篇，主编、参编著作9本。曾经获得上海市对口援建突出贡献个人奖、中国医师协会精神科医师分会"优秀精神科医师"称号和IACMSP杰出贡献奖。

1948年世界卫生组织将健康定义为"一种在身体上、精神上和社会上的完善状态，而不仅仅是没有疾病和衰弱现象"，第一次表达了现代医学模式的基本思想。1977年美国精神病学和内科学教授恩格尔（Engel.GL）在 *Science* 上发表了题为"需要新的医学模式：对生物医学的挑战"的文章，批评了现代医学即生物医学模式的局限性，指出生物医学模式已经获得教条的地位，不能解释并解决所有的医学问题，为此他提出了一个新的医学模式，即生物-心理-社会医学模式。恩格尔提出："为理解疾病的决定因素，以及达到合理的治疗和卫生保健模式，医学模式必须考虑到患者、患者生活在其中的环境以及由社会设计来对付疾病的破坏作用的补充系统，即医生的作用和卫生保健制度"，这种医学模式的概念，引起医学界广泛注意。我国于20世纪80年代初开始探讨从生物医学转向生物心理社会医学的理论与实践。这种新医学模式的特点是，沿着系统论思路，把人理解为生物的、心理的、社会的三种属性的统一体，人的健康和疾病不仅是生物学过程，而且有心理和社会的因素，要从生物、心理、社会相统一的整体水平来理解和防治疾病。它主张在已有生物医学的基础上，加强心理和社会因素的研究和调控，相应地发展保留了医学心理学和心身医学、医学社会学和社会医学等。

　　迄今已经过去四十余年，社会心理因素在疾病发生、发展和治疗中的作用越来越重要，目前每一位医务人员几乎都接受

过生物 - 心理 - 社会医学模式的专业培训，但由于多种原因，新医学模式在我国部分区域并未得到充分的贯彻和实施，在某种意义上，新医学模式是一种世界观，需要医务人员从内心深处真正的认同、体验，并能在临床中实践，而临床医学系列科室中，疾病种类最多、最复杂、最严重的科室，则莫过于急诊医学科。急诊医学科（室）或急诊医学中心是医院中重症患者最集中、病种最多、抢救和管理任务最重的科室，是所有急诊患者入院治疗的必经之路。急诊科的工作可以说是医院总体工作的缩影，直接反映了医院的急救医疗、护理工作质量和人员素质水平。现代急诊医学科已发展为集急诊、急救与重症监护三位一体的大型的急救医疗技术中心和急诊医学科学研究中心，可以对急、危、重患者实行一站式无中转急救医疗服务，被誉为现代医学的标志和人类生命健康的守护神，同时，急诊医学科也可视为新医学模式得到最丰富体验的科室。

2017 年电视剧《急诊科医生》的开播，曾经引起社会的广泛关注，原因不仅在于剧情融入不少更新的社会议题，如疾病负担、养老、临终关怀和器官移植等，其中也不乏诸多心理 / 精神问题在急诊科的表现，如惊恐发作 / 精神分裂症患者（患者自称肚子里有黑猫）的就诊、亲子关系、医患关系等，同时在剧情中也描述了医务人员面对高强度、高压力工作下的心理反应……《急诊科医生》电视剧的播映，以及发生在某三级医院急诊科医师工作中被患者家属伤害死亡事件等等，不仅引起广泛的社会反响，也引致我们精神科医师（某种程度上也是心理医生）的共鸣和反思，急诊医学科如此之多的心理 / 精神问题，急诊医学科医务人员能否专业识别？能否专业的早期干预？普通居民如何判断是否惊恐发作而非心脏疾患？高强度工作下的急诊科医务人员如何调适自身心身？其中又涉及哪些伦理 / 法律问题？

在对上述诸多问题的反思下，在上海市医师协会专家的指导下，我们组织一批具有丰富临床经验和写作经历的中青年医务骨干，查阅国内外最新参考文献和书籍，撰写了这本专著，内容包括新医学模式下急诊科可能出现的心理问题以及应急处置办法，还涉及相关法律和社会工作等。希望《急诊科心理问题应急处置》的出版能对急诊医学和精神医学事业发展有些许促进，为大家提供新的思路和参考。

鉴于作者能力有限、现代医学科学和心理学发展迅猛，书中若有不妥之处，还望各位指正、海涵。

是为前言。

沈　颉　季卫东

2020 年 5 月

# 目 录

# 第一章

# 心理咨询与治疗的理论和方法

## 第一节 引 言

### 一、心理咨询与治疗概论

#### （一）心理咨询与治疗的概念

心理咨询与治疗是指通过特定技术与方法改善心理健康状态。心理咨询与心理治疗类似，但通常来讲，心理咨询针对轻微的、一般性的心理问题，而心理治疗针对较严重的心理障碍，且可以配合药物治疗。心理咨询与治疗是一个过程，这一过程的两个方面是咨询师与来访者。咨询师是此过程的实施者，并且都接受过专业的训练，通过心理学原理和技术助来访者成长。来访者是这一过程的接受者，但这种接受不是被动的，而是主动地思考与探索，从而完善自我，心理咨询与治疗可以说是"助人自助"的过程。在这一过程中，来访者表达自己的困扰，咨询师通过心理学技术帮助来访者进行自我探索，最终使来访者了解自己，得到新的领悟。

咨询师与来访者的关系是决定咨询与治疗是否成功的重要因素。这种关系是平等的、相互信任的，在这种氛围中，来访者才能够敞开心扉，坦诚的讲述自己的心理问题。但是，这段关系不是随意的，它以来访者的主动寻求帮助为前提，且咨访关系只限定在咨询室与咨询时间内，具有保密性。

## （二）心理咨询与治疗的目标

许多人对心理咨询和治疗的目标存在误解,例如许多来访者希望咨询师能就自己面临的艰难抉择提供建议。其实,心理咨询和治疗的目标不是帮助来访者处理生活的具体问题,而是针对心理与精神上问题给予启发和指导。

由于对心理咨询与治疗的理解不同,各个流派对这一活动的目标也不同,各个主要流派的主要目标见表1-1-1。

表1-1-1　心理咨询与治疗主要流派及其目标

| 心理学流派 | 心理咨询与治疗基本目标 |
|---|---|
| 行为治疗 | 消除来访者的不良行为模式,建立良好的行为模式 |
| 认知疗法 | 消除来访者的不合理信念,使其对自己和生活有正确的认知 |
| 精神分析 | 将无意识转化为意识,处理压抑的冲动 |
| 家庭治疗 | 促进家庭成员的沟通,建立有效互动方式 |

近年来,越来越多的咨询师已经不再采用单纯的一种方式,而是更多地采用综合的方法。很多咨询师会根据来访者不同的问题,结合具体情况,使用更合适的解释方式与治疗技术。

除了各个流派的终极目标,在咨询与治疗过程中的不同时期,也会有不同的目标,即阶段性目标,终极的目标是概括的,而阶段性目标是具体的、可实施的,咨询师和来访者应该共同制定每个阶段的目标,有利于来访者的不断努力。应注意终极目标和阶段性目标都应该是可观察到或可量化的结果,而不是泛泛的形容。

## 二、心理咨询与治疗的过程

心理咨询与治疗并不是漫无目的的聊天,而是有着一定程序的正式会谈。这个过程可以总结划分为五个阶段,包括定向阶段、问题探索阶段、目标探讨阶段、转变阶段和评估阶段。这些阶段并不和治疗次数一一对应,有些简单的步骤可以放在一次会谈中完成,有些步骤则需要多次会谈才能完成,咨询师和来访者应根据具体情况进行规划和安排。

**(一)基本阶段**

1.定向阶段　这是心理咨询与治疗开始的第一个阶段,主要任务包括了解来访者的基本信息,明确来访者的问题与需求,如果接案则需讨论之后的治疗安排。

在第一次会谈开始前,咨询师应根据预约时记录的信息提前准备,简单了解来访者的个人信息,当遇到特定年龄的来访者,如老年人或儿童,应确认自己充分了解老年心理学或儿童心理学的知识;又或者来访者是某一特殊职业的人群,应提前了解相关行业的情况。此外,来访者是主动还是被动的由别人带来接受咨询与治疗也是一个非常重要的问题,这有助于我们了解来访者对咨询与治疗的态度。

第一次会谈开始时,咨询师可先不直接进入主题,而是用轻松的话题打开局面。会谈过程中应明确来访者的问题。在评估来访者的问题后,应做出是否接案的决定。有的来访者的问题不是通过简单的心理咨询与治疗就可解决,例如严重的精神分裂患者,或受到非法侵害的人,对于前者应及时建议其接受病理性治疗,后者视情况除接受心理咨询与治疗外,可能还需寻求法律援助。

2.问题探索阶段　这一阶段的主要目的是建立良好的咨询关系,深入了解来访者的问题和困扰,并帮助来访者进行自我探索和思考。

在这一阶段,应让来访者自由叙述自己的问题,来访者会谈到很多自己的感受和经历,咨询师要在这个过程中不断引导来访者思考。很多来访者只能谈出自己的体会与感受,并不清楚背后的原因,咨询师需要通过各种会谈技术帮助来访者更清晰的了解自己、不断探索和深入、发现原来不曾注意到的问题。

在这一过程中，咨询师要注意对咨询氛围与方向的把控。如果氛围太过于自由，就不能使会谈集中于问题的焦点，来访者毫无目的、偏离主题的表述使得治疗的效率降低，来访者也缺乏深入发掘的动力。但如果氛围过于有压迫感，可能会使来访者无法充分表达自己。因此会谈过程一定要做到张弛有度。

3. 目标探讨阶段　在咨询师与来访者都对当前的问题有清楚的认识后，就可以共同制定治疗目标。首先咨询师应该让来访者明确一点，即干预手段的有限性，达成目标需要以来访者为主，咨询师为辅，来访者要积极配合和参与。

目标的制定需要来访者和咨询师一起进行，而不是来访者单纯听之任之。咨询师应结合自己的专业知识，和来访者共同确定治疗目标以及通过何种方法达成目标。

4. 转变阶段　这是治疗过程中最为重要的一个阶段。在这一阶段，咨询师运用不同的方法和技术影响来访者。对于多数心理咨询与治疗方法，这一阶段仍是一个自我探索的过程。这个过程的目的是希望来访者不断向积极的方面改变、领悟。

这一过程中，来访者的情况常常会出现反复与倒退，咨询师应理解这种反复性并消除来访者由此引发的挫败感。此外，应注意不要使来访者在这一过程中产生依赖，要时刻保持来访者的主动性与灵活性。

5. 评估阶段　评估阶段是治疗结束的阶段，来访者评估之前制定的目标是否达到，并谈一谈这次治疗的体会和收获。由于咨询关系即将结束，需要与来访者讨论如何在离开咨询后克服对咨询师的依赖，实现平稳过渡。

**（二）基本会谈技术**

心理咨询与治疗的过程，就是相互交流的过程。在会谈中根据具体情况使用一些技术，能够使整个过程更为流畅与深入。会谈技术包括倾听性技巧和影响性技巧。倾听性技巧与影响性技巧相对，前者主要在于引导来访者表达、推动咨询的进行,后者会主动的介入咨询过程,对来访者进行干预和影响。

1. 倾听性技巧

(1)共情:是贯穿于整个会谈过程的一种技术,是要咨询师体验来访者的世界,了解对方的想法和感受,并使来访者感受到这种良好的咨访关系。共情不只是一种表达的句式,更要求咨询师在言语和非言语的反馈中都体现出这样的感受。共情是影响治疗关系的决定性因素,良好的共情能够使来访者感受到被理解、被重视,消除羞耻感、不安全感,从而更多的表达自己。共情要求咨询师体会来访者的内在世界,但仍要避免把自己的想法和情绪代入其中。

(2)探询:是会谈中非常常用的方式,通过询问的方式更好的引导来访者表达自己的想法。但需要注意的是,过多的探询也会使来访者不再主动投入在咨询过程中。探询又可以分为封闭式和开放式。封闭式探询是指可以用是或否来回答的问题,由于其带有收敛性质,不适合过多用于访谈中,通常只用来获得特定信息、澄清事实,或当来访者偏离主题时,可以用封闭式探询使其中止谈论这个话题。如果在一个访谈中过多的使用封闭式问题,会使来访者感到被动。开放式探询通常以"什么""怎样""为什么"的形式发问,让来访者自由的表达和叙述,但"为什么"的问题也应尽量少用,因为前来咨询来访者通常不清楚困扰自己问题的原因,这样的提问会使咨访关系疏远。

(3)鼓励:指的是通过语言或动作支持来访者继续表达的技术,通常可以借助重复来访者话语中的关键词、使用语气词或点头微笑等肢体语言。它表达了咨询师对来访者所谈东西的兴趣,鼓励来访者继续说下去。此外,鼓励的另一个功能是可以决定谈话的走向,当来访者谈论到多个情况,咨询师对哪一个话题进行鼓励,来访者就会更多的谈论哪个话题。

(4)澄清:是指对当事人叙述模糊、指代不清楚的情况,要求当事人进行进一步的解释说明。澄清可以使咨询师明确来访者的问题，使双方对于某些问题有确切的共识，比如来访者有时会用到不明确的代词"他们""那种"等等，这种时候咨询师都需要明确来访者究竟指代的是什么。另一方面，澄清也可以引导来访者深入的考虑自己的问题，有时来访者可能出于自我防御机制，模糊的带过一些问题，这是咨询师可以就这一个问题进行仔细询问，引导来访者进行思考。

（5）释义：是指在来访者表达意思后，咨询师将自己的理解反馈给来访者。咨询师可以简明扼要地总结来访者表达的一段信息，同时观察来访者的反应，查看来访者是否感到被准确理解了。咨询师可以通过释义知道自己是否准确了解了来访者的意思，来访者也能够感受到自己正在被倾听、被理解。在这一过程中，咨询师需要尽量获取来访者的信息，同时要注意来访者想要表达但没有表达清楚的意思。

（6）情感反映：情感反映和释义属于同一类，释义是指反馈来访者所表达的认识性内容，而情感反映，顾名思义是对来访者感受和情绪的反馈。具体来说，就是指咨询师通过言语或非言语的方式，来重现来访者谈到或体会到的感受，或来访者虽然体会到但没有意识到的感受。准确形容来访者的情绪确实存在一定困难，需要咨询师丰富自己关于情绪的概念和词汇，才能在咨询中给予贴切的描述。同时在咨询中也要仔细分辨，区分相近的情绪感受。

（7）具体化：是指针对来访者的某一情况进行定义，从而使来访者和咨询师都能够就谈论的内容得到清晰的理解。

由于人的思维具有概括化的特点，来访者可能有很强烈的情感体验，但却谈论不出什么具体内容。来访者通常从情绪性的抱怨开始，这时候咨询师可以不用将重点放在情绪上，而是要注意引起这种情绪背后的原因。有时，来访者在交流中可能会出现过分概括化，比如因为一两个人对自己不好，就认定所有人都对自己不好，或是因为一两件事情的失败，认为自己十分无能。咨询师如果能够在这种时候使用具体化的技术，可以帮助来访者消除非理性的信念，对自己的情况有更合理的认识。

咨询中还会出现一种情况就是来访者会使用到一些专业名词或特殊用词，例如来访者看了一些相关书籍，就将自己诊断为"抑郁症""强迫症"等，很多时候这种自我的诊断是不正确的，咨询师应具体探询来访者的行为，并了解来访者自己是如何理解这些概念的。

如果咨询缺乏具体化，就会使整个咨询过程浮于表面，咨询师不能触及来访者的真正问题。但同时，具体化也不需要针对来访者谈到的每个情况，这样会使得会谈变得冗长、没有重点。

（8）总结：总结是咨询师需要将来访者的叙述和感受加以整合，有条理的向来访者表述出来。总结是对一个访谈段落的概括，可以使来访者有一种问题正在取得进展的感受。

2．影响性技巧

（1）解释：是指咨询师对来访者的问题做出诠释，这种解释可能是根据某个理论，也可能来自于咨询师的个人经验。咨询师的解释作为一个新的视角，促使来访者对自己面对的问题重新思考。

解释是有风险的，如果没有循序渐进的过程，贸然提出一种解释方法可能会使来访者的信任感下降，例如弗洛伊德关于性和恋母情结的理论，会使很多没有接触过的人造成误解。因此，在解释之前应做好铺垫，使用来访者能够理解的方式与语言进行。解释最好的方式不是告诉来访者一个定论，而是采用设问句引导来访者思考，一方面不会使解释难以接受，一方面也会让来访者对问题理解的更为深入。

（2）指导：可能视为直接的影响方式，指直截了当地告诉来访者如何做。这种技术通常用于一些治疗方法中，例如放松训练，咨询师可以直接说明放松的步骤，指示来访者的行为，或者有来访者表述自己学习效率低，咨询师从学习理论的角度给予指导。要注意指导不应仅仅说明怎么做，也要告诉来访者为什么，能使效果更好。

（3）提供信息：指就来访者的问题，向来访者提供相关信息，帮助其思考与决定。有的当事人处于迷茫的状态，会直接向咨询师询问"我应该怎么选择"，这时候应注意提供信息不是给予建议，而仅仅是摆出客观的信息，让来访者参考。咨询师的作用应该是帮助来访者做出抉择，而不是直接进行劝告，劝告会妨碍来访者的独立。

（4）自我表露：是指咨询师在会谈时表达自我的感受或讲述自己的经历。例如咨询师可以在来访者没有完成治疗作业时适当表达自己的失望，传达负面的感受给来访者，会使其认为咨询师更真实、更坦诚。又例如来访者在谈到自己过去一件成功的事情，十分兴奋，咨询师可以结合自己的经历，讲述具有相同的感受的事情，使来访者感到对方与自己有共同话题，会拉近双方的距离。

咨询师进行适当的自我表露会给来访者一种被信任的感觉，这种坦诚也会促进双方良好咨询关系的建立。但需要注意的是，自我表露不能滥用，滥用会使焦点从来访者转移到咨询师身上，使来访者认为咨询师的注意不在自己身上。此外，在表达负面感受是应注意分寸，体谅对方的心情，不能对来访者有批评或攻击性的言辞。

（5）即时性：是指在咨询过程中，咨询师应即时地对来访者的想法和咨询关系做出反应，给予来访者反馈。当来访者谈到自己的感受时，咨询师应即时表达自己的想法。当双方关系陷入僵局或缺乏方向，或咨询师发现来访者的态度与情绪发生变化，都可以指出并询问原因。如果不能即时做出反应，任由一些问题发展，反而不利于咨询过程的进行。

（6）逻辑推论：指咨询师引导来访者通过逻辑思维思考问题，通常会用于合理情绪疗法。这种推论方式能够让来访者意识到什么是正确的、合适的，什么是不好的、非理性的。咨询师可能用到这样的句式"如果……会怎么样呢？"这种提问方式应建立在良好的咨询关系基础上、以婉转的口吻进行。

（7）面质：当咨询师发现来访者前后矛盾或言行不一的地方，可使用面质技术直接向来访者指出这一点。这种矛盾和不一致往往不被来访者自己察觉到，面质可以迫使他们思考自己出现矛盾的地方，从而对更深层的原因进行探索。

咨询师应该明白的是，面质虽然带有质问的意思，但绝不是对来访者的批评，而是一种激励方式，促使来访者深入思考。面质容易引起来访者的反感，因此我们应更加谨慎的使用，清楚的明白每一次面质的意义，而不是毫无目的的随意质问。

## 第二节 行 为 疗 法

### 一、概论

行为疗法是基于行为科学的一种非常通用的心理咨询与治疗方法，行为疗法建立在坚实的理论和实验基础上，其方法更加系统和科学，临床效果更加显著和稳定。

行为疗法认为，个体行为具有一定特点，受到奖赏并产生令人满意结果的行为容易学会和保持，受到惩罚、产生令人不愉快结果的行为则不易维持。通过这种规律，就可以控制个体行为的改变，帮助来访者消除不良行为，建立良好的行为模式。行为治疗的核心是只针对行为层面的问题进行处理，探寻行为背后的原因、内部过程或早年经历是不重要的。

### 二、基本理论

对行为治疗产生深远影响的理论包括经典条件反射理论、操作性条件反射理论和社会学习理论，了解这些理论，有助于我们更好地理解行为治疗的技术。

（一）经典条件作用

经典条件作用由生理学家巴甫洛夫提出。巴甫洛夫在观察狗的唾液分泌时，发现一个现象：给予食物时狗会分泌唾液，但如果在不断地给狗食物的同时给一个不会引起唾液分泌的中性刺激，如铃响，狗渐渐在只有铃响但没有食物的情况下也会分泌唾液。巴甫洛夫由此总结出经典条件反射，即一个中性刺激通过与一个无条件刺激结合，最终能够引起原只能对无条件刺激发生的反应，这个中性刺激也就成了条件刺激，这种新的联系称为条件作用。在这种初级条件作用的基础上引入新的中性刺激又可形成第二级条件作用。能够引起条件反应的物理性刺激属于第一信号系统，言语符号的刺激属于第二信号系统，由于人类有以言语为主的第二信号系统，使得人类与动物有了本质的区别。

如果这种条件反应也会由与条件刺激相似的刺激引起，这种现象被称为泛化。"一朝被蛇咬，十年怕井绳"就是一种泛化的现象。在泛化发生后，如果仅强化特定刺激，而不强化类似刺激，会使个体只对特定的刺激产生反应，对其他类似刺激的反应受到抑制，这种现象叫做分化。

（二）操作条件作用

操作条件作用的理论是斯金纳通过自己设计的"斯金纳箱"提出。斯金纳箱中有一个杠杆，按压杠杆会落下食物，斯金纳将饥饿的小白鼠放入箱中，小白鼠在箱中活动时偶然踏上杠杆，发现会有食物出现，尝试几次后，小白鼠就学会了按压杠杆以获取食物。与经典条件作用不同，操作条件作用的行为是由个体自身发出的，最初是自发的行为，这些行为引起了环境的一定变化，由这些变化改变了个体此行为的发生频率。能够使个体行为发生频率增加的刺激叫做强化，操作性条件作用就是个体将强化与行为联系起来的过程。

强化是操作条件作用中非常重要的概念。强化包括正强化和负强化，正强化是在个体行为之后给予一个积极的正向刺激，例如在来访者完成了咨询的作业，咨询师给予肯定和表扬，来访者会倾向于更积极地完成之后的作业；负强化指的是在个体行为后撤销一个消极强化物，例如老师每周让学生抄写课文，当孩子考试成绩达到目标后，可以暂停抄写，暂停抄写的行为就是负强化。正强化与负强化都会引起个体行为频率的增加。普雷马克原理是常用的强化方式，它是指用一个高频活动作为低频活动的强化物，例如孩子不喜欢写作业，但喜欢看电视，可以告诉孩子完成作业后就能看电视，以此提高孩子做作业的频率。

与之相反的是惩罚，惩罚能够引起个体行为频率的降低，也分为正惩罚和负惩罚。正惩罚是指在特定行为之后出现强化物，例如孩子在攻击同伴后，家长对其进行批评，孩子的攻击行为会减少；负惩罚是指个体做出一定行为后，想要的刺激不再出现，例如一个喜欢吃糖的孩子在攻击同伴后，家长不再让其吃糖，孩子的攻击行为也会减少。

当反应没有得到经常强化，行为就会消退。为了使行为保持下去，就必须不断进行强化。但即时强化不仅成本较大，也不是最有效的办法。斯金纳研究了四种不同的强化程式，第一种是固定时距程序，即不论个体行为出现频率，均在一个固定的时间后给予强化，例如定期给员工发工资；第二种是固定比率程序，即个体出现一定次数的行为后，就给予强化，如有些企业中的计件工资就是一种定比强化；第三种是变动时距程序，指的是按照一个有平均时距但都随机出现的强化，如老师不定期的随堂测验；最后一种是变动比率强化，指的是按照一个概率给予强化，但强化的次数间隔随机，最典型的例子就是赌博。一般来说，按比率强化的效果优于按时距强化，而变动时距强化又好于变动比率强化。

### （三）社会学习理论

社会学习理论的提出者班杜拉认为个体的许多行为是通过观察学习习得的，观察学习分为四个过程，分别为：首先是注意过程，观察者注意将要模仿的行为；其次为保持过程，指的是观察者对行为编码并储存的过程；之后是动作再现过程，指的是把记忆中的表象转换成行为；最后是动机过程，这是模仿行为是否发生的关键因素。

除此之外，班杜拉还提出除了直接强化外，还有替代性强化和自我强化。替代性强化是指观察者因为看到榜样受到强化而被强化，例如孩子看到电视上的人物因为攻击行为被奖励，孩子更可能会表现出攻击行为。自我强化是指个体给自己设定一个目标，当达到这个目标后，个体就会进行自我奖励。

## 三、治疗技术

### （一）放松训练

放松训练是通过指导语进行暗示，帮助来访者调节呼吸、放松肌肉，进而增强自我控制的能力。

放松训练有多种形式。例如渐进放松法，通过系统的先收缩后放松特定肌肉群，使个体体验不同肌肉的紧张，从而更好认识放松的感觉。此外还有自生放松法，强调逐个部位体验肌肉松弛带来的沉重感和血管扩张带来的温暖感。

现在的咨询师多使用录音进行放松训练，它既可以单独使用，也可以作为其他技术的辅助手段一起使用。

### （二）系统脱敏

系统脱敏主要用于治疗恐惧症，是通过循序渐进的方法使个体减轻、脱离恐惧。主要分为三个步骤：

1. 使来访者掌握放松技术　咨询师向来访者讲授放松的方法，通常需要2～6周的时间，使来访者能够自如地进入放松状态。

2．建立引起不良反应情境及情绪感受的等级层次 来访者与咨询师一起探讨会引起恐惧的情景，并对每一个情景进行主观评级，根据恐惧程度的高低排序，作为后续联系的材料。

3．实施脱敏 这一步骤有两种形式，想象脱敏和现实脱敏。想象脱敏是指在治疗时想象情景进行联系，首先让来访者放松，然后咨询师讲出一个恐惧程度较低的情景，让来访者想象自己置身这种情形中，请来访者感到紧张时进行示意并结束想象，结束后报告自己主观的焦虑程度值。这里有两个指标，一个是来访者开始想象到开始紧张中间的时间，一个是来访者报告的焦虑程度。反复进行，当来访者对这一情景不再感到紧张，表示这一情景已经脱敏完成，咨询师可以进入更高恐惧程度的情景。现实脱敏的步骤与想象脱敏类似，只是将情景变为了真实场景。这种方式比想象脱敏更有效果，但往往难以实施。

（三）模仿学习疗法

模仿学习的目的是帮助来访者建立某种行为方式，主要包括两个步骤：

1．行为示范阶段 在这一阶段，应根据治疗目标，让来访者观察榜样的特定行为。提供行为榜样的示范者可以是真实的个体，也可以采取影像、录音的方式。示范者可以是单一的个体，也可以是多个示范者。示范过程中，示范者的速度、提供言语指导等方式也会有重要影响。如果学习者的认知能力有限，比如儿童，缓慢、分步骤的示范、对关键部分进行重复、在示范过程中提供简单的描述说明以及指导，都是非常重要的。

2．行为模仿阶段 观察过后，应由观察者进行再现。在这一过程中，应注意鼓励来访者的行为，对正确的行为给予积极的反馈，同时继续指导和纠正不正确的行为。反馈过程中也可以重新进行示范，让学习者结合自己的表现进行观察。

# 第三节 认知疗法

## 一、概述

如果说行为疗法仅仅关注来访者行为方式的改变,而无意探讨认知方式,那么认知疗法恰恰相反,它关注的正是来访者内部的心理过程,重视认知、情绪、行为三者的统一。认知疗法是通过改变来访者的不合理认知,从而矫正不良行为的方法过程。

认知包括一个人对自己的认识、对他人的看法、对环境的理解、对事件的见解等等。由于每个人的知识背景不同、生活习惯不同,个人的认知也不尽相同。例如我们通常把学校看作是一个教书育人的地方,充满了向上的朝气与浓厚的学术氛围。但对于一个学习压力过大的孩子,他可能会认为学校是带给自己繁重学习任务、拘束自己不能自由玩耍的地方,从而产生了对学校的抵触心理。同样是客观事实,由于不同的认知,产生的情绪和行为结果也不相同。认知疗法认为,所有不良行为、不适应的功能的根源都是不合理的认知,因此它的治疗方法就是聚焦于这种不合理的认知,通过改变、纠正从而达到改善不良行为的目的。

## 二、基本理论

认知疗法的理论来源于贝克的情绪障碍认知理论。贝克认为,一个人的信念决定了他的行为和情绪。这种信念包括个体如何看待世界、如何认识问题,很多心理问题的根源在于来访者有着错误的认知信念。贝克总结了若干种错误的认知方式:

1. **任意推断** 在没有任何依据的情况下,草率地得出结论。例如一个人不小心被人撞了一下,就认定对方是故意跟自己过不去。

2．以偏概全　用个别现象概括所有事情。如因为一两个人对自己不好，就认为所有人都对自己不好。

3．过度引申　因为一件普通的事情，引申到不合理的结论。例如做错了一道数学题，就认为自己的数学糟糕透顶。

4．过度夸张　贬低自己，认为自己一文不值，没有优点与长处，或将自己的缺点放大，把不足看得非常严重。

5．完美主义　认为自己达不到某个标准，就是彻底的失败。

6．个人化　将很多事件的原因归结于自己，让自己承担一切后果。

7．选择性消极注视　将注意力集中在一些消极的事件上，对很多积极的事件视而不见。

8．情绪推理　从自己的感受出发推论事实。认为自己的消极情绪必然反映了客观事实。

9．应该倾向　指对自己提出很多要求或过分苛责别人。

我们可以发现，这些错误的认知可能是不合理的归因或不合理的要求，咨询师可以通过纠正这些错误的信念，从而消除心理问题。

## 三、治疗技术

### （一）艾利斯的合理情绪疗法

合理情绪疗法来自于艾利斯，于20世纪50年代提出并逐步发展成熟。合理情绪疗法认为造成一些不合理信念的根本原因是个体有许多"必须"的想法，例如理性的想法是"我想要表现好一点，这样可以获得更多人的认可"，而非理性的想法则是"我必须要好好表现来获得别人认可"。而治疗的关键就在于"无条件接受"，即无条件接受自我、无条件接受他人、无条件接受生活三个基本原则。艾利斯认为贯彻这些原则可以使个体在生活中保持稳定情绪和良好状态。

合理情绪疗法的核心可以ABC理论来阐释（图1-3-1）：其

中 A（activating events）代表诱发事件，即来访者遇到的导致自己出现心理问题的事件。这个事件可能是来访者知道的，也可能是来访者没有意识到的，A 可能会影响 B。B（beliefs）指对这个诱发事件的认识与信念，这一信念进而决定了 C。C（consequences）指个体因此出现的行为、情绪等方面的结果。B 是 A 和 C 之间的重要中介因素。

信念有可能是合理的，也可能是不合理的。不合理的信念通常有几个特征：一个是绝对化的要求，指以自己的意愿为出发点，认定一些事物一定会发生或一定不会发生，例如"别人必须对我好""我一定要成功"等等；还有一种是过分概括化，比如根据一两件事来评价整个人；还有一种是糟糕至极，认为某件事情发生是非常糟糕、甚至是灾难性的想法。

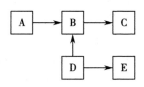

图 1-3-1　ABC 理论示意图
注：A. 诱发事件；B. 认识与信念；C. 结果；D. 与不合理信念辩论；E. 新行为

D（disputing）是指与不合理信念辩论，在保留合理的信念后，可以达到 E（effects），即一种新的情绪和行为结果。其中，辩论的过程可以有三种方式，第一种是根据现实情况质疑不合理信念，第二种是深入探究不合理信念背后的逻辑，第三种是思考不合理信念带来的现实结果。

除了 ABC 理论所呈现的认知疗法，艾利斯在合理情绪疗法中还辅以情绪技术，如合理情绪想象等。艾利斯认为，烦恼、失望等情绪是在面对困境时的正常消极反应，而人们很容易将这种正常反应变为焦虑、抑郁、嫉妒等不良的消极情绪，正常的消极情绪可以帮助和激励个体，但不良的消极情绪会使个体更加消沉。合理情绪想象方法就是让个体想象一个令人感到不舒服的场景和自己可能产生的反应，体会不健康的消极情绪，并通过改变认知从而将不良的反应转变为健康的消极情绪，通过练习个体就能够在遇到问题时无意识地产生健康的负面情绪。

合理情绪疗法中，艾利斯建议咨询师"用最能帮助来访者的方式表达自己，虽然意味着会让来访者感觉不舒服"，艾利斯认为让来访者产生良好的感受不是关键，帮助来访者康复才是关键，因此在会谈过程中，应该适时主动直接的指出来访者信念中的不合理之处，而不是一味的等待来访者自己领悟。

（二）贝克的认知疗法

贝克认为，人们对世界、自我、他人形成了特定看法，这是个体的核心信念，这种信念从童年就开始形成，根深蒂固，对自己产生了非常深远的影响。核心信念进而影响到个体的中间信念，即个体的一些态度、假设等。中间信念在一定情境中会产生自动思维，接着使行为、情绪等方面发生改变。

在访谈过程中的一个重要过程就是帮助来访者认识那些属于负性的自动思维。自动式思维是贝克认知疗法中的一个核心概念，每个个体每天都会有数十个甚至上百个自动思维，即自发产生、形成习惯、不能意识到的想法，会影响个体的行为、情绪，也会体现在生理功能的改变上。咨询师需要关注来访者错误、消极的自动思维，这种自动思维会导致歪曲的信念。

自动思维往往非常简短、迅速，来访者无法察觉这种思维，往往会将知觉到的情绪反应当作思维的结果，通过引导练习，能使来访者对自己的想法有更清晰的认识。帮助来访者察觉自动思维，首先要向来访者进行讲解，使来访者明白这种思维方式的问题所在。接着就要引出来访者的自动思维，使来访者觉察自己的想法，并确认自己在哪种情境下会出现这样的想法。但有时来访者不能明确回答"你当时有什么想法"，就需要咨询师通过各种方法加以引导，例如，要求来访者想象令他痛苦的场景，将情景视觉化，让来访者描述感受；或者引出来访者对情景的具体描述，讨论对每个细节的感受；或由咨询师根据自己假设的来访者想法，提出相反的问题等等。

除此之外，还有去灾难化、去注意等方法；去灾难化是帮助来访者理解自己所担忧的事情并不会带来灾难性的后果；去注意是消除来访者"自己的一言一行总是备受关注"这一想法所带来的焦虑。另一个常用方法是监控焦虑水平，来访者多以为自己总处于焦虑或抑郁之中，咨询师可以让来访者通过系统关注自己的各个方面，从而提高自信心。

## 第四节　心理动力学疗法

### 一、概论

#### （一）基本概念

心理动力学疗法关注的焦点是过去的经验对于现在行为的影响。其目标是理解来访者的防御机制以及移情反应，特别是这些发生在咨访关系中的时候。心理动力学治疗比精神分析更加聚焦，更加突出此时此地。但是它们却有着相同的目的，即理解来访者冲突的本质及其在成人生活中的影响，这种冲突源于幼年时适应不良的行为模式。心理动力学治疗的时长通常数月到数年不等。可以是短程的、间断性的或长程的。间断性心理咨询比较常见，而长程咨询的时间取决于需要处理的冲突范围的大小以及咨询的进度。心理动力学治疗的咨询频次一般为每周 1 至 3 次，但是对于短程咨询而言，其标准的频率是 1 周 1 次。

#### （二）流派发展

心理动力学疗法是由弗洛伊德在 20 世纪 20 年代创建的一种心理咨询技术。后来被新精神分析学派阿德勒、霍妮、埃里克森等人修改和发展。我国钟友彬先生创立的领悟性心理疗法也属于心理动力学治疗的范畴。

弗洛伊德的精神分析理论是由意识层次理论、性心理发展理论、人格结构理论、心理防御机制以及梦的解析五大部分构成。经典的心理动力学疗法包括催眠、自由联想法、释梦和移情等。由新精神分析学派修正后的疗法及其理论，尽管明显否认旧的理论体系，但矫正仍然针对潜意识、动机、人格等方面。

目前，在其基本的理论框架下，有多种咨询方法。为了区别派生出来的心理动力学疗法，学界通常将弗洛伊德最初的心理动力学疗法称为经典心理动力学疗法。经典心理动力学疗法多用于治疗神经症、癔症以及性心理障碍、性功能障碍以及某些心身疾病。不过经典心理动力学治疗因为其所花费的时间过长、疗效不确定从而被逐渐抛弃。但是，其基本原理和相关技术仍然在使用。这里主要介绍经典心理动力学疗法的内容。

## 二、理论基础

### （一）意识层次理论

弗洛伊德在研究歇斯底里症的时候，发现并不是所有来访者都能觉察到自己的情绪体验，但是通过催眠，能够帮助来访者潜意识意识化，逐渐对身体和情绪的反应变得敏感，在表达的过程中伴随着症状的消除。弗洛伊德认为，大量的心理能量存在于被压抑的情感体验中，由此形成了症状。根据这个设想，弗洛伊德将人们的精神活动分为意识、前意识以及潜意识，这就形成了其著名的意识层次理论。

1. 意识　是个体心理活动的有限外显部分与感知有关的心理活动。例如，现在你在阅读的这些文字，就在你的意识当中。

2. 前意识　是介于意识和潜意识之间的部分，是可以回忆的经验并且能够召回到意识中的经验和记忆。例如：现在你正在看书，突然你妈妈叫你去开车接她，你放下书后可以立马知道如何开车。

3. 潜意识　这部分是被压抑到意识之下的、无法从记忆中召回的部分，这部分被社会的风俗、道德、法律所禁止，包括个人的原始冲动和本能的欲望。潜意识对于正常以及不正常的心理机能均有十分重要的作用。弗洛伊德认为，对于潜意识来说，出现在意识层面是非常困难的，因为两者之间有着严格的防守。但是，在我们日常生活中并不是没有潜意识的存在，它经常通过口误、笔误以及梦等情况，泄露出我们被压抑的动机和意图。

### （二）人格结构理论

弗洛伊德于1932年修改了意识层次理论，提出了人格结构理论。这个新的理论把人类的心灵划分为三个互相作用的部分：本我、自我和超我。这些可以当作是我们人格中三个不同的代理人，每个代理人都拥有属于其特有的任务和特征。他们各自有自己的起源和角色，以维持被视为"正常"人格的运行。

人格中最不容易掌握、最不清晰和最初始的部分就是本我，本我是由天生的本能冲动所构成的。本我所遵循的是"快乐原则"。弗洛伊德认为人在最开始的时候对于快乐的获取是迫切和直接的。婴儿就是完全由本我构成的。弗洛伊德用"利比多"来代表内驱力。早期的"利比多"主要是指性趋力；后期的"利比多"则有了攻击趋力；晚期，弗洛伊德将"利比多"扩展为生命的本能。

自我是本能通过与现实不断作用而形成的，是从本我中演变出来的。自我遵循着"现实原则"，它希望在获得满足的同时，还能够避免痛苦。在人格结构中，自我象征着理性和审慎。自我通过与客观世界的接触来发展其自身，在外部能够接触现实，从而正确的了解和适应现实，在内部调节本我，控制本我。

超我是从自我中发展出来的，是自我道德化后形成的。人格最后形成的部分就是超我，并且超我遵循着"道德原则"。超我的主要作用是依据相关的道德标准来约束自我。超我由两部分组成，一个是自我理想，另一个是良心。自我理想是内化了的完美的父母形象，用于确定道德行为的标准。良心则是儿童通过惩罚从中吸取经验和教训内化形成的,代表着社会道德对个人的惩罚和规范作用。

在一般情况下,人格结构三部分都是处在一个动态平衡的关系之中。当本我过于活跃时,超我就会施加压力给自我,让自我对本我做出管教。但当自我不能执行相关任务时个体就会产生焦虑、紧张等症状。弗洛伊德认为,通过潜意识、前意识和意识,本我、自我和超我的相互抗争和抑制,人格可以不断地发展。如果三者能够形成一种平衡状态,那么人就能健康发展;如果出现失调,则会导致心理问题。

**(三)性心理发展理论**

弗洛伊德认为精神活动的能量来源于本能,本能是推动个人的内在动力。本能分为两种,生的本能和死的本能。生的本能包括性欲和生存本能,其都是具有个人和种族生存繁衍的意义。性欲在弗洛伊德的理论中被广泛应用,所以他的理论也被称为泛性论。性欲是指人们想要获得快感的需要,性冲动是所有心理活动的内部驱力。这种内部驱力汇集到一定程度时,需要寻求途径去释放。弗洛伊德提出的儿童人格结构发展理论,通过对儿童的观察以及回溯成年人的童年经历,认为个体心理发展和生理发展是联系在一起的,并将人的性心理/人格划分为五个阶段:口腔期、肛门期、性器期、潜伏期以及生殖期。

弗洛伊德认为前三个时期对于一个人的人格形成有着至关重要的作用,因此早年经历对于人格形成有着重要作用,许多有心理疾病的人都可以追溯到早年的创伤经历和压抑的情结。

## 三、治疗技术

**(一)实施的程序**

1. 研究　是指咨询师通过观察,然后把所获取的资料收集整理的一个过程。咨询师需要从特定的情境中,根据来访者是如何与他人交流的来收集相关信息,并且将这些信息收集整理，以便能够找出来访者的心理症结。

2.诊断　是指咨询师将所获得的来访者的资料，进行分析整理，基于来访者的问题作出自己的判断和评估。诊断有三种类型，第一种为心理动态诊断。心理动态诊断是指咨询师分析来访者自我、本我以及超我这三者的动态关系。第二种为缘由诊断。缘由诊断是指咨询师分析来访者过去以及现在的各种心理问题，理清其问题发展的内部脉络。第三种是分类诊断。分类诊断是指咨询师将来访者的问题分门别类，以便更好地了解来访者的所有信息。

3.治疗　是指咨询师协助来访者修正、调整其内心的困扰以及人际关系失调的这一过程，从而帮助来访者能够与外部环境和谐相处，与他人建立起良好的社交关系，充分发挥个人的潜能，克服所面临的困扰。治疗有两种类型，分别为直接治疗和间接治疗。直接治疗是指咨询师直接与来访者进行咨询，帮助来访者减轻内心冲突、改善不良行为等过程。

（二）治疗的方式

1.自由联想　自由联想是指让来访者在一个舒适的环境下，自由的表达出浮现在他们头脑中的所有想法。弗洛伊德认为，自由联想是精神分析中最重要的治疗技术之一，以晤谈形式进行。其目的就是让压抑在潜意识中的冲动和记忆，能够释放出来，宣泄情绪。其中阐释是关键性手段，指治疗师用心理动力学理论解释来访者揭示出来的潜意识内容。通过阐释，让来访者明白自己的内心想法，重新知道自身，知道自身和他人的关系，认识症状产生的潜意识根源，从而产生领悟而使症状消除。

自由联想治疗时间较长，通常进行数十次，持续时间约几个月或半年以上，每周两至三次。具体操作过程：

（1）放松准备——精神集中。

（2）指导语——消除顾虑：要帮助来访者打消顾虑，鼓励他们想到什么就说什么，不要因为顾虑他人的感受而有意识地隐瞒或修改。

（3）引导联想——自我发现：咨询师不要随意打断来访者的说话，但可以在必要的时刻进行引导。自由联想是想要了解到来访者被压抑的潜意识，一般来说，咨询师鼓励来访者从童年开始诉说他们所遭遇的创伤，以便能够发现导致来访者产生心理问题的症结。

（4）精神分析式解释——领悟：自由联想的最终目的就是把来访者的潜意识带到意识领域，使来访者能够更好地认识自己，并对此产生领悟，积极调整其心态。

（5）自我调适——本我、自我和超我三者的动态平衡：使用自由联想的适应证，主要是心因性精神障碍与心身疾病等，也可用于部分早期或好转的精神分裂症来访者，但不适用于发病期的精神分裂症、双相情感障碍和偏执性精神病等。

2．移情　格索和海斯认为移情是"来访者对咨询师的一种体验，这种体验由他/她本身的心理结构及过去经历所塑造，并包含从早期重要关系中转移到治疗师身上的感受、态度和行为"。移情现象有三个特点：在现在的情境中现实过去；显现于熟悉或亲近的人；拒绝接纳新信息。

（1）移情的识别：移情分为正移情和负移情。正移情是指来访者向咨询师投射积极正面的情感。负移情则是来访者向咨询师投射负面消极的情感。无论哪一种移情，都不能以对待正常感情的方式去对待。移情具有不合时宜、强烈感情、矛盾情绪、反复无常以及顽固不化等表现形式。

（2）分析移情的原则

1）镜像作用：咨询师应该最大限度地让来访者展现对其影响重大早年经历的移情反应。

2）态度中立：咨询师要和来访者保持一定的距离，来访者对咨询师了解的越少，就越能感觉到自己不合适的反应是一种投射。

3）节制原则：咨询师需要克制自己的情感活动，不为来访者提供替代满足。此时，来访者长期得不到满足可能会产生退行，从而促成来访者移情的全面发展。所以节制，就是给来访者一个投射空间，展现出他的全貌，这样咨询的解释/面质/澄清等工作才能得以进行。

（3）分析移情的技术

1）展示移情：让来访者知道讨论的中心是其对于咨询师的移情，而引起移情反应的事实内容处于次要位置。

2）澄清移情：一旦来访者意识到了移情的存在，就需要来访者仔细的澄清其移情的各种细节。通常使用两种方法：第一种方法是询问详细情况，要求来访者叙述有关的所有的情感体验；第二种是询问移情的启动点，了解到底是什么导致了来访者的移情。

3）解释移情：解释移情是精神分析特有的技术。解释移情是把来访者潜意识里面的内容引入其意识层面，让来访者对其心理有更深入的了解。

4）修通移情：修通是指经过解释而得到的内省力被不断重复和完善的过程。

3．阻抗　阻抗是指来访者以公开或隐蔽的方式否定咨询师的分析，拖延、对抗咨询师的要求，从而影响咨询的进展。阻抗可以是意识的也可以是潜意识的。

阻抗的表现为：来访者沉默；来访者总在谈论琐事；回避特定的主题；谈话形式一成不变；迟到、失约、忘记付费；梦的缺失；厌烦情绪；付诸行动。

对阻抗的分析首先应识别阻抗，在认识到阻抗的时候需要进一步展示阻抗，在分析阻抗前咨询师应该告诉来访者将要做什么，来访者本身需要意识到自己是否存在阻抗以及在阻抗着什么，为什么产生阻抗以及通过什么形式来表现阻抗，咨询师需要随时观察来访者的状态，从而决定展示多少的证据使来访者认清阻抗,并且咨询师需要判断来访者是否拥有面对阻抗的能力,只有当来访者拥有这种能力时,咨询师去帮助来访者认识阻抗才会变得有意义,反之就会加剧来访者的反抗心态。以上所做的都是为了解释阻抗,在分析阻抗的时候需要找到来访者产生阻抗的情感根源。

4.释梦  弗洛伊德认为,梦是个体潜意识觉醒状态的反映。在睡眠中自我的控制减弱,被压抑的潜意识能够浮现。精神分析认为梦的内容有两种,一种是显性的,而另一种则是隐性的。显性内容可能是生活中出现的刺激或者记忆。而隐性内容则是通过梦里释放的被压抑的愿望。通过对梦的解释,来访者能够对他们的潜意识的过程和冲突觉知并获得领悟,所以被表现出来的内容是治疗性的。释梦可以看作是自由联想的补充和扩展,可以和自由联想同时进行。

释梦作为治疗手段之一,之所以有一定的临床实效,是因为一般人都存在着对自己进行客观解释和指点的需要,部分患者有更强烈的释梦要求,更需要咨询师的帮助。其实,释梦只不过是一种顺势引导的方法,可以帮助咨询师更好地了解来访者的潜意识。

**(三)改良的心理动力治疗技术**

1.阿德勒疗法  阿德勒认为自卑是人的心理发展的基点。以此为基础所建立的治疗方法就被称为阿德勒疗法。这种疗法主要是了解来访者儿童时期的生活方式给其带来了什么样的不良影响,然后通过各种手段,例如小组讨论和心理剧等方法,引导来访者建立以社会兴趣为中心的生活目标,以此来减轻原来的自卑情结。阿德勒疗法有四个主要的目标,第一个目标是培养个体的社会兴趣,促进个体成为有用的人。第二个目标是降低人的自卑感,让人们认识到自己的长处和优点。第三个目标是改变个人的生活方式,让人对生活产生新的认知和目标。第四个目标是纠正人们的不合理信念和价值观。阿德勒疗法可以分为四个阶段。第一个阶段是建立起合作的咨询关系。第二阶段是咨询师通过分析,揭示出来访者在其生活中的信念、目标和行为。第三个阶段是来访者通过咨询师的解释产生顿悟。第四个阶段就是咨询师和来访者一起重新定向,用新的思维方式代替旧有的思维方式。

2.霍妮疗法　霍妮疗法属于新精神分析的心理治疗。它的基本原理是,一个人经历的一切是由社会环境决定的。社会环境决定他将是否产生心理障碍以及什么心理障碍。通过医患间双向交流,达到帮助患者认清他自己所患心理障碍的人格背景、不良的僵化应付与防卫机制,并进一步发现自我恢复的内在潜能。霍妮认为咨询师与来访者的第一次会面是至关重要的。整个治疗过程包括以下几个部分,提出、强调、澄清问题,咨询师引导来访者提出问题,并且鼓励来访者将其问题扩展开来讲。霍妮疗法也使用自由联想,通过自由联想促使来访者了解其理想自我,以及理想自我是如何影响其健康积极的发展的,从而引发来访者产生改变的动机。

3.领悟性心理治疗　领悟性心理治疗认为强迫症和恐怖症等症状是早年的心理和行为模式,是与自己的实际年龄和身份不相符的,从而会自觉地放弃它,症状也就会自然消失。其主要过程是经由咨询师对来访者问题的解释和分析,以及与来访者的互动,使来访者开始思考自己的病态行为模式,最后发现其行为的不合宜性,了解到这些行为是其童年时的痕迹,这些行为是成人不应该保持的,从而自觉放弃它,达到治疗目的。在治疗过程中,咨询师应该鼓励来访者把不理解的问题提出来,共同讨论,以达到全面理解。

## 四、临床应用

### (一)抑郁症

有研究表明,心理因素、社会因素以及家庭因素与抑郁症有着密切关系。有研究者对重度抑郁患者的研究发现，将患者随机分为心理动力学治疗、药物治疗以及安慰剂治疗三个小组，经过一段时间的治疗后，使用问卷对患者进行多维度的评估。结果发现，心理动力学治疗组在工作分量表上相较于安慰剂组的进步更为显著。有研究者将重度抑郁症患者随机分为三组，第一组为长程心理动力学治疗组，第二组为氟西汀治疗组和第三组联合心理动力学和氟西汀治疗组，通过一年的治疗后，使用韦氏成人智力量表测验患者的认知，结果表明，长程心理动力学治疗组和联合组在认知，例如数字广度、数字符号、数字字母排序以及矩阵推理等方面，好于氟西汀组。

**（二）焦虑障碍**

韩丽娟等人将广泛性焦虑症患者随机分为两组，实验组进行短程心理动力学治疗，对照组采用口服文拉法辛胶囊治疗，经过 12 周的治疗，通过汉密尔顿焦虑量表（HAMA）来测评患者的焦虑症状，使用功能大体评定量表（GAF）来判断患者的心理功能、社会功能和职业功能。结果表明，与对照组相较而言，实验组的 HAMA 的得分降低并且 GAF 得分增加。

**（三）人格障碍**

韩丽娟等人将边缘型人格障碍患者随机分成两组，一组为药物治疗和心理动力学治疗联合组，另一组为仅用药物治疗组，经过一段时间的治疗后，通过人格诊断问卷的边缘分量表对患者进行测验，结果表明，仅用药物治疗组的边缘症状评分显著高于联合组。

**（四）精神分裂症**

韩丽娟等人对多数患有精神分裂症、少数患有分裂情感性精神病和妄想障碍的 60 名患者进行了两年的随机对照研究，研究将患者分为两组，一组给予长程的心理动力学治疗，另一组进行一般的药物治疗。采用自我评估和治疗师评估，结果发现，心理动力学治疗组患者的社会功能有更加全面的改善。

## 第五节 家庭治疗

### 一、概论

#### （一）基本概念

家庭治疗（family therapy），指以家庭为治疗单位，通过使用不同的方法技术，扰动家庭固有的结构、情感与行为模式，以促进家庭内部成员沟通交流，建立有效的互动方式，降低内部张力，最终改善和促进家庭功能的心理治疗方法。它具有三方面的特点：第一，家庭治疗针对的是家庭整体而非个人的行为问题；第二，家庭治疗更多的是以家庭为系统的角度来解释个体的行为模式；第三，家庭治疗认为家庭的改变能够促进个体的改变。

#### （二）流派发展

作为家庭治疗的先驱人物，个体心理学之父阿弗雷德·阿德勒（Alfred Adler）对家庭治疗有着重要的影响。他强调家庭背景对个体人格的影响，并且认为个体的生活风格在四五岁时已经形成且以后较难改变，因此非常注重家庭气氛、出生顺序、家庭地位对儿童性格类型形成的影响。社会兴趣也是其个体心理学的重要概念，阿德勒认为人的社会兴趣形成是由父母与儿童之间的互动而形成的，因此家庭成员之间的互动模式是了解儿童除家庭之外人际关系的基础。但阿德勒并未将研究重点放在整个家庭。反而其同事鲁道夫·德瑞克斯（Rudolf Dreikurs）受到影响，将儿童辅导中心扩展成家庭咨询中心。

20世纪40年代后期，有几个研究者在进行有关家庭环境对精神分裂症影响的研究时，发现精神分裂症患者的家庭关系对其症状的产生有着重要的影响。这些研究使得一些原本从事精神分析治疗的医生，开始尝试改变心理干预的对象，以调整患者的家庭关系为契机来解决其心理问题。到了家庭治疗的奠基时期——20 世纪 50 年代开始，家庭研究和家庭治疗以不可阻挡的趋势开始向前发展。"家庭治疗之父"约翰·贝尔（John E.Bell）是第一位正式的家庭治疗师，他认为人一生中每一个阶段的心理发展都受家庭的影响，因此他开始通过研究和改变家庭成员之间的互动关系来帮助患者改变病态的心理。1956 年，心理学家格雷戈里·贝茨森（Gregory Bateson）提出了关于精神分裂症病因的双重束缚理论（double bind theory），指一个人在交流的不同层面，同时给另一个人发出了相互矛盾的信息，对方必须作出反应，但无论反应如何，都会被拒绝和否定，使对方陷入两难的境地。当一个人经常受困于双重束缚时，他可能会变得困惑或者采取自身的防御机制，以扭曲的态度对待所有的关系，从而失去了解自身的能力及与他人沟通的能力。久而久之，这些人群容易出现精神分裂症的症状。因此，他们认为精神分裂症是家庭沟通系统失调的结果。1962 年"家庭治疗"（family therapy）这一名称得到学术界确认。同年，阿克曼等人创办了有关家庭治疗的第一份学术刊物 *Family Process*，实现了家庭治疗的突飞猛进。随后十几年里，家庭治疗经历了第二次发展高潮，开始设立专门从事家庭治疗的学院和学校。家庭治疗理论也在不断地成长与扩充，出现了各种各样的理论技术，家庭系统理论的创始人莫瑞·鲍文（Murry Bowen）将精神分析和系统取向的家庭治疗模式联系起来，提出来自我分化（self-differentiation）、三角关系（triangle relationship）、同胞位置（sibling position）、情感隔离（emotional cutoff）等重要概念，由此衍生了许多新的家庭治疗的流派和理论方法，如结构式家庭治疗、经验式家庭治疗、策略式家庭治疗等，形成了家庭治疗的理论体系。20 世纪 80 年代各流派间开始打破分立共存的模式，逐渐趋向整合，家庭治疗的发展也更加成熟。它的疗效被得到认可并受到重视。到了 21 世纪家庭治疗得到了广泛的应用，被誉为心理学界的"第四大流派"。

家庭治疗在我国的大规模实践是从 20 世纪 80 年代末开始的。在这之前，有些地区如台湾、香港等较早的就开始实践了，但其他大多数地方还是默默无闻。随着中德心理治疗讲习班的组织开展，德国海德堡小组引进了这种治疗方法，帮助培训了国内首批系统式家庭治疗师，同时也接受国内的学者学习与进修。与此同时，其他家庭治疗流派也在我国得到推行。曾文星和徐静两位美国华裔精神病学家和心理治疗家对我国家庭治疗的引入起到了积极的贡献，他们创作的包括家庭治疗在内的关于心理治疗导向方面的书籍也在我国出版。香港李维榕教授也一直致力于结构式家庭治疗研究，于 1996 年成立了家庭研究所（Family Studies）后，结构式家庭治疗开始在内地进行推广。国内学者对萨提亚原著的翻译及萨提亚中心的设立，也推动了国内对萨提亚家庭治疗的了解与认可。此外，家庭治疗的方法理念也应用在很多其他领域，如教育、社会工作、司法和员工发展等。

## 二、各流派的治疗技术

在家庭治疗领域中，存在着各种各样的理论流派。最开始的家庭治疗更多是与精神分析相结合，出现了家庭动力学、客体关系家庭治疗等，它的治疗目标是为了让父母成为领导者，修正家庭的错误目标及不良的人际关系；而鲍文家庭系统理论的治疗目标是促进自我分化、在系统的背景下，减轻个体的焦虑；结构式家庭治疗流派是以重建家庭组织、改变机能不良的交流模式为治疗目标；策略式家庭治疗的治疗目标是为减少当前存在的问题，改变机能不良的模式，打断原有的恶性循环。萨提亚模式是为了促进自我的成长以及与他人的联系，帮助家庭成员的稳定交流。由此可见，不同流派之间虽然都是以家庭作为治疗的单位，但治疗目标间存在一定差异。下面，我们来看具体的内容。

### （一）心理动力学式家庭治疗

在家庭治疗兴起的过程中，由于接受过精神分析的训练，许多家庭治疗师的理论和研究更多与精神分析相结合。下面将从几个方面分别介绍心理动力学式的家庭治疗。

1. 家庭动力学 阿克曼（Nathan Ackerman）所提倡的家庭治疗模式，是历史上最早的家庭治疗的模式。他所依据的理论观点均与精神分析的理论相连接。他认为通过改善不利于家庭和谐的要素是一种治疗方式。阿克曼认为，家庭是一个具有交互作用的系统，而家庭中的每一个人都是一个子系统，各成员之间的个性、性格等都是相互影响的，从而影响家庭的整个单位。同时，他提出，一个人的生活环境是由文化环境和家庭环境共同组成的，在探究心理失调个体的根源时涉及两方面的因素。其中家庭环境是导致个体心理失调的直接因素，文化环境则是其最终根源。

2. 客体关系家庭治疗 詹姆斯·弗洛姆（James Framo）认为，家庭的功能不良与大家庭密切相关。家庭治疗的目标是帮助每个家庭成员寻找来自原生家庭投射到当前家庭中的问题或事件。通过创立原生家庭会谈，帮助家庭成员解决问题。萨夫夫妇（Scharff）认为症状是为改变家庭困难而产生的错误尝试的结果，家庭治疗中治疗师不是以解决症状为直接目的，而是支持每个成员对依恋、自主和成长的需要。治疗师在治疗的过程中会阐述防御、焦虑、幻想和内部客体关系等，通过对当前个体和关系障碍的历史性分析，帮助家庭成员理解过去内化的客体对目前家庭关系的影响。

### （二）鲍文的家庭系统理论

莫瑞·鲍文（Murry Bowen）学说的理论来源是系统论和精神分析理论。受精神医学背景的影响，鲍文与其他家庭治疗的先驱者们一样，都是针对精神分裂症家庭为主要对象。但有所不同的是，鲍文更多的是基于自身的临床经验。蒙塔沃（Montalvo）对鲍文的评价是"几乎所有家庭治疗的重要概念都可以追溯到鲍文，鲍文教导了所有人。"有关鲍文的家庭系统理论可以从以下八个连锁概念进行简单介绍。

1. 自我分化　自我分化（self differentiation）是鲍文家庭治疗理论的核心概念，也是最基础的概念，它是指个体能够保持认知系统和情绪系统相互独立的能力，简单来说就是，个体将情感与理智区分的能力。可以从以下两个方面来分别来界定自我分化。

内心层面的自我分化（intrapsychic）是指个体能够将理智与情感分离。未分化的个体很容易受到情绪情感的影响而失去理智，以致不能客观地进行思考。自我分化程度较高的个体能在产生强烈的情感体验的同时还有理智的一面，即有能力克制自身的冲动行为。

人际关系层面的自我分化（interpersonally）是指个体在与他人关系中保持自身理智与情感的能力。自我分化良好的个体在家庭中能维持独立自主与情感联结的平衡，能够认识自身的位置，在面对他人压力时也能够坚持自身的信念，不去迎合他人的期望。自我分化较低的个体，其行为缺乏理性的判断，不能进行理智的自我思考与反应，容易受到外界的影响，与他人情绪相混淆，缺乏情感的独立性。这种人对家庭存在情感依附，感到难以从家庭中分化出来，从而影响家庭的功能。

2. 三角关系　三角关系（triangle relationship）同样是鲍文学说的重要概念。在家庭系统中，如果家庭中两个人出现冲突而产生焦虑情绪并无法解决，此时，为了减轻焦虑的情绪，会拉进家庭中另一位成员进来，以达到缓解的作用，就构成了三角关系。如果焦虑持续增加，则会有更多的人卷入，使得三角关系变得更加复杂。

3. 核心家庭情绪过程　鲍文认为，个体在选择伴侣的时候，会倾向于与自身自我分化程度接近的人。当自我分化较低的人们结合在一起时，使得融合程度更高。最后的结果就是双方产生焦虑的可能性更大，越有可能通过三角关系来缓解。鲍文用核心家庭情绪过程（nuclear family emotional process）来探讨这种家庭系统中情感力量，这种力量会反复出现在家庭中，并长期发挥作用。

4. 家庭投射过程　家庭投射过程（family projection process）是指个体在重要关系中会重复从原生家庭中学习到的行为模式，并会影响其子女的自我分化程度。

5. 情绪隔离　情感隔离（emotional cutoff）是指个体为处理自我分化不良的一种方式，目的是将自身从未解决的情感问题中摆脱出来。在父母与孩子之间依赖水平较高的家庭中越容易发生情感隔离。孩子们为了脱离这种高度融合的感觉，会采取各种方式来远离家庭。主要通过地理上的隔绝、心理障碍、自我欺骗等方式，但采取这样的方式并不能真正解决问题。

6. 多世代传递过程　多世代传递过程（multigenerational transmission process）是指在多代际间传递家庭的焦虑或分化程度等。鲍文认为家庭情感系统传递数代会导致家庭严重功能失调。当一个自我分化低的个体和分化水平较高的个体结婚时，这个过程就可能被逆转。

7. 同胞位置　同胞位置（sibling position）是由个体的出生顺序决定，但不完全一致，取决于个体实际的功能地位。鲍文认为个体在家庭中所处的同胞位置影响其人格特征和对家庭的情感，同时伴侣间的互动模式与同胞位置也有密切联系。

8. 社会情感过程　社会情感过程（social emotional process）如同一个大的社会背景，影响着所有的家庭成员。鲍文认为社会与家庭一样，也存在着未分化与分化良好的情况。鲍文承认性别、阶级和种族歧视是令人不快的社会情感过程。当个体和家庭存在良好的自我分化时，就能够较好地抵制社会影响的负作用。

以上八个概念就是鲍文家庭治疗理论的核心，其家庭治疗的目标就是减轻个体的焦虑与症状；其次是提高每个参与者的自我分化水平，从而提升个体的适应水平。

### （三）结构式家庭治疗

结构式家庭治疗是继鲍文学说的又一影响深远的家庭治疗理论模式，它的创始人是萨尔瓦多·米纽庆（Salvador Minuchin），结构式家庭治疗理论是在系统论和控制论的基础上建立起来的，强调家庭系统的结构性，认为问题的存在是因为家庭的结构异常导致的。该理论认为在治疗过程中治疗师应加入家庭的结构中，协调家庭改变家庭结构，以影响各家庭成员的行为。

1. 家庭结构 在结构式家庭治疗理论中，家庭结构（family structure）是最主要的概念。米纽庆将它定义为"一组隐形的功能需要与规则，它组织了家庭成员之间的互动方式。"米纽庆认为，家庭成员通过相互关系而形成了一套重复、固定的行为模式，包括各家庭成员在关系中扮演的角色和发挥的功能。当然，家庭结构并不是一个静止、保守的概念，它包含了家庭的动态发展的过程。

2. 亚系统 亚系统（subsystem）又叫次系统、子系统，是指在整个家庭系统内部相对较小的单元系统，具有一定的自主功能，在较大系统运作时承担着特定角色。每个家庭成员可同时属于不同的亚系统，在不同的亚系统中有着不同的权力和角色。在一个核心家庭中包括夫妻亚系统、父母亚系统、亲子亚系统、同胞亚系统等。

3. 界限 界限（boundary）是指家庭系统及亚系统之间都存在一定边界，使它与外界环境相区分。结构式家庭治疗关心的是系统中是否存在边界及边界的渗透性。当界限过于模糊或僵化时，会影响家庭的安全性和功能。界限的渗透性则与亚系统的开放性相关。开放的系统容易发生社会活动，其界限是可渗透性的，否则无法与外界相互接触或接触困难，使得缺乏外界的反馈而变得孤立。

4. 结盟、权利和联盟 结盟是指家庭成员之间产生的联结，反映了互动关系中支持与不支持的程度。米纽庆将结盟称为"三角化"，有点类似与鲍文的"三角关系"。当问题不能解决时，父母通常会拉入第三方(通常是孩子)要求结盟来反对或支持某一方。而联盟则是为反对第三方的特定家庭成员之前的结盟。在家庭中，权力的大小受到家庭中地位、影响力与控制力的影响。

## (四) 策略式家庭治疗

策略式家庭治疗产生于 20 世纪 70 至 80 年代，其代表人物有格雷戈里·贝特森(Gregory Bateson)、杰·海利(Jay Haley)、唐·杰克逊(Don Jackson)等。策略式家庭治疗在发展过程中，出现了三种治疗模型: MRI 短期治疗模型、策略治疗、米兰系统模型。

1. MRI(mental research institute, MRI)短期治疗模型 该理论是基于控制论和系统论而建立的，代表人物是杰克逊。该理论认为，治疗的重点在于化解家庭因解决日常难题面临的困难，改变家庭成员的看法，并重塑家庭对先前克服困难所做努力的评价看法。在治疗过程中咨询师应采取中立的态度。该模型治疗的步骤可以分为六步: 首先介绍治疗的安排情况；其次询问家庭成员问题并进行定义；随后评估出现该问题背后的行为原因，即维持问题的行为；然后设定目标；实施干预；最后结束治疗。

2. 策略治疗 是由海利和其前妻玛德丽共同创立的，策略式的治疗理论主要是指治疗师设计出一套策略来帮助引导家庭成员改变不良的行为模式，以减少为适应环境而形成的不合理的策略。它强调的是有计划地针对不良症状、以解决问题为目标的改变。策略式家庭治疗理论认为，出现不良症状的原因，主要是由于家庭功能不良所致。因此，治疗师要全面的了解家庭的结构、家庭的沟通情况、成员之间的复杂行动或呈现问题的顺序等。通过了解后,策略式治疗师将界定家庭中出现的问题是什么,根据问题的情况相应地形成解决问题的方法;然后按照计划一步步的帮助家庭成员进行改变。策略式治疗模型认为改变不是促使家庭成员的领悟,而是让家庭去执行治疗师的指令,治疗师在其中起指导的作用。

3. 米兰系统模型　20世纪60年代后期玛拉·塞尔维尼·帕拉佐莉(Mara Selvili-Palazzoli)在意大利米兰创立了一个治疗团体,并成立了一个由8位精神分析师组成的家庭研究院。米兰系统理论的形成受到前面两个理论的影响。传统的米兰模型比较刻板激进,接待家庭的是男女两位咨询师,并且还有其他的治疗小组成员在观察全过程。采取的干预措施为积极赋义和仪式化任务等。而后米兰小组发生了裂变,有些人员继续在进行研究,其他人转向了培训。帕拉佐莉保持着米兰模式的策略和对抗性倾向,同时改造了治疗方法,采取了一种叫恒定处方的干预方式。此外,路易吉·博斯科洛(Luigi Boscolo)和弗兰克·切钦(Gianfranco Cecchin)也远离策略干预而转向于合作的治疗风格,他们的治疗围绕循环和反思提问展开。

### (五)萨提亚模式家庭治疗

维吉尼亚·萨提亚(Virginia Satir)是萨提亚模式的创始人,她倡导的是一种自由、温暖的方法。她认为每个人都是独一无二的。在家庭环境中,成员的互动受到每个人自尊情况的影响,当成员中有人出现心理和行为的"症状"时,说明整个家庭系统出了问题,而并非是一个人的问题。家庭治疗目的是打破寂寞,开放自我,是每个家庭成员学会做真实的自我。

1. 沟通姿态　沟通姿态是指个体与重要他人的互动模式,是成员之间传递信息的方式,同时也是个人接收他人信息并在内心反应的过程。萨提亚认为良好的沟通姿态是一致性的沟通,即言语与非言语的一致性表达。但在现实生活中,人们为了更好的"生存",此时就会出现防御性的姿态或不一致的沟通姿态,有讨好型、指责型、超理智型、打岔型四种。

2.自我价值 萨提亚认为,自我价值(the self-esteem)对于个体本身和人际关系都十分重要,当个体的自我价值较高时,通常会表现出真诚、勇敢、有责任心、充满活力等品质;当个体的自我价值较低时,往往会表现得懦弱、推卸责任、消极等品质。萨提亚认为个体的自我价值并不是一成不变的,可以通过治疗等手段来提高。低自我价值并非是与生俱来的,可能是后天习得的结果。

3.个人内在系统 萨提亚模型用冰山隐喻一个人的内心世界,即内在系统,它分为多个层次(图 1-5-1)。各层次之间相

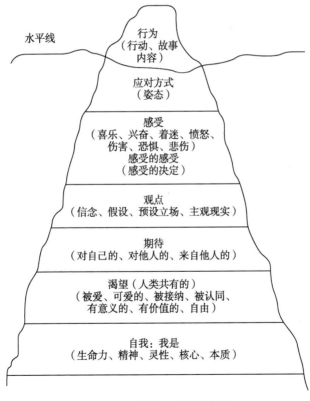

水平线

行为
(行动、故事
内容)

应对方式
(姿态)

感受
(喜乐、兴奋、着迷、愤怒、
伤害、恐惧、悲伤)
感受的感受
(感受的决定)

观点
(信念、假设、预设立场、主观现实)

期待
(对自己的、对他人的、来自他人的)

渴望(人类共有的)
(被爱、可爱的、被接纳、被认同、
有意义的、有价值的、自由)

自我:我是
(生命力、精神、灵性、核心、本质)

图 1-5-1 萨提亚模型示意图

互作用，具有系统性的特点。个体的内在系统可以帮助个体来探索自我。同时萨提亚鼓励将注意力转向内在的过程而不是故事的内容。

## 三、通用的治疗技术

各流派间存在有相同的方法技术，也有自身的一套方法技术。本小节将列出家庭治疗中一些具有代表性的方法技术。

1. 提问

（1）差异性提问：是咨询师通过扩展时间、场合和情境来设置差异性的对比情况，让来访者明确其中的差异。比如"在什么情况下，他没有表现得烦躁不安呢？"

（2）澄清性提问：是咨询师对来访者所说的话语或情绪以提问的方式具体化和清晰化，其目的是正本清源。此方法并不限于家庭治疗的领域。

（3）假设性提问：是通过制造其他人的角度来帮助家庭成员看待问题。其目的是制造可能性，通过自己的假想促进来访者重新审视自己与认识自己，比如"假设你是你父亲，你会怎么看待这个问题呢？"

（4）前馈性提问：是一种未来取向的提问，咨询师让家庭成员想象与表达在假设情境下未来的样子与期待。其目的是设计未来，激发来访者去实现构想。比如"假如几个月后，你们家庭之间变得很和谐，你们每个人可以做些什么"。

（5）循环提问：是指轮流、反复地请每一位家庭成员当着全家人的面表达对另一成员的观察和看法。这种方式对家庭成员有启发性，目的是制造信息。比如"在妈妈心情不好的时候，你们家里谁会马上安慰她"。

2. 积极赋义　积极赋义是指以积极的方式来定义、描述存在不良行为模式的个体的行为，挖掘来访者的积极面，使他们重新看待症状，这样有利于打破来访者的消极态度恶性循环同时减少阻抗。如"因为你们家人间的感情十分亲密，生怕伤害或麻烦到他人，以至于你们不想用语言表达对他人的要求或批评，取而代之的是用身体微妙的变化来让对方觉察"。

3. 悖论处方　悖论处方是指咨询师故意加重或保持症状行为，而不是让来访者放弃与反抗行为。最终来访者认识到行为的荒谬，从而产生领悟，以起到缓解的作用。这种技术的作用机制是咨询师故意夸大被治疗者及家属对病态体验的过分关注，是他们感到荒谬，从而出现"刹车"或反转。

4. 家庭作业　家庭作业是咨询师留给来访者的咨询室之外的任务，是一种治疗干预的延续，同时可以巩固来访者在治疗室内的变化。包括单双日作业、记秘密红账、角色互换练习、水枪射击等。

5. 家庭雕塑　由萨提亚提出，家庭雕塑是利用空间、姿态、距离等非言语性的行为摆出家庭成员之间的典型姿态，来表现出家庭中的相互关系和权力斗争的情况。帮助家庭成员更好看清自己及在家庭中所处位置，为新行为的产生提供可能。

6. 家谱图　家谱图通常用于收集家庭的信息，在咨询过程中，咨询师可借助家谱图的技术，让来访者画出自己的家谱图，从而较为直观地了解到来访者家庭的结构、历史、过去发生的重要生活事件及其意义等。家谱图常见图例见图1-5-2。

7. 活现　属于结构式家庭治疗的方法，指在咨询室内呈现家庭成员平时的相互关系情况。比如"我很好奇你们平时的互动是什么样的"。

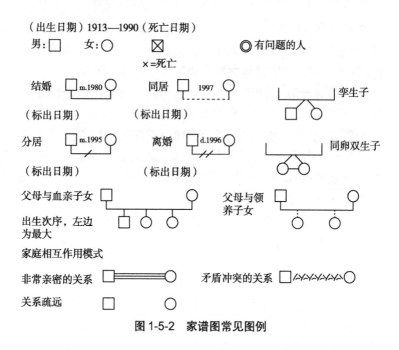

图 1-5-2　家谱图常见图例

## 四、临床应用

### （一）青少年的物质依赖

物质依赖是指长期滥用某种物质后，产生了一种心理和躯体上的强烈而不能克制寻觅这种物质的状态。青少年物质依赖在国外已成为重大的社会问题，随着研究的开展，越来越重视青少年成长的环境因素，包括家庭、学校和社会等，其中家庭环境在其中扮演着重要角色。目前家庭治疗针对物质依赖划分了不同的模式，如 Liddle 等人提出的多维家庭治疗（multidimensional family therapy，MDFT）不仅关注到家庭系统，还转向了介于家庭之间的系统，从各方面促进青少年的康复；Robbins 等提出简明策略家庭治疗（brief strategic family therapy，BSFT），用于解决青少年酒精及物质滥用等行为问题；Slesnick 等基于生态观的家庭治疗（ecologically based family therapy，EBFT）将青少年随机划分为 EBFT 组、功能家庭治疗组（functional family therapy，FFT）、一般对照组，结果发现，EBFT 组不管是从年龄、性别范围还是持久性来看，对离家出走青少年物质滥用的治疗效果最好。

### （二）青少年进食障碍

家庭治疗被越来越多的人用来作为进食障碍的治疗选择。Loeb 等人以神经性厌食症的青少年为研究对象，来考察家庭治疗的效用和可行性。结果发现家庭治疗对其症状及精神病理学方面有明显疗效。Candidate 利用家庭治疗的方式对存在进食障碍的青少年进行了纵向研究。研究分别在治疗前、治疗开始后 3 个月和 6 个月三个时间段对青少年的饮食失调症状、抑郁焦虑情绪、症状对父母的影响和父母的自我效能感等多方面进行了评估。发现在治疗 3 个月后，父母的自我效能感增强了，在治疗开始的 3 到 6 个月时间里，父母对对抗进食失调的知识和信心持续增加，青少年饮食失调症状、抑郁和焦虑症状逐渐减轻，以及这些症状对父母的影响有所下降。

### （三）青少年焦虑障碍与心境障碍

针对青少年的焦虑障碍与心境障碍，除了熟知的系统式家庭治疗方式，还有一些变式，如家庭认知行为治疗（family cognitive-behavioral therapy，FCBT）、联合式家庭治疗（cognitive behavioral and attachment based family therapy，CBT-ABFT）等。Bogels 等人选取了 8～18 岁患有焦虑障碍的青少年，研究了家庭认知行为疗法的治疗效用。研究发现 FCBT 一定程度上可以降低孩子和父母的焦虑，减少孩子和父母功能性失调的信念，同时还能起到改善父母的养育方式和提升家庭功能的效果。

### （四）其他精神障碍

Giron 等人的研究考察了个体和家庭干预对重度精神分裂症患者的社会功能、临床功能及家庭负担的作用。结果显示，与个体治疗相比，家庭干预在许多方面均存在一定优势。亢明等人采用社会心理干预（social psychic intervention，SPI）的家庭治疗方法对出院的精神分裂症患者进行康复治疗。结果表明，与对照组相比，SPI家庭治疗对患者恢复社会功能、改善与家庭成员之间的关系、阻止病情复发等方面均有显著的效果。

## 第六节　叙事疗法

20世纪60年代，社会兴起了后现代主义的思想浪潮，提倡"去中心化""多元化"、差异性和创新性。其核心思想是：科学知识不是绝对的，即使是在科学主义崇尚的观察中，也存在观察者与观察对象的互动，真理依赖具体的语境而存在，因此不能够用任何非语境的方式予以证实。人类社会出现了"解释学"的转向，建构论成为人们的新宠。

在这种时代背景下，怀特深受布鲁纳的叙事隐喻、福柯的权利系谱图的影响，摒弃了传统的家庭治疗理念，于20世纪80年代创建了后现代心理咨询领域最具代表性的咨询疗法——叙事疗法。

### 一、社会建构主义

社会建构主义作为叙事疗法的基础，与现代主义截然不同。现代主义强调事实是客观的，我们看待事实的方式有正误之分，而社会建构主义强调我们对事实的知觉很大程度上受到社会文化情境的影响。也就是说，事实和意义是在特定的社会文化情境下，在与他人互动的过程中共同建构起来的。Freedman和Combs（1996）认为，社会建构论包含四个主旨：现实是社会建构出来的；现实是经由语言构成的精神物质；现实是诉诸叙事组成并得以维持的；绝对的真理是不存在的。由此可以看出社会建构主义对语言的重视。即便是同一件事，不同文化背景下的个体会用不同的语言进行叙事，从而赋予事情以个性化的意义。也正是因为这样，叙事治疗师对于事实是什么样的并不感兴趣，而对成员是如何建构个人故事更感兴趣。

## 二、治疗理念与技术

依据福柯的哲学，我们每个人都深受主流文化的压制。我们常常按照主流文化的标准对自己的经验进行诠释并进行理解，创造属于自己的独一无二的主线故事。久而久之，这些主线故事就会形成一个固化的自我认同，影响着我们对自己的看法。同时，这也使得我们常常忽略与以往经验不符的事件，即支线故事。一旦主线故事是有问题的，它就会成为人们的精神囚牢。正如 Jennifer Freeman 和 Dean Lobovit（2006）所说，"一个浸润着问题的主线故事会把个体记忆和直觉中没有问题的故事过滤掉，所以就会排除个体自我描述中有希望、资源和力量的故事。"因此，叙事治疗师尤其重视对有问题的主线故事进行解构，并通过挖掘个体的支线故事的意义，重构其生命故事。

基于这些治疗观，叙事疗法创立了独特的治疗技术，例如：外化、解构、重写、界定仪式、文件等。

### （一）外化

"人不是问题，问题本身才是问题"，这是叙事疗法的核心理念，强调在解决问题时，要将人与问题分开。该疗法认为，对问题内化的理解，以及由这种理解塑造的行为是问题产生的主要前提条件。因此，在治疗中，治疗师通过与来访者共同探讨要与问题建立何种关系，以及要以什么样的态度和方式来对待问题来将问题外化，使得个体的自我认同不会受到问题的威胁，使人更有力量去解决问题。

### （二）解构

解构的过程被称作"打开包装"，就是帮助来访者探索其想法、感受和信念等是在何时出现，又从何处而来，这给来访者提供了一个反思自我建构是如何深受主流文化影响的机会，从而为来访者发展出更多支线故事提供了可能。在解构中，好奇心显得尤其重要。咨询师带着好奇的心聆听来访者述说，并通过提问相关的问题促进来访者思考，最终达到帮助来访者摆脱有问题的主线故事的目的。

## （三）重写

重写的主要目的就是寻找并丰厚来访者的支线故事，即所谓的特殊事件。从日常生活的小事中挖掘来访者的闪光点，赋予其独特的意义。当发展出的支线故事越来越多的时候，来访者对原来带有问题的主线故事就不再那么关注，问题也就不再是问题了。而从支线故事中挖掘出的积极意义往往会赋予来访者以正向的力量。

## （四）界定仪式

Myerhoff 在 1982 年时提出"界定仪式"这个概念，认为这是一种人为创造的情境，是一种集体的自我界定，是在一个以其他方式不可能获得的听众群体面前宣布一种解释。在界定仪式中，治疗师往往会在来访者同意的情况下，邀请来访者熟悉的朋友、家人，或者是与来访者有相似经历的陌生人来充当外部见证者，与来访者共同参与治疗过程，从而为来访者的叙事提供支持。通过来访者叙述故事、外部见证者复述、来访者对见证者的复述进行复述这一过程，来访者会对自己的经历产生新的理解与感受。

## （五）文件

自心理治疗诞生以来，文件就被广泛应用于这个领域。心理专家利用传统的心理治疗文件将人分类，给不同类别的人贴上病理标签，这些人群也就发展出负面的身份认同。为对抗这种将人病理化的文件模式，以叙事疗法为代表的后现代心理治疗流派发展出了心理治疗文件的新模式。Combs 等（2012）指出，叙事治疗文件可以促使来访者采取行动成为更好的自己，并追寻偏好的人生方向。同时，有研究表明，一封好的治疗信件相当于 3.2～4.5 次成功的面谈治疗。来访者从文件中获得认可和支持，从而使其更积极主动地按照自己偏好的价值观、人生目标去塑造人生和身份认同。叙事治疗文件的类型包括信件、宣告书、清单、手册、证书、录音录像等。

### （六）似无还有

怀特对"经验创造独特意义"非常感兴趣，人们通过言语、思考或感知来创造意义，有困扰的故事是与一些偏好的、甚至是被珍惜的故事对比而来，如果我们仔细聆听，怀特称之为"双重聆听"的方式倾听来访者故事，可以听到与当下经验对应的隐含经验，这些隐含的经验是丰富的替代故事来源，双重聆听可以让治疗师询问有关来访者被压制的故事，比如"挫折"隐含了"特定的目的、价值和信念"，"绝望"隐含了"特定的希望、梦想以及未来的愿景"，"受伤"隐含了"特定的疗愈概念"等等。

### （七）局外见证

局外见证人的理论源自米兰，但普遍运用于叙事治疗。开始的形式是：内圈是相关人，外圈是见证人，议题说完后，内圈人会走至外圈，内外圈进行交流，最后，外圈人坐回外圈，内圈人再讨论。某种程度上，后来的合作式对话也是由局外见证人发展而来。

### （八）重组会员

怀特从 1988 年所发表的一篇文章中延伸出这项技术，他认为让来访者接受关系的失落，最好的方法是好好说再见，而不是拒绝承认。他鼓励来访者再度融入过去失去的关系中，尝试重要他人的眼光来看自己在这段关系中的贡献，让来访者能重新发现自己的重要性，以接纳未来的生活。需要提醒的是，这个重要他人一定要是对来访者具有正向影响力的人，这段关系有助于来访者走出现在所处的迷雾森林。

在叙事疗法实践中，这些技术往往会结合使用，以实现对来访者最大的帮助。治疗师在与来访者建立起信任的关系基础上,将来访者的问题外化,以区别于"自我",通过询问、质疑、外部见证等方式,让来访者对自身既定的思维模式产生反思,从而发现新的可能,构建新的生命故事。

### 三、临床应用

现今,叙事疗法是欧洲家庭治疗中最为流行的疗法之一,也已被证实能够有效地用于不同群体的治疗,例如对重组家庭问题的治疗,或者是解决有收养孩子的家庭问题,抑或是用来帮助有同性恋、双性恋问题的青少年的家庭问题等。同时,叙事疗法也能提高夫妻间的亲密度。

叙事疗法不仅适用范围广,其使用方式也十分灵活。Carlson(1999)认为,艺术治疗和叙事疗法在理论上有一定的相似之处,将二者整合使用可以提高家庭问题外化的潜能,从而引导来访者开始新的生活。而有研究者确实也是这么做的,例如,DeMille 和 Montgomery(2015)就将叙事家庭疗法整合入"户外行为保健计划"(Outdoor Behavioral Healthcare Programs, OBH),用以解决青少年的情绪、行为等相关问题。此外,当治疗对象为孩子时,部分咨询师还会将叙事家庭疗法与游戏治疗(例如沙盘、绘画等)结合使用。

### 四、依恋理论与叙事家庭疗法的整合

孩子在探索环境过程中,遇到威胁时对安全的寻求会激发养育者的保护欲和关怀。当威胁得到解决时,孩子又回到安全的环境中继续探索。这样的互动过程就是所谓的"依恋"。然而近几年对依恋的研究早已超出了最初对母婴行为互动的观察,更多的是关注依恋的"表征"水平。

早在 1969 年,沃尔比就指出,婴儿早期积累的经验会内化表征为其对关系持久的情感信念。这种"表征"就是所谓的内

部工作模式，是一种认知结构，即孩子在有所需要时，对能否从保护者那里获得帮助的预期。

依恋理论和叙事家庭疗法能够很好地进行整合使用。首先，研究者最初关注的是婴儿对母亲的依恋，但有研究表明，家庭中存在着许多依恋关系，并且孩子也可能成为父母的依恋对象。因此，家庭中的依恋关系是非常复杂的，不是单纯的二元关系。而家庭疗法对整个家庭系统的关注，正好弥补了依恋理论主要针对二元关系的局限。

其次，沃尔比所说的"工作模式"，也可以被视为一种信念系统，一种建构系统或者是一种主导叙事。而孩子的叙事是在家庭动力和家庭关系中形成发展起来的。有实证研究表明，不同依恋类型的孩子会形成不同的叙事风格。当孩子处于破坏情境和家庭暴力情况下，尤其会建构出一种不一致、混乱的叙事风格。他们的故事会频繁描述一些暴力或者死亡的场景，而没有任何令人感到欣慰的解决办法。相反，安全型依恋的孩子会描述一个童话故事，在故事中，父母和孩子（主人公）通过抗争找到解决方法，最终过上幸福的生活。

由此可见，我们可以根据依恋理论，以叙事的形式来展现、解决家庭中的诸多问题。当然，在解决不同的具体问题时，其应用还是会有所差别。

### （一）童年早期遭受不良对待的孩子

对于被领养的孩子而言，尽管部分在面对早期挫折时有很强的心理弹性，但大多数孩子都会遭受不同程度的情绪和行为损伤，这些都将伴随他们进入收养他们的家庭。遭受到虐待和忽视的孩子往往会认为成人是不可靠的，并且认为自己不值得被爱。这样的信念会使得养父母们对他们的抚养变得困难。面对这样的情况，咨询师们创造了一种新的家庭治疗方法——家庭依恋叙事疗法（family attachment narrative therapy）以处理被收养的孩子的行为问题。

该疗法最初是基于这样的假想：回溯到孩子的早期经验能够治愈因早期不良对待导致的破坏性结果。其理论假设是父母生来就知道并理解孩子的恐惧情绪和动机。治疗师的目标就是激活父母内在的保护欲，并以叙事的形式，通过言语协调孩子的内在状态，从而改变孩子内部的工作模式。其实施过程可分为五个部分：①以叙事的形式激活父母对孩子的保护欲；②讲故事：父母以第一人称向孩子叙述他们从怀孕开始对孩子的需要、关爱和赞美；③发展故事：继续丰富故事，同时告知孩子与其年龄相适应的行为；④创伤故事：以第三人称的形式叙述故事主人公的经历（与孩子经历相同），呈现的人口学信息与孩子的真实情况不完全相同；⑤成功孩子的故事：叙述孩子遇到困难，最后克服困难，取得了胜利。

由于该疗法主要是用于解决有行为和发展问题的孩子，有些研究者也会同时使用游戏治疗，并且达到很不错的疗效。

## （二）自杀和抑郁的青少年群体

在处理有自杀意向和抑郁症状的青少年时，越来越多的咨询师开始使用依恋叙事疗法 attachment-based narrative therapy（ABFT）。ABFT 是一种短期（12～16 周）有效的治疗方法。其理论基础主要来源于结构家庭治疗、多维家庭治疗、情感聚焦疗法和情境疗法。该疗法认为，青少年与养育者间的不安全依恋可能会加剧他们的抑郁症状和与自杀相关的想法及行为。因此，其治疗的主要机制是通过提高家庭关系来降低抑郁症状和自杀的意图及行为。

该疗法的实施可分为五个阶段：①关系重塑阶段，整个家庭成员共同参与，将家庭对青少年抑郁和自杀的关注转移到改善家庭关系上。②青少年同盟：青少年与咨询师单独进行咨询，建立信任关系，鼓励青少年以一种尊重、可控制的方式参与家庭冲突事件的讨论，进行 2～4 次。③家长同盟：与青少年的养育者单独进行咨询，理解他们的压力，探索父亲母亲间不同的教养风格对孩子的影响，及他们自身的依恋史，进行 2～4 次。④修复依恋：该阶段由青少年及其养育者共同参与，父母帮助孩子充分表达他们的情感，并对孩子的痛苦、愤怒表达理解与歉意。父母鼓励、支持性的回应会对孩子形成积极的影响，有助于孩子将其视为可获取的资源。同时，父母也会认为孩子变得更加成熟，对孩子给予适当的关注，进行 1～4 次。⑤促进自主性：由父母和孩子共同参与，加强他们之间的联系，进行适当的问题解决训练，以便他们在治疗结束后还能继续保持这种状态，可进行 1～10 次。

另外，关于 ABFT 的疗效，已经有了不少实证研究。例如，Diamond 等（2002）的研究表明，相较于对照组，参与 ABFT 治疗的青少年在抑郁、焦虑和消极的家庭功能方面（一致性和矛盾）有显著的降低。在 2010 年，Diamond 等人将 ABFT 与常规照护（enhanced usual care，EUC）疗效进行比较，结果同样表明，ABFT 能够更快更显著地降低青少年的自杀意向。同时，ABFT 对有性侵经历的青少年也有不错的疗效，即便是认知行为疗法及其与药物治疗相结合都达不到这样的效果。

虽然 ABFT 主要适用于有抑郁症状和自杀意图的青少年，但同样也适用于其他一些人群。例如，有研究发现将 ABFT 与 CBT 结合使用可以有效解决青少年的焦虑。

### （三）神经性厌食症

大量的临床医生和研究者认为，依恋关系的破坏是造成进食障碍的一大原因。因此，通过修复家庭系统中的依恋关系，可以对神经性厌食症起到较好的疗效。从这个角度来说，ABFT 同样适用于有进食障碍的群体。当然，有的治疗师还会适用依恋叙事疗法（attachment narrative therapy，ANT）技术。这种疗法适用于有进食障碍患者的家庭，其实施主要包括四个阶段：①创建一个安全基地，主要目的是使每个家庭成员感到安全。②探索依恋叙事：建立起信任后，探索家庭成员在面对压力、恐惧和焦虑时是如何相互安慰的。最有效的方式之一是使用跨代家谱图。孩子们倾听父母讲述、讨论他们与父母的关系，这将有助于他们探索自己受到的教养方式与他们对孩子的教养方式的异同。③考虑可替代性：通过循环提问和假设性的问题，促进成员对其他可能性的思考。④维持治疗基地：提前预告来访者治疗即将结束，之后可以以电话或者书信的形式来维持联系，对他们予以支持。

不论是哪种实施方法，家庭叙事疗法都根植于人本主义，强调一种平等的咨访关系。在治疗过程中，治疗师并不处于核心地位，而是来访者的合作者。他们通过创建一种接纳、安全的环境，以提问等互动方式引导来访者进行自我探索，构建新的故事。

## 五、叙事疗法的现状

虽然叙事疗法最初是用于家庭治疗，但后来也被研究者应用于个体治疗和非家庭的团体治疗中。

目前，叙事家庭疗法在国外已经十分流行，部分研究者已经开始将该疗法与其他治疗方法进行结合或对比，以探究该疗法的独特疗效。例如，ABFT 与 EFT 在解决成人愤怒方面的差异；CBT-ABFT 在解决焦虑障碍的优势。然而，由于支持这些结果的研究仍是少数，我们需要开展更多的相关研究来进一步证实这些结果。另外，当前关于叙事家庭疗法的实证研究中的样本量相对较小，这就需要更多可靠的研究来证实当前的研究结果。

而反观国内，我国使用该疗法的研究还很欠缺。目前，我国部分研究者已经尝试将叙事疗法用于不同领域的治疗，例如对情绪障碍患儿的治疗、对心理创伤的干预、对大学生自我认同的干预以及对恋爱问题的干预等。从总体上来说，对于叙事家庭疗法的研究与应用，我国尚处于一种尝试探索阶段，并未广泛应用。因此,不论是其适用领域还是治疗效果,都有待更多的检验。

## 第七节　急诊心理评估

### 一、引言

急诊科是急诊患者入院的第一个门槛。急诊患者具有起病急,病情复杂,突发事件多,缺乏足够心理准备的特点,因此往往产生和表现出各种消极的情绪和心理反应,如紧张,焦虑,恐惧,烦躁等。过度焦虑通常会减少患者的睡眠时间和降低睡眠质量,从而影响患者的治疗和康复。因此急诊科医护人员应关注患者心理状况并对其进行良好的心理评估,识别心因性疾病,采取灵活适应的策略,及时干预患者的心理状态,实施人文关怀,舒缓其心理压力,这对于急诊患者的治疗和康复起着重要作用,并能够有效提升急诊医疗的服务质量和竞争力。

1. 心理评估　指用多种方法与手段从多个方面获得信息,以对患者的某一心理现象进行全面、系统、深入、客观描述的过程。

2. 急诊科临床心理评估的目的

(1) 协助临床诊断。

(2) 提供患者信息,以为临床干预,治疗服务。

(3) 疾病康复、预后效果评定。

3. 急诊科心理评估的基本方法有访谈法、观察法和心理量表评估法。

(1) 访谈法

1) 心理访谈内容:依具体目的、病情而定,一般包括下列一些内容:①存在的问题;②家庭状况;③教育背景;④躯体状况;⑤社会关系;⑥情绪;⑦工作;⑧个性特征;⑨以往心理评估结果。

2）访谈注意事项

A．积极、认真专注倾听：倾听作为一种心理评估技术，这意味着医生必须接患者的所有信息，而不仅仅是耳朵的倾听，同时必须将其他所有注意力都集中在患者身上才能达到准确的倾听。

B．准确理解：所说内容的意指、暗指内容。

C．非言语沟通：非语言沟通是指通过非语言符号通信的一种形式。人们用身体动作，表情，空间距离，触摸行为，线索，礼服，体征，颜色，绘画，音乐，舞蹈，图像和装饰来表达思想，情感，态度和意图。非语言交流是很重要的，因为这个是了解病人的内心世界和处理工具的有力工具。与言语信息相比，非语言信息受意识监审少，所以它可以促使患者隐藏的口头信息被识别。它经常向我们指出的真实想法和探索患者的情绪感受。

D．同理心技术：评估者使用同理心进入患者的内心世界，感同身受地体验当事人的感觉与想法，然后用自己的语言和自己的体验传递给患者，引领患者关照内在的感觉与想法，进一步了解自己。初层次同理心用于建立关系阶段，主要回应患者明确表达的想法与感受。高层次同理心用于回应患者隐含的感觉与想法。协助患者了解自己未知的或回避的部分。

E．适当的自我真诚表露：所谓自我表露，也叫自我揭示，是指一个人主动说出自己的情感、思想、经验等同别人分享，它是一种人们自思及有意地将自己的真实情况表现出来的行为。在与患者的关系建立中，适当的自我表露能拉近彼此的距离，往往更能表明你是真实可信的，从而让患者产生亲近感和信任感。

（2）观察法

1）分类：①自然条件下的观察；②实验条件下的观察。

2）观察内容：①仪表：发型、衣着、个人卫生；②举止：紧张、退缩、攻击性、被动性；③姿势与运动：静止或走动，头、手、脸部姿势；④语言：沉默、尖叫；⑤人际距离：远、近；⑥眼神：对视、敌视、回避、漠视；⑦情绪反应。

## 二、急诊心理评估量表概述

如何对急诊患者的心理状态进行评估，除了进行访谈法和观察法访谈之外，还有应用临床心理学量表进行心理评估，目前国内外临床心理学量表（scales used in clinical psychology）发展迅速，用途广泛，考虑急诊科的特殊性，我们选取了一些针对急诊科病人容易出现的心理学问题，且在心理干预工作中常用的心理评估量表集中加以讨论，以方便急诊科医生查阅。

急诊心理评估的主要任务是心理诊断、干预和研究，三者都需要心理测验技术。心理测量技术便少不了心理测验和量表这些工具。在第一次世界大战时，吴伟士（R. Wood-worth）为甄别入伍人员中患有严重神经衰弱及癔症者所编的"人事材料单（Personnel Data Sheet）"，是正式的第一个标准化的人格测验量表，即临床心理学用的量表。之后，除临床心理学家外，医学、教育学、社会学等专业人员都发展了与自己专业有关的量表，其中不少也被临床心理学家所采用。有不少心理量表已经超越人格范围，所以并未被录入心理测验工具书 Mental Measurement Yearbook（MMY）Tests in Print（TIP）心理测量年鉴中，其中有不少也常为临床心理学工作所采用，在这里所讨论的量表中便包括了这些。

心理量表的形式和心理测量学特征，在这里只就它们与心理测验的主要区别、用途和使用注意事项作如下讨论。

1. 急诊心理评估用量表与心理测验的区别　仅从形式而言，评定量表和心理测验并无显著的不同，只是心理评定的方法偏向观察和访谈这样的临床方法，测试环境控制没有心理测验要求那么严格，是垂直地做行为取样，因此可以把急诊科心理评估的方法看作是观察法与测验法的结合。

2. 急诊科心理评估用量表的价值　当这种量表用于评估急诊科患者的心理健康状况时,结果更客观。每个评定量表都有一定的评分标准。即使评估员的评估是主观的,但也是基于真实的评估。从某种意义上说,第一,它具有相当的客观性;第二,它可以用于定量描述,观察结果被量化,并且使用数字语言代替文本描述,这有助于观察结果的分类研究和统计处理。结果更符合科学研究的要求;三是内容全面,系统,层次明确。它的功能相当于详细的观察和访谈大纲,可以帮助评估者找出其他评估方法,如观察,访谈等;第四,经济便利,评定量表的评价方法易学,测试时间通常只需 10 到 30 分钟,节省时间、人力和金钱,评估者一般都愿意接受。

3. 急诊科心理评估用量表的使用注意事项　评估量表可以作为量化心理素质或社会现象的主要手段之一,但它比物理量化测量更难,目前的评定量表仍在发展,未达到"尽善尽美"的水平。因此,在理解其作用的同时,也必须认识到它的局限性。

（1）急诊科心理评估量表的结果对个体心理健康的诊断有辅助作用,但不能代替临床诊断方法。一些临床医生过于依赖量表,当他们发现评估结果与临床发现不一致或无法解决他们自己的问题时,又有一种完全否定评估量表的倾向。一些精神卫生工作者根据评估量表的结果进行机械解释,并且经常得出与现实不一致的结论。因此,阅读评估量表结果的临床医生应该学习一些心理学相关的知识,同时,心理健康评估者应该对心理测量技术有更深入的了解,并了解与健康和疾病相关的心理学和社会学知识,提高综合运用相关信息的能力,并对评估结果进行实际分析。

（2）应该了解评估量表中错误的来源和原因以及如何减少错误。普通评级量表结果出错的原因是:不同评估者引用的标准不统一,其熟悉的概念存在不一致性;由于评估者不同,信息往往不一致:"光环"效应,评价受不完全相关因素影响,或整体印象取代特定特征，或偏好完整，导致评价结果错误；中心倾向，普通人过多地避免评估并选择中间答案，评分者评分过于严格或过宽；期望效应等。

（3）利用国外量表，注重文化背景对量表信度的影响。近年来，国外许多评价尺度相继出台。如果内容不符合我们国家的文化背景，应该在使用之前进行修改。即便如此，使用这些时，文化差异所造成的错误都应该充分估计，尽可能选择适合我们的文化背景的常模的量表。

（4）不能滥用量表。量表的合理选择和应用不仅节省患者的时间和精力，同时也保持了评估者较高的专业声誉。当进行临床评估时若患者的健康状况不允许，或者在没有确立评估者和患者之间的友好信任关系时，是不适合用于量表评估的。

## 三、急诊心理评估量表的使用原则

编制一个心理评估量表的目的是用它来鉴别人的某种特征，如何正确的使用是心理评估的重要的一部分。心理学家按照科学的程序编制或修订的评估量表，若在急诊的特殊环境中使用不当，会达不到好的效果，因此如何正确地使用这些心理评估量表应遵循以下原则。

### （一）评估者的资格

评估者在心理评估中被称为主试。主试主导着评估的进行，因而主试本身的素质，对评估的熟悉程度以及对结构评价的合理把握都直接决定了评估的成败。一个好的主试能高质量地完成评估要求的各项任务，不折不扣地按评估规程行事，这样就保证了评估量表被正确和有效地使用，同时也能避免评估量表的被滥用。

从心理评估的角度来看，主试需具备三个方面的资格才能很好地从事心理评估的工作。

1. 心理评估方面的理论知识　从事心理评估的人如果连

这一领域基础的理论知识都不知道,那评估的效果是可想而知的,这样的主试要想成为一个合格的评估者是不可能的。心理评估的理论知识是指导评估进行的工具,所以评估者必须要具备这一方面的理论知识,对心理评估的特点、作用和局限性有充分的认识,另外还需要知道评估的各种基本特征具有怎样的意义,如评估的信度,效度等心理评估学指标,以及心理评估标准化的意义,这样有助于在评估时严格按照规程进行。总而言之,理论知识是从事心理评估的基础,没有这一基础或基础不扎实必然会影响评估的效果。所以从事心理评估的人一定要掌握相关的知识,使自己的工作更有成效。

2．心理评估的专业知识 心理评估是一门科学性和实践性很强的学科,所以光有理论知识还不足以保证做好这项工作,要想成为一名合格的主试,还必须具备评估的实际操作技能和经验。经验可以在日后的评估实践中不断积累,但操作的技能则是必须事先掌握的。一个评估者如果不掌握操作技能就实施评估那根本谈不上科学性。一些需要个别实施的评估由于操作规程和手续比较复杂,对评估的实施、评分和解释结果都有很高的要求,所以要想做好也并非易事,为此事先对评估者进行培训是必要的。通过培训了解整个操作的过程,熟悉应对措施,这样就能大大减少误差的产生,使评估的结果能如实地反映被评估者的情况。例如,个别实施的智力评估和人格的投射评估都需要事先对评估者进行培训,评估者在培训后还要接受考核,只有考核通过了,才具备该项评估的资格。且评估者在取得评估资格后还不能单独进行评估,必须与一个训练有素的主试同时评估几名患者,两人评估结果只有取得了较好的一致性,才具备了单独进行评估的资格。

当然并不是所有的评估都需要经过这样严格的培训和考核的程序。团体实施的评估对主试的技能要求并不很高,但也不能拿来就用,主试至少也需要在评估前对评估的内容及实施细则有一定的了解。

3．评估工作者的职业道德　心理评估工作者的职业道德与医德一样神圣，因为他们的工作都与人的健康有关，所以心理评估工作者承担着重大的社会责任，他们的行为和一举一动都关系到他人的健康和发展。所以各国有关部门都对约束心理评估工作者的职业道德制定了相应的条例。

最能体现心理评估工作者职业道德的是对评估的保密。这里的保密包括两方面，一是对评估的材料要保密，评估的材料一定要严加保管，不要轻易地借给无关人士使用，更不能在媒体上发表。另一个要保密的是评估结果和分数，这属于个人隐私，一旦泄露会对当事人造成严重的伤害。比如人格评估中都会多多少少涉及到人们的家庭关系、内心冲突、情感困惑或私人生活中的某些问题。患者在完成评估的过程中会对上述问题有所表露，如果对此不加保密，会损害到患者的利益。在能力评估中，有的患者可能有缺陷和不足之处，其并不愿意把这些东西公之于众。即使患者的评估结果都是正常的，评估者也必须要对此保密。心理评估工作者对患者的评估结果一定要保密，没有任何理由泄露评估的结果。

（二）评估工具的选择

要进行一项评估可以有各种工具供选择，如要评估物体的长度，有米尺、英尺、市尺等，同样在心理评估中要测某种心理特点相应的量表也很多，所以应该选择一个最合适的。怎样的选择算是最合适的，那要依据评估的目的、对象等因素。

1．选择与评估目的有关的评估工具　评估的目的是什么，这是我们在选择评估工具时首先要考虑的问题。是进行筛选还是诊断？通常筛选的评估操作简便，对主试的要求不高，而且可以团体进行，效率比较高，比如一个学校新生入校，学校想大致了解这批学生的智力水平，那么筛选评估是一种合适选择，因为大多数学生智力水平都是中等程度，真正是智力超常和智力低下的人数极少,所以没有必要对每个学生都做诊断评估,而只需对被筛选出来的、处于智力维度两端的学生进行诊断评估,进一步了解他们的智力水平。如果目的是具体确定某个学生的智力水平及各方面的表现,那就不能用筛选评估,因为这类评估达不到这一目的。

2. 根据患者的情况选择评估 患者的特点和所具备的条件也是选择评估的重要依据。通常患者的年龄或年级是选择评估的一个重要参考指标,因为每一个评估都有使用的年龄或年级范围,不在适用范围之内的患者是不能使用这一评估的,因为内容对这类患者可能不合适,另外也没有常模以供对照。另外年龄也决定了评估的形式,比如低年龄的儿童就不能采用团体评估,因为他们还不会写字,或写得很慢,或容易写错,这些都不利于评估。幼儿以及小学一、二年级的学生一般都采用个体评估的方式。还有低年龄的儿童还要选择更能吸引他们注意的评估,比如材料要有趣,更接近于玩具,图形的评估材料比文字的评估材料更好。

患者的生理条件也是选择评估的参考指标,比如智力障碍儿童不能采用团体评估,盲人不能用文字的评估,聋哑人最好不用语言形式的评估。

3. 选择可靠、高效的评估 除了根据评估的目的和被评估对象的特点来选择评估之外,对评估本身也应该有一个选择的指标。评估的信、效度和常模的有效性经常被用来作为判断依据。一个好的评估应具备很高的信度和效度,因为很高的信度意味着评估结果稳定可靠,不会因为不同的评估时间、地点和评估者而发生改变。效度高表示评估能达到评估的目的,也就是能测到想要测的特征。常模的有效性是指标准化样组有代表性,能代表相应的全域,如 8 岁儿童的标准化样组能代表所有 8 岁的儿童。常模的有效性还包括地域性和时效性。有的评估在编制时以某个地区的对象作为样本,那么这样的评估也只能在这一地区使用，超出这一地区使用就属滥用。这也是引进国外的评估一定要修订的原因。每一个评估在编制的时候都是针对一定的人群，其内容和形式也是适应于这一人群的，如果其他地方的人群也要用这一评估，那就首先要看看是否适合，这就是修订的目的，把适合的项目留下来，不适合的项目进行修改，同样不适合的形式也要被其他形式取代，最后还需要制定一个新的常模。通过这样一系列的修订步骤，该评估也可适合于一个新的人群。评估的时效性是指评估有一定的使用时效。由于社会总是在不断地进步特别是现代社会，随着科学的日新月异，经济的飞速发展，一些评估内容也会逐渐地陈旧，所以不修改就会影响评估的效果。时效性还表现在常模上，过去制定的常模或标准过一二十年后会有差异，现在的评估结果用一二十年前的常模来对照，水平普遍提高了。所以常模标准也要不断修订，以使结果更能区分不同水平的人。在选择评估时对常模的范围和时效有所了解，这样才不会选错评估。

以上三个方面是选择评估时需要考虑的因素。选好了一个评估就等于是获得了一种可靠的工具，这为取得好的评估结果打下了一个良好的基础。

（三）评估的实施

有了好的工具，还要有规范的评估过程，这样才能保证评估获得可靠的结果。每一项评估都会对评估的实施提出相应的规定，这也是标准化评估的重要一环，所以在评估之前，评估者必须要阅读评估手册，以便掌握评估的步骤和原则。

1. 评估的准备 一个标准化的评估能否取得预期的效果，在很大程度上取决于评估前的准备工作是否周密细致。准备工作包括多方面的，在任何一个方面出一点小问题都可能会使评估结果无效。

（1）评估者的准备：评估者的准备是指操作评估的人员必须经过训练，是合格的，还要有一定的评估经验。这一点前面已经讲到过，任何由非专业人员或没有经过正规培训的人实施的评估都应被认为是无效的。另外评估者还要熟悉评估的结构和内容，熟悉操作规程，了解哪些行为或语言在评估中是不可取的，每一项分评估的起测点和停测点在何处，每一项分评估的指导语怎样说，如何做好记录等。

（2）评估环境的准备：评估环境的准备是指评估房间，座位的安排，评估工具和参加人员等方面。没有一个良好的评估环境，也无法有效地实施评估。

（3）患者的准备：评估是一个双方交流的过程，光有评估者的良好准备是不够的，还需要有患者的合作，评估应在患者最佳的心理、生理基础上进行。患者的准备可以从时间选择、生理准备和心理准备三个方面着手。

2．评估的实施　评估是为了获取患者在标准环境中最可能表现的行为，因此严格地按照评估手册中所规定的程序进行评估是绝对必要的。在标准化的评估手册中都对实施评估有明确的说明，必须据此进行。

（1）指导语：评估中主试的语言，手册中都会有明确的规定，所以主试不可自行其是。在评估之前，主试有一段话介绍评估，每一项分评估在开始前也都有一段指导语来介绍，帮助患者理解评估的实施和步骤。另外在个别评估时，主试要把每题念给患者听或把实施要点讲给患者听，这时主试的语言和动作表情都要控制好，如果不加控制可能会给患者造成暗示。

（2）做记录：大多数评估工具都编制得很人性化，尽量减轻主试的负担，也能保证记录的正确性，但在做记录时有两点要特别注意。①记录要隐蔽。在评估时，主试在记录时最好不要让患者看到，否则患者看到自己答案的对错后会影响他下一个反应的真实性。②记录要忠实。为了在事后能准确地解释评估的分数，要记下一些除了回答以外的信息，如在何种情况下做出这种反应，儿童对自己的回答有什么补充说明等等。另外严格的记录还要求主试如实地记下患者的反应，不能掺杂主试的主观猜测和推断。

（3）对待患者的要求：①如果患者没有听到或不懂的题目，并要求重复，应该答应，但是不允许对测试记忆的问题重复。②有时患者说出答案，但要求改正，通常都可以，但不要漏记第一个答案，在旁边记录第二个答案，因为第一个问题的答案也可以成为有用的是最好的分析资料。然而，如测试手册中规定只记第一时间的反应，就不允许更正了。

（4）对主试的要求：①有时主试没有听清楚患者的回答，要求重复一遍。这是非常不好的，因为这可能会引起患者的猜疑，怀疑自己是否说错了，于是改变回答，这时就很难判断是患者真的不懂还是受了主试要求重新回答的影响。所以最好不要要求患者重复回答，这就要求主试在测试时集中注意，尽力听清患者说出的所有内容。②在任何情况下主试都不能对患者的回答有所暗示，比如口头肯定或点头示意，对错误的答案更不能去修正或否定，也不能责怪。③在评估中也要适当地强化患者的行为，以鼓励患者继续集中注意力在评估上，但强化应放在两项评估之间，以免患者误认为是针对某一个题目的，强化时可以说"你做得很认真""就这样做下去"等等。④鼓励患者回答。在患者对某个题目感到困难时，主试要鼓励他尽力回答，有时患者会说"不知道""不会做"，这时主试可以说"你尽量试试"，或者说"你可以猜下"。⑤有时患者会做出一个模棱两可的答案，这时在重复患者的答案后可以说"能不能说得再详细点"，以此鼓励患者作出解释，然后再加以评定，若答案是明显错误的就不应再去询问了。⑥有计时要求的题目，一般在题目一读完就开始计时，不要拖延，这是为了对每个人公平。⑦记分要严格按照手册中的规定做，不能随意自编记分符号。

## （四）评估的记分

记分也是评估中重要的一环。各种评估的记分方法不尽相同,必须要根据操作手册的规定来进行。

1. 年龄计算法 智力评估尤其关注实足年龄的计算,因为把评估结果与常模对照时,根据不同的年龄查不同的常模表,有时差几天就可能查不同的常模表了,所以年龄的正确计算是十分重要的。一般年龄的计算是用评估日期减去出生日期。一般情况下,天数可以不是非常精确,但15天可能是一个分界线,有时满15天就可能要跨一个常模表了,而对月和年则必须要计算得十分准确。

2. 原始分数的计算 所谓原始分数就是根据评估的评分程序,对每道题评分。得分或不能得分,如得分的还要判断给几分。这一过程在标准化评估中并不复杂,因为这类评估对每一题该如何评分都有详细的规定,甚至都有标准答案供对照。

主试只需对照标准答案即可评出分数来。标准化的评估通常有两种评分的方法:一种是0、1评分,即答对1分,答错0分;另一种是多级评分,有好几个分数,依据患者回答的正确程度分别给分,如0、1、2、3分等。原始分数有的在评估时就已经评好了,有的一时很难判断,需到评估全部做完后,对照标准进行评分。最后把所有的得分相加就得到了评估的原始分数。有的评估不止一个原始分数,因为有几个分量表,所以会有几个原始分数。

3. 原始分数的转换 在心理评估中,原始分数没有什么意义,因为原始分数的单位具有不等性和不确定性,它可以任意地确定,所以要使评估的分数有意义,必须要把原始分数转换成有参照标准的量表分数。经过转换后的分数是一种导出分数,从这类分数上人们可以看出分数的意义。比如智力评估的原始分数是49分,人们不知道是水平高还是低,但如果把它转换成量表分——智商分数,那么结果就一目了然了,如转换后智商为129,那就属于优秀等级。不同的原始分数不能进行比较,而转换成量表分数后就能进行相互比较了。

评估编制者通常会提供一个常模表,可以用此把原始分数直接转换成量表分数,量表分有各种形式,如年龄分、年级分、百分数,或者是其他标准分数。

（五）评估结果的报告

评估报告结果是整个评估的最后一环,如果这一环没有把握好,那么前功尽弃,而且还会对患者的身心健康产生非常不利的影响。在报告评估结果时有几个原则是要特别加以重视的。

1. 不要把分数看作是一个点,而应看作一个区间。现在任何一项心理评估都做不到没有误差,有的评估误差还不小,所以得出的分数必定也会受到这些误差的影响,下一次评估分数可能会不一样。如果把误差的因素考虑在内,在报告结果时说一个分数的区间,这样会避免一些不必要的误解。如智商分数95,考虑到误差的因素,可以告知智商在 87～102 之间,甚至也可以告诉一个等级,即属于中等水平。

2. 不要轻率下结论。报告评估结果一定要非常慎重,因为这有可能会影响一个人今后的发展。如果给出一个错误的结论那更是影响巨大。在报告结果时最好还能收集其他一些数据,尤其是对评估结果不甚理想的人,在没有其他证明的情况下可以暂时不作结论,可以过一段时间重新测一次,几次评估的结果一致,给出结论的可靠性就大大提高了。另外在报告结果前还要对评估中的行为做一些分析,如态度怎样、情绪如何、身体有无不适等等。这些因素都会影响评估结果,如果有这些问题,那也应该暂时不作结论。有些评估结果一定要有另一些评估结果作佐证,如智力低下,除了智商分数低于 70 外,还必须要有适应性评估的结果佐证。

3. 不要仅仅报告一个结果。评估的目的是为了更好地了解一个人,或者在教育上提供更有针对性的措施。所以在报告结果时还应该对各个方面的情况进行仔细的分析,如智力涉及到好几个方面,评估也包含了几个内容,对患者在各个方面的情况都要进行分析，以便对他进行整体的评价以及报告患者在各个方面的表现，哪些是强项，哪些是弱点，以后如何扬长避短或扬长补短。此外，报告结果时最好还要提出一些方案，制定一些目标。根据已有的评估结果接下来应该怎样做更合理，应该朝怎样的目标努力更恰当。因为我们不是为了评估而评估，评估是为了更好地发展，所以这样的步骤是必不可少的。

4. 评估结果最好不要直接告诉当事人，尤其是当患者是儿童时。最好也不告诉家长或老师评估的分数，比较好的做法是告诉家长或老师对评估结果的解释和建议。如果有的时候必须要告诉评估结果，最好不要只说一个分数，因为评估分数的意义不是所有的人都能理解的，还要附带解释分数的意义。

## 四、常用急诊科心理评估量表

### （一）自评抑郁量表

自评抑郁量表（Self-Rating Depression Scale，SDS）系由Zung 于 1965 年编制的，该量表为自评量表，用于衡量抑郁状态的轻重程度及其在治疗中的变化。评定时间跨度为最近一周。SDS 由 20 个条目组成，每个条目相当于一个有关症状，按 1～4 级评分（表 1-7-1）。SDS 反映抑郁状态四组特异性症状：①精神性——情感症状，包括抑郁心境和哭泣；②躯体性障碍，包括

表 1-7-1　自评抑郁量表（SDS）

请仔细阅读每一条，把意思弄明白，然后根据您最近一星期的实际情况，选择最适合您的答案（1. 没有或很少时间 2. 小部分时间 3. 相当多时间 4. 绝大部分或全部时间）

| 1 | 我觉得闷闷不乐，情绪低沉 | 1 | 2 | 3 | 4 |
|---|---|---|---|---|---|
| 2 | 我觉得一天之中早晨最好 | 1 | 2 | 3 | 4 |
| 3 | 我一阵阵哭出来或觉得想哭 | 1 | 2 | 3 | 4 |
| 4 | 我晚上睡眠不好 | 1 | 2 | 3 | 4 |
| 5 | 我吃得跟平常一样多 | 1 | 2 | 3 | 4 |

续表

| 6 | 我与异性密切接触时和以往一样感到愉快 | 1 | 2 | 3 | 4 |
|---|---|---|---|---|---|
| 7 | 我发觉我的体重下降 | 1 | 2 | 3 | 4 |
| 8 | 我有便秘的苦恼 | 1 | 2 | 3 | 4 |
| 9 | 我心跳比平时快 | 1 | 2 | 3 | 4 |
| 10 | 我无缘无故地感到疲乏 | 1 | 2 | 3 | 4 |
| 11 | 我的头脑跟平常一样清楚 | 1 | 2 | 3 | 4 |
| 12 | 我觉得经常做的事情并没有困难 | 1 | 2 | 3 | 4 |
| 13 | 我觉得不安而平静不下来 | 1 | 2 | 3 | 4 |
| 14 | 我对将来抱有希望 | 1 | 2 | 3 | 4 |
| 15 | 我比平常容易生气激动 | 1 | 2 | 3 | 4 |
| 16 | 我觉得作出决定是容易的 | 1 | 2 | 3 | 4 |
| 17 | 我觉得自己是个有用的人,有人需要我 | 1 | 2 | 3 | 4 |
| 18 | 我的生活过得很有意思 | 1 | 2 | 3 | 4 |
| 19 | 我认为如果我死了别人会生活得好些 | 1 | 2 | 3 | 4 |
| 20 | 我平常感兴趣的事我仍然照样感兴趣 | 1 | 2 | 3 | 4 |
| 结果: | (1)原始分: | | | | |
| | (2)标准分: | | | | |

1. 测验记分

SDS 评定采用 1～4 制记分,评分时间为过去一周内。

正向题,依次评为粗分 1、2、3、4 分(题目序号 1 3 4 7 8 9 10 13 15 19)

反向题,依次评为粗分 4、3、2、1 分(题目序号 2 5 6 11 12 14 16 17 18 20)

20 项相加得到原始分,原始分乘以 1.25 以后取整,得到标准分。

2. 结果解释

SDS 的评定结果以标准分来定:

标准分小于 50 分为无抑郁;

标准分大于等于 50 分且小于 60 分为轻微至轻度抑郁;

标准分大于等于 60 分且小于 70 分为中至重度抑郁;

标准分大于等于 70 分为重度抑郁。

抑郁评定的临界值为标准分 50 分,分值越高,抑郁倾向越明显。

情绪的日间差异、睡眠障碍、食欲减退、性欲减退、体重减轻、便秘、心动过速和易疲劳；③精神运动性障碍，包括精神运动性迟滞和激越；④抑郁的心理障碍，包括思维混乱、无望感、易激惹、犹豫不决、自我贬低、空虚感、反复思考自杀和不满足。20个条目中有10项按1～4级顺序计分，另外10项反序计分。国内外研究表明SDS具有较好的信度和判别功能。SDS评定10分钟内即可完成，操作方便，容易掌握，能有效反映抑郁状态的有关症状及其严重程度，特别适用于发现抑郁症病人。有关该量表的具体内容和详细的使用方法请参阅张明园主编（1993）的《精神科评定量表手册》书。

（二）焦虑自评量表

焦虑自评量表（Zung's Self-rating Anxiety Scale，SAS）由Zung于1971年编制，从量表结构形式到具体评定方法，都与其编制的SDS相似，可以评定焦虑病人的主观感受。近年来SAS常作为心理咨询门诊中了解焦虑症状的一种自评工具，也常用于根据SAS总分的变化来判断心理治疗和药物治疗的效果。适用于具有焦虑症状的成年人。主要用于疗效评估，不能用于诊断。

该量表的评定方法与SDS一样，SAS也有20个条目，包括焦虑、害怕、惊恐、发疯感、不幸预感、手足颤抖、躯体疼痛、乏力、静坐不能、心悸、头昏、晕厥感、呼吸困难、手足刺痛、胃痛或消化不良、尿意频数、多汗、面部潮红、睡眠障碍、噩梦（表1-7-2）。大多数项目为负性提问，只有第5、9、13、17、19条为正性提问。注意正性提问项目应反向记分。

结果分析：各条目相加得总分（粗分），然后转换成标准指数分，转换公式为用粗分乘以1.25以后取整数部分，就得到标准指数分。正常指数划界值为50分，大于或等于50分表明存在焦虑症状。有关该量表的具体内容和详细的使用方法请参阅张明园主编（1993）的《精神科评定量表手册》一书。

## 表1-7-2 焦虑自评量表（SAS）

下面有二十条文字（括号中为症状名称），请仔细阅读每一条，把意思弄明白，每一条文字后有四级评分，表示：没有或偶尔（1分）；有时（2分）；经常（3分）；总是如此（4分）。然后根据您最近一星期的实际情况，在分数栏1～4分适当的分数下划"√"。

| 1 | 我觉得比平时容易紧张和着急（焦虑） | 1 | 2 | 3 | 4 |
|---|---|---|---|---|---|
| 2 | 我无缘无故地感到害怕（害怕） | 1 | 2 | 3 | 4 |
| 3 | 我容易心里烦乱或觉得惊恐（惊恐） | 1 | 2 | 3 | 4 |
| 4 | 我觉得我可能将要发疯（发疯感） | 1 | 2 | 3 | 4 |
| 5 | 我觉得一切都很好，也不会发生什么不幸（不幸预感） | 1 | 2 | 3 | 4 |
| 6 | 我手脚发抖打颤（手足颤抖） | 1 | 2 | 3 | 4 |
| 7 | 我因为头痛、颈痛和背痛而苦恼（躯体疼痛） | 1 | 2 | 3 | 4 |
| 8 | 我感觉容易衰弱和疲乏（乏力） | 1 | 2 | 3 | 4 |
| 9 | 我觉得心平气和,并且容易安静坐着（静坐不能） | 1 | 2 | 3 | 4 |
| 10 | 我觉得心跳得很快（心悸） | 1 | 2 | 3 | 4 |
| 11 | 我因为一阵阵头晕而苦恼（头昏） | 1 | 2 | 3 | 4 |
| 12 | 我有晕倒发作,或觉得要晕倒似的（晕厥感） | 1 | 2 | 3 | 4 |
| 13 | 我呼气吸气都感到很容易（呼吸困难） | 1 | 2 | 3 | 4 |
| 14 | 我手脚麻木和刺痛（手足刺痛） | 1 | 2 | 3 | 4 |
| 15 | 我因胃痛和消化不良而苦恼（胃痛或消化不良） | 1 | 2 | 3 | 4 |
| 16 | 我常常要小便（尿意频数） | 1 | 2 | 3 | 4 |
| 17 | 我的手常常是干燥温暖的（多汗） | 1 | 2 | 3 | 4 |
| 18 | 我脸红发热（面部潮红） | 1 | 2 | 3 | 4 |
| 19 | 我容易入睡并且一夜睡得很好（睡眠障碍） | 1 | 2 | 3 | 4 |
| 20 | 我做噩梦（噩梦） | 1 | 2 | 3 | 4 |

计分：正向计分题按1、2、3、4分计；

反向计分题按4、3、2、1计分。反向计分题号：5、9、13、17、19。

总分乘以1.25取整数，即得标准分，分值越小越好，分界值为50分。50分以下为无焦虑；50～59分为轻度焦虑；60～69分为中度焦虑；70分及以上为严重焦虑。

## （三）症状自评量表

L.R.Derogatis 等 1973 年编制了症状自评量表（Symptom Checklist 90，SCL-90）的最初版本，之后很快进行了修订工作，并于 1976 年正式出版，称为 SCL-90-R。SCL-90 具有反映心理症状广泛，能准确地暴露患者的自觉症状特征等优点，迅速在临床心理评估中得到广泛的应用，目前已成为临床心理评估最常用的自评量表，尤其在神经症分类诊断中，能较好地反映各类神经症的特点，因此已是神经症常规检查方法之一。

1. 量表结构、内容及评定方法 SCL-90 共有 90 个项目，内容涉及较广泛的病理心理学内容，如思维、情感、行为、人际关系、生活习惯等方面的异常表现，涉及的 9 个因子分别反映了 9 个不同方面的心理症状情况，这 9 个因子分别命名为：①躯体化（somatization，Sm）；②强迫症状（obsessive compulsive，OO）；③人际敏感（interpersonal sensitivity，Is）；④抑郁（depression，D）；⑤焦虑（anxiety，A）；⑥敌对（hostility，H）；⑦恐怖（phobic anxiety，Pa）；⑧偏执（paranoid ideation，Par）；⑨精神病性（psychoticism，Ps）。该量表评定时间范围限于"现在"或"最近几周"，每一个项目按 0～4 分分为五级评分。结果分析指标有总分、总均分、阴性项目数、阳性症状均分、因子分等，并可通过因子分剖图（profiles）分析，使结果描述更为直观和清晰。

我国王征宇在 1984 年首先翻译了该量表，并在金华和吴文源主持下，由全国 10 余个单位协作首次报道了该量表在 1388 名正常成人及 245 名神经症病人中的应用结果，之后我国的使用者习惯将此正常人结果作为常模来使用。有关该量表的具体内容和详细的使用方法请参阅张明园（20033）主编的《精神科评定量表手册》一书。

2. SCL-90 在我国的使用情况 SCL-90 自引进我国以来，得到广泛的应用，大量的应用报告相继发表。唐秋萍等（1999）通过文献复习的方法，对 1984 年以来在国内正式专业期刊上应用 SCL-90 的论文进行了再分析,结果显示 1993 年起有关 SCL-90 的应用论文逐年增加,1993—1997 年平均每年发表 24 篇;应用较多的主要领域按论文数由多至少依次为各种职业正常人群的心理健康评定、应激的相关研究、心身疾病的研究、疗效评定等;总心理问题检出率为 3.79%～29.1%;不同职业 SCL-90 检测结果差异显著,学生、工人、军人多项心身症状评分高于常模;SCL-90 能较好地反映心理障碍患者的心理症状严重程度、症状特点及疗效,但不同躯体疾病患者的 SCL-90 结果无特殊性;SCL-90 结果与多种因素如艾森克 EPQ 人格测试量表中的 N 量表分、心理生活事件、消极应对方式等相关。

3. 对 SCL-90 的应用评价   SCL-90 因其反应心理症状谱较广,能较准确地评定个体是否有某种心理症状及该症状的严重程度,且临床上大都实现计算机化,使其操作快速、简便,结果呈现直观,因而在临床心理评估领域应用广泛,已成为心理健康测查的一个常规筛查量表。

然而,SCL-90 的误用仍较普遍,很多使用者把该量表作为某人群或个体的整体心理健康水平测查方法,这种用法显然不妥。首先,按照世界卫生组织(WHO)提出的定义,健康是身体、心理、社会适应和道德品质的良好状态,心理健康也不只限于有无心理症状,因此,心理健康水平测查范围要远远超出 SCL-90 的范围。我国学者单茂洪(1998)提出 SCL-90 只适合于测查某人群中哪些人可能有心理障碍,而不适合于比较普通人之间心理健康水平的差异。其次,SCL-90 评定的是一个人某段时间(近一周内)心理状态好坏的自我感受,易受多种因素影响。SCL-90 某些因子分高并不一定就反映患者存在心理症状,如面临重要考试的学生,焦虑分偏高可能就是正常情况,一点也不焦虑的反而可能有心理问题。任何一种心理障碍的诊断都有一套标准,其中包括了时限,不只是症状持续几周或 SCL-90 某因子分高就可作出诊断,某些因子分高只能说明患者可能存在某些心理问题，还要经过一整套心理测查才能得到肯定的诊断。

目前我国的 SCL-90 常模仍是依据 1986 年的全国 13 个地区 1388 名正常人取样资料计算而来，唐秋萍（1999）发现当前正常人群 SCL-90 各因子均分显著高于 1986 年的常模，这可能与人口年龄、文化程度等构成比的变化有关，也可能与时代变迁有关。总之，SCL-90 应该重新制订更有代表性的正常人群和不同职业人群常模。

### （四）生活事件量表

生活事件（life event）是指人们生活中的重大变故，分正性或负性生活事件，负性生活事件又称紧张性生活事件。生活事件量表则是对人们遭遇的生活事件进行定量和定性评估的方法。许多研究发现生活事件尤其是负性生活事件与某些疾病的发生、发展或转归关系密切，但大多数早期研究结果不尽一致。原因是多方面的，生活事件评定中涉及的问题就是其中之一。

早期的生活事件评定只注重重大的生活遭遇，且只简单地统计某一段时间内生活事件的次数，不足之处显而易见。从 20 世纪 60 年代以来，开始研究不同生活事件的"客观定量"问题，美国的 Holmes 和 Rahe 于 1967 年编制的"社会重新适应评定量表"（Social Readjustment Rating Scale，SRRS）就是这一阶段最有代表性的成果之一。SRRS 列出了调查中发生频率较高的 43 种生活事件，每种生活事件标以一定量的生活变化单位（life change units，LCU），用以定量评估生活事件的心理刺激强度。其中配偶死亡的 LCU 最高，为 100；其他有关事件的 LCU 依次递减，结婚居中，为 50；微小违规最小，为 11。尽管 LCU 为生活事件定量评估提供了客观指标，但未考虑不同年龄、性别、文化背景等因素的影响，也未考虑个体对生活事件的主观感受。显然，生活事件本身的性质、特点与个体对生活事件的感受刺激强度有关，但个体的心理特点、社会经历及生物学特征在一定程度上也影响患者对生活事件的主观感受。例如，一般而言，退休或多或少使人产生一种丧失感，需要较长一段时间才能适应，然而对于一位盼望退休，使自己有充足时间专心于自己喜好的工作的人和另一位不情愿退休的人来说，对退休这一生活事件的主观感受会迥然不同，如果不加区分地按标准同样记上某一分数，则与实际情况相差甚远。张明园等（1989）发现80%的生活事件对不同年龄人群的影响差异显著。许多研究结果显示负性生活事件与心身障碍的发生和发展相关较高，而正性生活事件通常与心身障碍的发生关系不明显。因此，一个有效的生活事件量表不仅应能定性和定量评价所测查的生活事件性质，而且还要能准确地反映个体对生活事件主观感受的刺激强度，同时能对正性或负性事件加以区分。为此，国内较多学者编制了一些新的生活事件量表，其中杨德森、张亚林于1986年编制的生活事件量表（Life Event Scale, LES）就是该领域工作的典型代表，该量表强调根据患者的主观感受对生活事件做定性和定量评定，又对正性、负性生活事件作了区分。

LES为自评量表，含有48条我国较常见的生活事件，包括家庭生活（28项）、工作学习（13项）社交及其他（7项）等方面（表1-7-3）。要求患者对一段时间所发生的生活事件从四个方面逐一进行评定。①事件发生时间：包括未发生，一年前、一年内和长期性四种情况，要求在相应栏目选择；②事件性质：包括好事（正性生活事件）和坏事（负性生活事件）两类，要求根据自己的判断填在相应栏内；③精神影响程度：无影响=0分，轻度=1分，中第=2分，重度=3分，极重=4分；④影响持续时间：三个月内=1分，半年内=2分，一年内=3分，一年以上=4分。

量表评定结果以生活事件总刺激量（正性事件刺激量和负性事件刺激量之和）来表示，这一指标是通过计算某事件刺激量（该事件影响程度分×该事件持续时间分×该事件发生次数），进而计算正性事件刺激量（全部好事件刺激量之和）和负

### 表1-7-3　生活事件量表结构与内容

| | | | |
|---|---|---|---|
| 1 | 恋爱或订婚 | 2 | 恋爱失败、破裂 |
| 3 | 结婚 | 4 | 自己(爱人)怀孕 |
| 5 | 自己(爱人)流产 | 6 | 家庭增添新成员 |
| 7 | 与爱人,父母不和 | 8 | 夫妻感情不和 |
| 9 | 夫妻分居(因不和) | 10 | 夫妻两地分居(工作需要) |
| 11 | 性生活不满意或独身 | 12 | 配偶一方有外遇 |
| 13 | 夫妻重归于好 | 14 | 超指标生育 |
| 15 | 本人(爱人)做绝育手术 | 16 | 配偶死亡 |
| 17 | 离婚 | 18 | 子女升学(就业)失败 |
| 19 | 子女管教困难 | 20 | 子女长期离家 |
| 21 | 父母不和 | 22 | 家庭经济困难 |
| 23 | 欠债金额较高 | 24 | 经济情况显著改善 |
| 25 | 家庭成员重病、重伤 | 26 | 家庭成员死亡 |
| 27 | 本人重病或重伤 | 28 | 住房紧张工作学习中的问题 |
| 29 | 待业、就业 | 30 | 开始就业 |
| 31 | 高考失败 | 32 | 扣发奖金或罚款 |
| 33 | 突出的个人成就 | 34 | 晋升、提级 |
| 35 | 对现职工作不满意 | 36 | 工作学习中压力大(如成绩不好) |
| 37 | 与上级关系紧张 | 38 | 与同事、邻居不和 |
| 39 | 第一次远走他乡异国 | 40 | 生活规律有重大变动(饮食睡眠规律改变) |
| 41 | 本人退休、离休或未安排具体工作社交及其他问题 | 42 | 好友重病或重伤 |
| 43 | 好友死亡 | 44 | 被人误会、错怪、诬告、议论 |
| 45 | 介入民事法律纠纷 | 46 | 被拘留受审 |
| 47 | 失窃、财产损失 | 48 | 意外惊吓、发生事故、自然灾害 |

性事件刺激量(全部坏事件刺激量之和)得到的。生活事件总刺激量越高,反映个体所承受的心理压力越大,95% 的正常人在一年内的生活事件总刺激量不超过 20 分,99% 的不超过 32 分。众多研究结果表明,负性生活事件分值越高,对心身健康的影响越大;而正性生活事件对心身健康的影响尚有待进一步研究。

对生活事件量表的评价:由于该类量表能够对正性和负性生活事件分别进行定量、定性评定,从而为客观分析影响人们心身健康的心理社会刺激的性质和强度提供了有价值的评估手段,在心理健康领域广泛运用。但是,从心理评估技术角度看,该类量表并非十分完善。一是大多数量表内容只适用于一般人群的一般性生活事件评估,而对于特殊人群如不同年龄、不同职业人群等和特殊情境下的人群如某病种人群、战争状态等针对性较差,因此研究针对不同人群、不同特殊情境的生活事件量表已成为该领域研究的重点;二是目前的生活事件量表主要是对既往某段时间发生的事件进行回忆和评定,难免会受被评定者当时的认知状态和情绪状态的影响,如遗忘所致的对事件的严重程度评分过高或过低等,使结果的可靠性受到影响。近年来,有研究者采用即时记录发生的生活事件及心身状态的方法,作为生活事件量表评定的补充,使生活事件评定结果更为可靠。

### (五)应付方式问卷

应对方式(ways of coping)可以简单地理解为人们用来处理内部和外部环境要求及其相关情绪困扰的方法、手段或策略。应对方式作为压力和健康的中介机制,在保护身心健康方面发挥着重要作用。如果研究发现个人处于高压状态,如果缺乏社会支持和良好的应对方式,心理损害的风险可达 43.3%,这是普通人群的两倍。

当一个人面临压力环境时,哪种应对类型或应对方式好?

如何衡量或评估个人的应对方式？解决这些问题是一项艰巨的任务。应对通常被认为是涉及多种策略的复杂的多维度过程。目前，应对方式的评估主要采用两种方法。一个是让患者自己描述，这可以被视为一种非结构化的评估方法。另一种是根据理论分析准备问卷或量表，并由患者回答。后者如 Lazarus 和 Folkman 等（1986）的"应付方式检核表"（the Ways of Coping Checklist），国内有姜乾金、梁宝勇、解亚宁、肖计划等分别编制的简易量表，这里主要介绍肖计划（1996）编制的应付方式问卷。

应付方式问卷由肖计划等参照国内外应付研究的问卷内容以及有关"应付"的理论，根据我国文化背景编制而成。该量表包括 62 个条目，条目回答为"是"或"否"。如果选择"是"，则继续对后面的"有效""比较有效""无效"作出评估；如果选择"否"，则继续下一个条目。评定的时间范围为近两年来的应付方式状况。该量表有 6 个分量表，分别为解决问题、自责、求助、幻想、退避、合理化。将每个项目得分相加，即得该分量表的量表分。分量表因子分等于分量表条目分之和除以分量表条目数，然后可绘出因子轮廓图。它可解释个体或群体的应付方式类型和应付行为特点，比较不同个体或群体的应付行为差异。另外可组合成为不同类型，如"解决问题-求助"成熟型，表示患者面对应激事件或环境时，常用"解决问题"和"求助"等成熟的应付方式，在生活中表现一种成熟稳定的人格特征和行为方式；"退避-自责"不成熟型，表示患者常以"退避""自责""幻想"等应付方式对待困难和挫折，表现出一种神经症性的人格特点，其情绪和行为缺乏稳定性；"合理化"混合型，反映出这类患者的应付方式集成熟和不成熟应付方式于一体，在应付行为上表现出一种矛盾的心态和两面性的人格特点。总之不同类型的应付方式可以反映人的心理发展成熟的程度。

该量表各分量表重测信度为 0.63～0.73。问卷内容和使用方法详见中国心理卫生杂志社 1999 年版《心理卫生评定量表手册》第 109~115 页。

### （六）社会支持评定量表

社会支持（social support）至目前为止，仍然没有统一的概念。人们普遍认为，社会支持本质上可分为两类，一类是客观，可见或实际支持，如直接物质援助，社会网络群体关系（家庭，婚姻，朋友，同事等）的存在和参与。另一种类型是主观和经验丰富的情感支持，如在社会中受到尊重，得到支持，理解情感体验和满足感。近年来，利用社会学和医学定量评估方法，对社会支持与身心健康之间的关系进行了大量研究。大多数学者认为，良好的社会支持有益于健康，不良社会关系的存在会损害身心健康。一方面，社会支持为压力下的个人提供保护，即缓解压力；另一方面，保持一般良好的情绪体验非常重要。

国外的社会支持问卷采用多轴评价的方法，以 Sara son 等（1981）的社会支持问卷（Social Support Questionnaire，SSQ）、Hendeson 等（1981）的社会交往调查表（Interview Schedule for Social Interation，ISSI）为代表。这里主要介绍国内由肖水源（1986）编制的社会支持评定量表（1990 年进行了小规模修订）。

该量表采用客观支持和主观支持二分类的社会支持理论，结合作者自己提出来的支持利用度概念来建构量表框架。该量表共有 10 个条目，分 3 个维度，包括客观支持（3 条）、主观支持（4 条）和对社会支持的利用度（3 条）三个维度。问卷内容和使用方法详见中国心理卫生杂志社 1999 年版的《心理卫生评定量表手册》第 127~131 页。

社会支持评定量表总分的重测信度为 0.92，国内汪向东等（1988）对深圳移民的心理健康研究、解亚宁等（1993）对少数民族大学生心理健康水平与社会支持关系的分析以及肖水源等（1991、1992）对社会心理因素对消化性溃疡影响的研究均利用该量表进行研究发现社会支持水平与心理健康水平密切相关，社会支持的多少可以预测个体身心健康的结果，表明该量表具有较好的预测效度。从国外已有的研究结果看，社会支持水平与心身健康水平具有中等程度的相关，也说明社会支持对应激起缓冲作用。

### （七）状态－特质焦虑量表

状态-特质焦虑量表（State-Trait Anxiety Inventory，STAI）由 Charles D. Spielberger 等 1970 年编制，1980 年修订版开始应用，1988 年译成中文。STAI 由指导语和两个分量表共 40 项描述题组成。第 1～20 项为状态焦虑量表（S-AI），主要用于评定即刻的或最近特定时间的恐惧、紧张、忧虑和神经质的体验或感受。第 21～40 题为特质焦虑量表（T-AI），用于评定人们经常的情绪体验。该问卷采用自评方式，可用于个体或团体测试，一般 10～20 分钟即可完成，采用 1～4 级评分。分别计算 S-AI 和 T-AI 量表的累加总分，范围 20～80 分，能反映患者的状态或特质焦虑的程度。中文本 S-AI 重测信度为 0.88，T-AT 为 O.90。问卷内容和使用方法详见中国心理卫生杂志社 1999 年版的《心理卫生评定量表手册》第 238～241 页。

### （八）人际信任量表

人际信任量表（Interpersonal Trust Scale，IT）由 Rotter 等于 1971 年编制，1976 年进行了修订，用于评价患者对别人的行为、承诺或陈述可靠性的信任程度。量表共有 25 个条目，内容涉及不同情境下对不同社会背景者的人际信任。采用 5 分对称评分法，1 分为完全同意，5 分为完全不同意。该量表的分半信度为 0.76，重测信度为 0.68，因素分析发现本量表有两个因子，分别为对同伴或家庭成员的信任和对无直接关系者的信任。

问卷内容和使用方法详见中国心理卫生杂志社 1999 年版的《心理卫生评定量表手册》增订版，第 180～182 页。

### （九）自杀态度问卷

自杀态度问卷（Suicide Attitude Questionnaire，QSA）为我

国肖水源等于 1999 年编制,用于评价个人对自杀行为的态度与看法。该量表有 29 个条目,分为 F1:对自杀行为性质的认识;F2:对自杀者的态度;F3:对自杀者家属的态度;F4:对安乐死的态度,共四个维度。采用 5 级评分,1～5 分别表示完全赞同、赞同、中立、不赞同和完全不赞同。首先计算各维度总分,然后再计算均分(分值在 1～5 分之间,某些条目为反向记分)。结果分析:均分 2.5 分及以下表示对自杀持肯定、认可、理解和宽容的态度;2.6～3.5 分表示矛盾或中立态度;3.6 分及以上表示对自杀持反对、否定、排斥和歧视态度。分数越少,越对自杀持肯定和认可态度。本问卷的总分或总均分无特殊意义,各维度可单独使用。该量表内部一致性系数为 0.54～0.84,重测信度为 0.54～0.89。问卷内容和使用方法详见中国心理卫生杂志社 1999 年版的《心理卫生评定量表手册》第 364～367 页。

**(十)多伦多述情障碍量表**

述情障碍(alexithymia),又称为"情感难言症"或"情感表达不能",是以不能适当地表达情绪、缺乏幻想实用性思维为特征的心理障碍,临床诊断较困难。Taylor 等于 1984 年编制了多伦多述情障碍量表(Toronto Alexithymia Scale,TAS),用以辅助临床诊断和全面确定述情障碍的存在和严重程度。TAS 较简便易行。该量表共计 26 个条目,分为四个因子,因子 1 表示描述情感的能力(条目 4、8、12、22、23、26),因子 2 表示认识和区别情绪和躯体感受的能力(条目 1、3、10、14、17、20、25),因子 3 表示缺乏幻想(条目 2、5、15、16、18),因子 4 表示外向型思维,缺乏透露内在态度、感受、愿望和欲念的能力,执着于外界事物的细枝末节(条目 6、7、9、11、13、19、21、24)。采用 5 级评分,得分越高表明述情障碍越严重。问卷内容和使用方法详见中国行为医学科学杂志 2001 年版的《行为医学量表手册》第 136 页。

# 参 考 文 献

[1] 高丽, 陈青萍, 李珊. 心理创伤者的叙事疗法治疗个案报告 [J]. 中国心理卫生杂志, 2011, 25(12): 930-932.

[2] 赵君, 李焰, 李祚. 叙事取向团体辅导对大学生自我认同的干预研究 [J]. 心理科学, 2012, 35(3): 730-734.

[3] 赵兆, 陈一心, 杜文东, 等. 叙事疗法治疗情绪障碍患儿初步探讨 [J]. 精神医学杂志, 2012, 25(6): 404-407.

[4] 成淑云. 阿德勒疗法的理论与应用 [J]. 中小学心理健康教育, 2008(17): 27-29.

[5] 韩丽娟, 李晓驷. 心理动力学治疗在精神科应用研究进展 [J]. 临床精神医学杂志, 2016, 26(5): 353-354.

[6] COMBS G, FREEMAN J. Narrative, Poststructuralism, and Social Justice: Current Practices in Narrative Therapy[J]. Counseling Psychologist, 2012, 40(7): 1033-1060.

[7] DEMILLE S M, MONTGOMERY M. Integrating Narrative Family Therapy in an Outdoor Behavioral Healthcare Program: A Case Study[J]. Contemporary Family Therapy, 2015, 38(1): 3-13.

[8] DIAMOND G, RUSSON J, LEVY S. Attachment-Based Family Therapy: A Review of the Empirical Support[J]. Family Process, 2016, 55(3), 595.

[9] HUNT Q, DIAMOND G, SANDOVAL B J. Attachment-Based Family Therapy with Suicidal Adolescents: An Overview[J]. Psychiatric annals, 2017, 47(8), 412-415.

[10] STOKES L D, POULSEN S S. Narrative Therapy for Adoption Issues in Families, Couples, and Individuals: Rationale and Approach[J]. Journal of Family Psychotherapy, 2014, 25(4): 330-347.

[11] 沈洪. 急诊医学 [M]. 北京: 人民卫生出版社, 2008.

[12] 张明园. 精神科评定量表手册 [M]. 长沙: 湖南科技出版社, 2003.

[13] 汪向东, 王希林, 马弘. 心理卫生评定量表手册 [J]. 中国心理卫生杂志社, 1999.

[14] 张作记. 行为医学量表手册 [M]. 北京: 中国行为医学科学, 2001.

[15] AIKEN RL. 心理测量和评估 [M]. 张厚粲, 黎坚, 译. 北京: 北京师范大学出版社, 2006.

# 第二章

# 急诊科常见心理问题

## 第一节　急诊患者心理特点

　　急诊科是医院最紧张忙碌、劳动强度最大的抢救危重患者的重要临床科室。急诊科病症具有起病急、进展快、预后差、病情复杂、多学科性等特点，由于急诊患者运转需辅助科室如收费处、检验科、影像科、药房、甚至全院多个部门的配合，部门多、环节多，医患之间、医护之间发生冲突的机会也相应增加，如交费、取药等候时间长，检查结果报告不及时，找不到检查科室等。同时急诊科医务人员工作繁忙，常常不分昼夜，特别是夜间及节假日工作更加忙碌，人群更加复杂繁多，更容易导致医患、护患冲突和意外情况的发生。

　　急诊患者因受疾病的折磨，迫切需要得到及时、有效的诊疗，生命随时会受到威胁。尽管人与人之间存在着很大的差异，健康的丧失或具体的威胁感导致了相当程度的难以应付的压力。且施加在身体和精神上的压力会产生不同的反应，心理变化也较为复杂，会产生各种不良心理或负性情绪，而患者情绪上的波动会对诊疗工作的顺利进行造成某种程度的影响。急诊患者不良心理反应的程度和持续的时间，除了与疾病的性质、严重度、患者对自身疾病的认识等有关，还受到患者的性格特点、工作生活环境、心理应激素质、文化程度、经济状况等社会心理因素的影响。

综上所述，急诊科是医院各科室中患者和医护人员之间最易产生矛盾、引起医疗纠纷、投诉最多、医务人员流失最多的部门。而医护人员如果能掌握急诊患者的心理特点及其需要，正确运用恰当的接诊技巧，可以减少医患纠纷的发生，建立良好的医患关系，使得患者能积极地配合诊断治疗，并且可以保证抢救工作的顺利进行，有利于患者及早康复，提高抢救成功率和临床治愈率。

急诊患者常常会出现不同的心理反应，有时很多患者或家属共有一个心理特征，有时一个患者或家属同时伴有多种复杂的心理特征，急诊医务人员只有熟悉并掌握患者的心理特点，进行有效的沟通，才能取得患者及家属的信任，促进患者治疗的顺利进行，提高抢救的成功率。以下列举了常见急诊患者的心理特点。

（一）焦虑、紧张

急诊就诊的患者多数因为突然遭受意外疾病的急性发作或者慢性疾病病情急剧加重或疾病的折磨等原因，思想上没有做好充分的准备，精神上及心理上承受着巨大的压力。突发的、超常的紧张刺激可以摧毁一个人的自我应对机制，出现心理异常，表现为情绪紧张、焦虑、烦躁不安。同时患者对陌生医疗环境不熟悉，担心疾病的发展和预后，对疾病知识缺乏了解，有的患者身边无家属或朋友的陪伴，有的患者在家庭中担任着重要的角色，放不下家庭负担，加上患者性格偏执、缺乏自信，对医务人员不信任等，都容易使急诊患者产生焦虑、紧张的情绪。他们希望医务人员能给予更多的关注，认识并尊重自己，急于了解自己的病情，希望尽快得到医治。这种情绪一般最多见于创伤、慢性疾病急性发作和急腹症患者。例如，创伤多数是遭受意外灾祸，对创伤所致疼痛、伤残等缺乏思想准备，加上陌生的医院环境，患者易表现为焦虑、紧张过度；急腹症患者发病比较急，疼痛剧烈难忍，产生焦虑、紧张的心理，迫切要求能给予止痛治疗。

### （二）攻击、愤怒

急诊患者一般起病比较突然，对于一些疾病缺乏充分的心理准备，在心理上难以接受生病、失去健康甚至失去亲人的事实，或者起病原因源于来医院就诊前与别人发生纠纷，心理与现实的冲突可能导致情绪不稳定，出现冲动攻击行为。患者在急诊室就诊，对于自身疾病好转期望值很高，急于治好病，急于检查和急于用药是急诊患者共有的心理需求。他们都希望是技术最精湛的医务人员为自己诊治，从而得到最好的疗效，随时稍有不顺或疾病在入院后稍有加重，就会表现出情绪反常与愤怒，甚至对外采取攻击态度。此种心理多见于中毒、酗酒、打架斗殴的患者。例如，酗酒的患者往往处于极度兴奋状态并伴有创伤，不等医务人员了解其受伤过程便大怒，常常借机寻找泄怒对象，因而出现辱骂、攻击医护人员等过激行为，无法配合治疗。打架、斗殴的患者由于当时愤怒的情绪还没有消退，当急诊医护人员对其伤口进行处理时引起其伤口疼痛，就会将愤怒不满的情绪发泄在医护人员身上。

### （三）恐惧、依赖

急诊科大多数就诊患者是初次就诊，对于就医环境比较陌生，看到急救设备及医疗操作技术如气管插管、胸外按压、吸氧、吸痰、静脉穿刺等急救措施，会产生恐惧感，而抢救室的医护人员因忙于救治工作无暇与患者进行沟通，患者对疾病的变化缺乏认知，意外事件发生突然，病情急剧恶化，再加上有很多患者起初没有亲人的陪同而独自一人来就诊等等，都会使患者无形中增加一种恐惧感。同时患者也会有孤独无助感，这时急诊医护人员就是患者重要的精神支柱，患者会表现出对医护人员的依赖感。患者表现为思想高度紧张，语无伦次，反复询问病情，过度依赖家属，恐惧不安，濒死感等，有些心理承受能力低的患者可出现急性心理创伤后的"情绪休克"。此种心理多见于失血性休克、心肌梗死、颅脑外伤的患者。

### （四）抑郁、悲观

这类情绪多发生于服毒、服药自杀的患者，慢性疾病持续时间长、病情反复迁延以及发生意外事件如因车祸等致残或突然失去亲友的患者。长期受到疾病的折磨，沉重的经济负担，缺乏家庭的支持或过度的意外打击，使患者对生活、治疗失去信心，不敢或不愿意接受现实，产生悲观、失落、绝望的心理，对周围的刺激无反应、沉默、少言寡语等，甚至产生服药轻生的行为。此类患者会总感觉社会世态炎凉，人与人之间冷漠麻木，缺乏温暖和关怀。如尿毒症、癌症晚期患者。

### （五）多疑

急诊患者就医心切，每一位患者都希望自己能得到最快、最好的救治，在诊疗过程中一旦与患者沟通不畅，就会引发患者与家属的不良情绪反应，进而对医护人员的抢救和治疗产生怀疑与不信任，影响诊疗的进行，甚至会发生冲突事件。这类心理特点的患者大多为性格生性敏感多疑者，其对医务人员极其不信任，担心所做的检查、治疗、收费是否合理，诊断是否正确，一般表现为对相关的诊断治疗等不停提问直到听到自己认为合理的回答为止。

### （六）否认、抗拒治疗心理

有些急诊患者由于无法接受自己失去健康这一突如其来的打击，对病情持否认、逃避的态度，他们往往会不配合检查治疗，甚至会有意隐瞒既往病史，从而导致治疗的效果受到影响。这种心理最常见于自杀、伤残或久治不愈的患者，因为对生活、治疗失去信心而抗拒各种治疗和护理措施，表现为不与医务人员合作、自行拔除各种导管、易激惹等。

### （七）痛苦

痛苦是每个就诊患者共有的心理特征之一，但每个患者因为病情和社会心理因素而痛苦的程度略有不同，或多或少表现出来的痛苦程度也因人而异。一般痛苦患者常会表现为眉头紧锁、咬紧牙关呻吟不止，重者还有大汗淋漓、血压升高等表现。

随着时代的快速发展和人们生活水平的不断提高，不仅对急诊的工作提出更高的要求，患者对急诊医疗和服务也有了新的评判标准，仅仅凭借先进的仪器设备和急诊工作人员娴熟的操作技能已不能更好的体现"以患者为中心"的现代急救理念和生物 - 心理 - 社会医学模式。随着心理学的研究和扩展，医学上对患者和急诊医护人员的心理特点也引起了重视。再加上急诊患者是一个特殊的患者群体，一般病情比较急、重，对生命的渴望以及对医护人员的救治需求更为迫切，同时可能会伴随着一些特定的心理反应，通过与患者及其家属的有效沟通，正确认识和掌握急诊患者的心理特点和心理需求，及时采取应急安抚措施消除或减轻患者的不良情绪反应，满足他们的心理需要，并运用自己娴熟的急救技能，才能最大程度地满足患者的医疗服务需要，适应新形势下的急诊医疗工作，对于稳定急诊患者病情、提高他们的抢救成功率以及减少医患之间的纠纷是至关重要的。因此，只有把心理学与急诊医学有机地结合起来，才能满足人们日益提高的就医需求，真正体现生物 - 心理 - 社会医学模式。

# 参 考 文 献

[1] 李微. 试论急诊患者心理特点分析及护理对策 [J]. 求医问药（下半月），2013，11（4）：245-246.

[2] 郭秋杰. 浅论急诊患者心理特征与对策分析 [J]. 中国实用医药，2017，12（30）：196-197.

[3] 宋锡霞. 急诊病人心理特点分析及护理体会 [J]. 世界最新医学信息文摘，2016，16（14）：204-205.

[4] 杨素萍，王茂武，彭胜华. 急诊病人的心理特点及接诊 [J]. 广州医药，2012，43（1）：72-73.

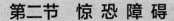

## 第二节 惊恐障碍

【案例】

小芸（化名）大学毕业后一直在单位从事文员工作，工作既稳定又轻松，但是没有什么发展前途。接近而立之年的小芸不甘现状，想有进一步的提升。经过自己的努力，跳槽转行从事销售工作。销售工作挑战性强，竞争性大，小芸努力地工作，她坚信，压力就是动力，有付出，就会有回报。不久，小芸就因为出色的销售业绩，被推荐成为组长，升职加薪，大家都替她高兴。

一天晚上，小芸在凌晨2点突然醒来，随即感到胸闷、呼吸困难，快要窒息了，心慌非常剧烈，感觉心脏要跳出来了，头痛剧烈，浑身发抖、出汗，四肢僵硬，感觉自己快要死了，怀疑自己是不是心肌梗死了。小芸妈妈吓坏了，连忙叫了救护车。在救护车上小芸吸了几口氧气后，胸闷不适的感觉慢慢缓解下来。到了医院急诊室，小芸进行心电图检查、抽血化验、胸部摄片等，还没等检查做完，小芸已经完全恢复正常了，没有一点刚才的不适感了。

医生对此也十分疑惑，因为刚刚的所有检查结果都在正常范围内，最终，小芸被诊断为"植物神经功能紊乱"，也没开什么药，让小芸好好休息。此后，小芸极度焦虑，每天都担忧自身某些问题查不出来。她在自己所处城市内比较有名且规模较大的医院进行了心脏及内分泌方面的检查，但没有发现什么不正常。小芸也一直害怕这种情况再次出现。但是在接下来的1个月时间里，类似的情况竟又发作了3次，每次发作都是要死的感觉。然后重复着前面的"流程"，即发作—打120—送急诊室—缓解—检查—正常。由于担心外出病情发作，小芸不敢外出上班，整天在家，耽误了工作。

在第4次发作送去医院抢救时，医生建议小芸到心理科就诊。小芸一开始很是抗拒的，明明是心脏病啊，怎么会是心理疾病呢？但是，想到发作时的痛苦，小芸还是到了心理科就诊。

心理科医生在了解小芸的病史，看了她带来的厚厚一叠检查报告，又为她检查了身体后，明确了小芸之前的情况，是惊恐障碍的一种表现。小芸在接受药物、心理综合治疗后，之前的症状再也没有出现。

## 一、病因及发病机制

### （一）生物学因素

1. **遗传因素**　目前，有较多资料表明，焦虑倾向被当成一项人物特征，部分是由遗传决定的。即使导致这个症状的因素是社会或者环境原因，但是它的隐藏因素其实是遗传。有焦虑症状的患者在较差的社会环境影响下，很容易出现病态的焦虑症状。在许多惊恐障碍患者的家族中，经常会存在有些亲友得了惊恐障碍及其他焦虑问题。这些焦虑问题在与患病者关系较近的亲友中发病的比例大约是 15%，远高于普通人群的发病比例 5%。惊恐障碍先证者的最亲近的家属中，本病的发病率为 17.3%～24.7%，而一般对照组最亲近的亲友发病率为 1.8%～4.8%，表明了此病存在着家族聚集性。早期的家系调查发现，单卵双生子的同病率（5%）比双卵双生子高（2.5%），同时还发现即使双生子不在同样的环境中长大，他们的人格特征及神经症症状也具有很大的一致性。Inada Y 等（2003 年）发现，5-羟色胺受体 2A（HTR2A）的 MspI A2 突变基因在惊恐障碍组超过了普通组，表明惊恐障碍与 HTR2A 基因间有明确关系，HTR2A 在惊恐障碍中有着比较关键的影响。除此以外，此基因能够对多巴胺、5-羟色胺以及肾上腺皮质激素的受体编码，整合以及降解这些化学信使物质的酶，编码经过神经突触把化学信使去除的生长因子以及脑源性神经营养因子（BNDF）一类的生长因子等。

2. 生化因素　目前学术界认为惊恐障碍在生物化学层面与一些神经递质以及神经内分泌功能错乱有某些程度的关联性。

（1）乳酸理论：该理论认为乳酸盐会造成代谢性碱中毒、血钙过低、有氧代谢异常、β肾上腺能活动亢进、中枢化学感受器异常敏感，导致一些存在焦虑倾向的人出现了焦虑。曾经有研究者做过一个试验，给 14 个焦虑症患者和 16 个非患者静脉滴注 0.5mol/L 乳酸钠，最后发现有 13 个患者在静脉滴注时发生了惊恐障碍的症状，而非患者组只有 2 个人发生了相似的状况。

（2）神经递质：中枢 NE 能系统、DA 能系统、5-HT 能和 γ-氨基丁酸等四类神经递质系统与焦虑症发病机制可能存在一定的关系。

1）NE 能系统尤其在蓝斑起着警惕的作用，能够让人们对危险产生防备。患者突发疾病时会伴随着自主神经症候发生。蓝斑中包含全部中枢神经系统超过 50% 的 NE 能神经元，神经纤维发散到海马、杏仁核、边缘叶和额叶皮质。促进人类蓝斑分发增加的药，比如育亨宾，能够导致焦虑。减少蓝斑分发的药比如普萘洛尔、三环类抗抑郁药、地西泮等药可以减少焦虑的出现。因此，在很大程度上，蓝斑和 NE 能系统可以影响焦虑的发生。

2）DA 能系统位于大脑的中脑皮质，它与情感的产生以及传达存在密切联系。

3）5-HT 能系统可以控制焦虑的症状，特别是在脑干的背侧中缝核。中枢 5-HT 的正常活动可以维持相关部位的警惕性，还可以有效的抑制焦虑的出现。

4）GABA 是十分重要的抑制性神经递质。中枢 BZ（苯二氮䓬）受体和 GABA（γ-氨基丁酸）受体相互连接。GABA 有两种不同的受体：GABA-A 受氯离子通道偶联，GABA 可以致使其开放；GABA-B 受体和钙离子、cAMP 偶联，可以有效管理其他神经递质的释放。BZ 与 GABA 受体相连可以促进 GABA 功能,从而使神经传导速度大大放缓;使用药物阻断 BZ 受体,能够出现惊恐障碍的症状。这些递质在大脑中各个部分互相影响,依靠 cAMP 和钙离子在亚细胞水平整合,会导致大脑以及躯干不同部位出现不同的变化,从而导致出现的焦虑症状不同。

(3)中枢神经肽缩胆囊素系统出现异常的生物化学变化,如静脉滴注缩胆囊素,可以使得健康的人出现惊恐症状,而且患有惊恐障碍的患者相较于正常人对此更为敏感。

3. 生理因素

(1)自主性功能失调假说:从某些惊恐障碍患者发病时的症状来看,起病病因似乎与自主神经系统有一定的关系。因为大部分的患者发病时的躯体症状依赖于自主神经系统的调节。自主神经系统是由交感神经和副交感神经系统两部分组成的,其主要功能是调节平滑肌、心肌、消化道内腺体、汗腺、肾上腺和其他一些内分泌腺的活动。大量临床研究发现,大部分患者存在多种自主神经功能失调,包括自主神经系统的不稳定性和反应的高度激活性,还有交感和副交感神经功能的改变,以及肾上腺素能神经功能的改变。

(2)分析脑电图可以发现,与正常健康人相比,焦虑症患者的 α 节律较少,并且 α 活动大部分处于比较高的频率区域,这时说明患者经常在高度警惕的状况下。有研究者对 13 例反复出现惊恐障碍患者实行了一套的生理试验,结果显示惊恐障碍患者在基础状态下前额肌电活动比较多、收缩压比较高、心率也比较快,皮肤电反应变化相对要小,提示患者心血管系统警惕性有所提升。

4. 个体素质 每个个体都有各自独立的神经类别。其中一些神经类别对焦虑来说是容易感受到的,主要体现为对外部因素的刺激感觉比较灵敏,反应的强度大,持续时间长,恢复到正常的速度也不快,易于出现焦虑和惊恐障碍。

（二）心理社会因素

1. 心理因素 从认知心理方面推断，患有焦虑症的人在认知功能层面上有些不足，结合外部信息输入的能力受到损害。假如个人感觉可以掌控环境事件的时候，焦虑就会少，但如果缺乏控制感，就容易诱发焦虑。假如个人对自身感觉和所遭遇的困难发生较坏程度的误解时，则更容易发作。病症发生时，会伴随注意力变窄、身体感觉功能变强，例如在自身觉得心脏出现不适时，心率就会有较轻程度的加速，自身就可能把这种误解当成是要发生心脏病了，感觉自己快不行了，而这同时也加深了自身的胁迫感。认知误解和生理感觉相互联系，导致加快焦虑症的发生。

2. 社会环境因素

（1）童年创伤性事件：有研究显示，患有惊恐障碍的人在成长过程中可能有着被伤害的一些经历，比如在孩童时有分离性的焦虑情况、突然失去与自身关系较近人的联系、预想值的明显变化等状况，让患者一直处于不断的压抑性状态，这就促使最后出现了惊恐障碍的症状。

（2）生活事件因素：发生惊恐障碍的人在发病之前某段时间内所经历过的一些事情，也许是发病的一个关键诱导因素。亲友发生重病以及死亡给患者造成的惊恐和落空感是焦虑症的一个诱导原因。患者缺失了主观意识的掌控，致使无望以及对自身的评价下降。这会给患者的心理和情绪带来不好的作用。当前学术界还在继续探究着生活事件与本病的确切联系，但能够确定的是这两者之间存在着紧密的联系。

（3）性格特点和处理的方法：现在大多数人觉得神经症的发作有着性格原因。惊恐障碍患者的性格具有某些程度的倾向性，以焦虑、抑郁、强迫、害怕等为主。个性结构特点有着显著的神经质倾向，情绪不稳定。同时，神经症患者有着不同层面的性格缺失，其性格特征对于其应付过程认知以及应对行为有一定的作用。

（4）家庭环境、教育和养育的方法：父母的教育方法对孩子的心理发育存在着很关键的作用。良好的家庭环境和融洽的父母感情，父母与孩子间的互相理解是孩子心理正常发展的关键因素。不合适的教育方法容易让孩子的人格特征变得不易适应社会，这就给神经症的发生提供了发病前的人格基础。

（5）压力：包含确实出现的压力事件和错误判断所导致的压力。在缺少发泄方法、没有控制感和人情支撑、事情也没有往好的方面发展的状况时，心理压力就可能随之增加。循环发生的挑战可能会不断激起个体的随时保持小心，当到达特定时期，这种小心就变得平常化了，一定每时每刻都持续这种警惕性，进入焦虑的状态中。其实，会发生焦虑的原因往往是心理以及社会原因相互作用的结果，往往很难将两因素分开判定。

## 二、临床表现

### 典型的临床表现

是以反复发作、难以预料、持续时间短而强烈的焦虑发作。常常发生在日常活动中，如工作或操持家务、进食、看书、写作、开会、走路、乘坐交通工具时突然发生，并没有预兆，大多数都和生活事件或者精神刺激没有确切的联系。在出现症状的同时出现强烈的恐惧感，害怕即将死去或丧失理智，以致迫切想逃脱。患者会觉得非常慌张，甚至于无法忍受，因而到处奔走大声喊叫寻求救助，有很强的求医欲，故而反复到内科急诊或心血管科就诊。

1. 躯体症状

（1）心血管系统症状：胸痛、严重的心悸、剧烈的心跳、好像心脏马上就要从口中跑出来。

（2）呼吸系统症状：胸闷、气短、胸部的压迫感非常强烈、呼吸困难、喉头堵塞、有窒息感，有时也会体现为过度换气等。

（3）神经系统症状：头晕、剧烈头疼、视物模糊、口干、口齿不清、整个身体的肌肉发生震颤、难以集中注意力、难以抑制的抖动发汗、感到潮热、四肢麻痹等。

病症发作过程中患者头脑清晰，经历的时间不长，一般为5～20分钟，5～10分钟达到高峰，一般小于1小时，能够自行缓和或以排尿、哈欠、入睡而结束发作，发作后可有疲乏感、无力感。病症发生过后患者可以想起发病的过程，自觉所有和普通人没有区别。一些人一辈子只发病数次，但另一些人会循环发病。发病间隔时期可以没有显著的症状或者只是担忧反复发病。

（4）神经运动性不安：心神不宁、站坐不安、来回走动、增加了一些小动作、注意力不集中、毫无理由的不安。

2．预期焦虑　患者在发病间歇时期能够没有异常。但当上述症状反复出现后，很多患者在间歇期会一直担忧重新发病，因而感到恐惧、焦虑不安，同时伴有一部分的自主神经活动亢进的状况，这个过程若能够维持大于一个月，就叫做预期性焦虑。

3．求助和回避行为　惊恐障碍发病时出现的巨大的恐惧心理让患者觉得非常的难以忍耐，所以经常会去寻求他人的帮助。在发病间歇期，因为担忧发作时无法得到很及时的救助，很多患者会主动回避一些公共场合，如电影院、公交车、商场等，表现为很少到人员密集的区域、拒绝乘车旅行、很少独自出门或者有人陪同才会出去等，还有的患者害怕处于无人的环境，不敢独自在家。主要是担心发作时难以逃脱，或发作时无法及时求救。此病多发生于青少年末期或者成年初期，三十五到四十岁是另外一个高峰的发病期。

4．其他表现　患有惊恐障碍的人在发病时有很明显的睡眠障碍，给患者带来很大的危害。人的一生当中，睡眠是十分重要的。睡眠障碍经常和焦虑状态同时发生，或者经常做噩梦,容易惊觉。有的惊恐障碍患者发病时在晚上睡觉时会不断打呼噜,睡醒后会感觉整夜不能寐,缺乏睡眠感。患者还会经常存在抑郁的情况、强迫症状、恐怖症状等,同时还会发生抑郁症状者自杀倾向,应予以重视。

## 三、诊断

虽然惊恐障碍归类在精神疾病的范畴,但大约有一半的患者第一次就诊是在综合医疗机构的急诊室,其中绝大部分的患者首选内科,极少数会选择正确的科室看病。因此想要降低误诊的关键则是提高综合性医疗机构医生的警惕性以及加强对此疾病的认识。惊恐障碍的诊断是一种临床综合征的诊断,目前未有能够参照的客观标准,主要依据病史,临床表现进行诊断,国外的 ICD-10,DSM-Ⅳ都有惊恐障碍的诊断标准。但是要强调一点,惊恐障碍患者发病的症状不只是出现在惊恐障碍患者身上,也会出现在其他精神疾病和一部分躯体疾病患者身上,因此医生在得出明确诊断之前,首先需要排除由于药物、酒精和器质性疾病导致的相类似的症状发作。邀请心内科、呼吸科、神经内科医生排除心脏、呼吸和神经系统的器质性疾病是极其重要的。在排除内科和神经科疾病的情况下,再考虑为惊恐障碍才是一般的诊断方法。另外,一些脑电图的研究资料表明,惊恐障碍患者 α 节律较少,并且其活动大部分处在比较高的频率区域,表明患有惊恐障碍的人发病时经常处在一个非常警惕的状态中。

在惊恐障碍诊断的辅助量表中,医生用惊恐障碍严重度量表(Panic Disorder Severity Scale,PDSS)以及患者用惊恐障碍严重度量表(Panic Disorder Severity Scale-SR,PDSS-SR)和惊恐相关症状量表(Panic-Associated Symptom Scale,PASS)适用于惊恐障碍临床严重程度的监测。其他一些如状态 - 特质焦虑问卷(STAI)、焦虑自评量表(SAS)、抑郁自评量表(SDS)、汉密顿焦虑量表（HAMA）、汉密顿抑郁量表（HAMD）、临床总体印象严重度指数（CGI-S）等可以提供一些辅助的信息。

（一）诊断标准（ICD-10）

基本特征是严重焦虑（惊恐）的反复发作，焦虑不局限于任何特定的情境或某一类环境，因而具有不可预测性。

1. 如同其他焦虑障碍，占优势的症状因人而异，但突然发生的心悸、胸痛、哽咽感、头晕、非真实感（人格解体或现实解体）是很多见的。与此同时，不可避免的继发害怕死亡，失控。

2. 发病一次通常只维持几分钟，但偶尔时间会长点，一般不超过20分钟。发病的频率和病程都会有很大的变化。

3. 在发病中的患者经常会感到害怕和自主神经症状的持续加重，这致使患者非常迫切地想要逃离所处的环境。假如这种状况发生在一个特别设定的情境中，比如在公交车上或者在热闹的人群中，患者也许之后会尽量的不出现在这种环境中。

4. 相同的，重复的、预想不到的惊恐障碍可能会引起患者对独自相处和去到人多的地方产生恐惧。一次惊恐障碍后，患者会害怕再次发病。

（二）诊断要点

在ICD-10中，发生在确定情境的惊恐障碍被视为恐怖严重度的表现，因此优先考虑恐怖的诊断。仅当不存在F40.--- 列出的任何恐怖（广场恐怖、社交恐怖、特定的恐怖、其他恐怖性焦虑障碍、恐怖性焦虑障碍，未特定）时，这时把惊恐障碍当成首要的诊断。

要确定诊断结果应该在大约1个月以内出现几次严重的植物性焦虑。

1. 在没有客观危险的环境中发病。

2. 不只限制于已经了解的或者能够预想的情况和环境。

3. 发病时一般没有焦虑症状。

此外，诊断结果也包含：①惊恐障碍；②惊恐状态。

## 四、鉴别诊断

惊恐障碍患者在临床上的症状一般体现在为心血管、神经和自主神经以及呼吸等系统，一些患者也会出现消化和泌尿系统的症状，所以经常首先去心内科、急诊科、神经内科、呼吸科等就诊，常出现误诊的情况。所以在诊断前，需把以下一些疾病排除在外。另外一些其他的精神疾病，也会有焦虑症状伴随，故亦须鉴别。

### （一）躯体疾病

详细询问病史，仔细的体格检查和实验室检查能够有助于排除躯体上的疾病。

1. 甲状腺功能亢进　临床上常有心悸、心动过速，失眠，情绪易激动、甚至焦虑等表现。但根据患者的临床表现，同时进行甲状腺功能检查即可诊断。

2. 肾上腺嗜铬细胞瘤　临床上常见高血压，并伴有头痛、心悸、恶心、呕吐、出汗、面色苍白、焦虑、恐惧感、视力模糊、心率过快、心前区紧迫感等症状。但通过 B 超、CT 等检查可明确诊断。

3. 心血管病（尤其是二尖瓣脱垂）或冠状动脉疾病　二尖瓣脱垂患者常有心悸、乏力、呼吸困难和胸痛等表现。但听诊、结合超声心动图，必要时做左心室造影，一般多可确诊。发生惊恐障碍时，患者会产生胸闷、气短、胸痛的感觉，甚至有濒死感，与冠心病的发病症状很像，而且心电图检查可能会有轻微的 T 波改变和 ST 段下移，很容易出现错误诊断。因此，对这类患者进行检查时，不但要观察发病病症，还要注意心电图是否有持续性的改变，若没有持续性的改变，可诊断为惊恐障碍。当然也要密切观察，决不能草率排除冠心病之类的诊断。

4. 自发性低血糖　初期症状一般是交感神经兴奋，有无力、焦虑、心率加快、面部颜色惨白、恶心、四肢震颤等，临床上根据患者是否存在饥饿、劳累、喝酒、发热情况，喂食或注射葡萄糖后马上还原，辅以查血糖，常可确诊。

5. 药物戒断反应　初期常表现为坐立不安、心率过快、恶心、易激动、焦虑、抑郁等，结合患者药物使用史，并根据戒断综合征的处理原则进行处理，常可鉴别。

6. 颞叶癫痫　内侧颞叶癫痫发作患者多表现为：上升性上腹部不舒服的感觉、恶心、明显的自主神经症状包括肠鸣、打饱嗝、面部颜色苍白且发胀、发红、呼吸停止、瞳孔扩大以及其他症状如恐惧感和嗅、味幻觉等。结合患者的脑电图、临床表现和影像学特点，基本就能够确诊患者是否为颞叶癫痫。

7. 脑瘤　部分患者可出现头晕、头痛、精神不安、易激动、脾气暴躁等表现，但结合患者其他的临床表现和影像学检查常可明确诊断。

### （二）精神疾病

抑郁障碍、广泛焦虑障碍、其他恐怖症、人格解体障碍、躯体形式障碍、癔症、强迫症等，即使这些病症可能都伴有焦虑的症状，但不同疾病也有自身独特的特点，焦虑并不是它们的主要症状，可资鉴别。

## 五、治疗方法

### （一）药物治疗

药物主要有抗抑郁药物、苯二氮䓬类药物、其他药物三种治疗方式。

1. 抗抑郁药物

（1）选择性 5- 羟色胺再摄取抑制剂：惊恐障碍的发病与中枢性 5- 羟色胺水平相关，SSRI 类药物可选择性地抑制 5- 羟色胺的再摄取。SSRIs 作为治疗惊恐障碍的一线药物目前已广泛应用于临床。在治疗的初期，出现的不良反应如坐立不安、焦虑症状的加重以及睡眠质量严重下降等，都可能影响到患者对治疗的依从性。因此使用之前的明确告知很有必要。目前，西酞普兰、氯氟沙明、帕罗西汀被列为A级推荐药物，氟西汀盐酸盐和盐酸舍曲林片被列为B1类推荐药物。

（2）三环类抗抑郁药：该类药物作为第一代抗惊恐障碍的药物，已经被应用了很多年，主要包括丙咪嗪、氯丙咪嗪和阿米替林。常以小剂量开始，剂量慢慢增多，最后实现完全抑制惊恐症状。但这类药物一般需要4～6周才会逐渐出现效果，而且相关的不良反应比较明显，主要为口干、出汗、顽固性便秘以及头疼等。因此现在许多医生把它当作二线或三线抗惊恐药物。尤其值得注意的是，三环类药物用量过多容易导致心脏毒性的发生，同时患有惊恐障碍和抑郁症的患者，会增加自杀风险。

（3）单胺氧化酶抑制剂：该类抑制剂虽有着缓和惊恐症状的作用，但是不良反应较多，比如直立性低血压、体重增加、睡眠质量不好以及性功能障碍等，故一般不作为一线药物。主要适用于对其他抗抑郁剂不耐受的患者。同时并发非典型抑郁症或社交恐惧症的患者可以首先选择此药。常用药物包括反苯环丙胺和苯乙肼，多早晨服用。

（4）新型抗抑郁药物：米氮平片、瑞波西汀、奈法唑酮等也有着很好的对抗惊恐障碍的疗效。

2. 苯二氮䓬类　苯二氮䓬类药物是治疗惊恐障碍的传统药物，该类药物具有疗效好、起效快和不良反应较轻等好处，但是由于其抑制了中枢神经系统，所以在用这种药的时候可能会导致镇静、头晕、反应时间变长以及其余的副作用，同时可能会影响到认知功能和驾驶技术。在苯二氮䓬类药物的分种类中，阿普唑仑、氯硝安定、地西泮被当作A级推荐药物，罗拉西泮为B1级推荐药物。主要适合不能耐受抗抑郁剂的患者、预期焦虑和恐怖性回避症状很明显的患者。其中以阿普唑仑的药效最好，第二是氯硝安定。因苯二氮䓬类在抑制惊恐障碍时一定要大剂量应用并且需要持续多月，所以会造成停药反应以及对药物的依赖性。所以此类药物不能骤然停药,停药通常要在 2～6 个月之间完成。

3. 其他药物 除以上药物之外,还有些药物在研究中也被确认可能对治疗惊恐障碍有着一定的疗效。

(1) β 肾上腺素能受体拮抗药:该类药物主要包括普萘洛尔、阿替洛尔等。这些药还不能在一定程度上控制惊恐障碍或缓和认知和情绪的恐惧体验,但可减缓和改善焦虑症患者自主神经功能亢进症状,比如震颤、汗变多、心率过快等。

(2) 抗惊厥药:有研究发现抗惊厥药包括卡马西平、丙戊酸盐、拉莫三嗪和加巴喷丁对于治疗惊恐障碍有很明显的效果,但一般不用于常规治疗。

(3) 噻奈普汀:噻奈普汀是一种经过改变后的三环化合物,能够增强 5-HT 的再摄取而发挥作用。

## (二) 心理治疗

1. 认知行为治疗 认知行为治疗 (CBT) 学说认为惊恐障碍是患者把有些还不能够导致强烈反应的刺激原因自发地给予不正确的含义,从而导致情绪和行为改变。患者一般识别不出来自己的错误认知,而是持续使用不同的方法去缓和由此所带来的不适。治疗则是基于改变患者的错误认知及重新塑造患者的行为等方式来缓和惊恐症状。通过这两种方式的干涉,让患者能够更完美的面对所处的大环境、心理或生理应激源。

2. 精神动力学治疗 动力性心理治疗师认为,惊恐障碍发病的过程并非是无缘无故的。病症之后必然隐藏着一些特殊的情绪或者思想上的碰撞。因为个体很难处理这些碰撞,所以病症就以一种新的预防方法而显示出来了。假如患者能够认识到这些碰撞的存在,并且理解其存在的含义,惊恐症状自然就消失了。因此精神分析治疗师很少注意患者的病症,有时甚至是放任患者所出现的症状,因为有时患者所出现的症状意义非常重大。患者可通这些病症来进行自我惩罚和虐待或是虐待别人。因此精神动力学的治疗目的是将患者潜意识里的碰撞变得更加意识化。

3．情绪中心心理治疗　这种治疗方法是一种赞成性心理治疗。其理论认为患者的负面情感一般是惊恐障碍的诱因。当患者一直回想自身所承受的负面情感时，在相应的刺激因素下就会很容易引起惊恐障碍的发病。而患者常常会集中精神去注意自己的肉体症状，不想去面对或者拒绝承认负面情感的真实存在。这样就会使人们产生错觉，认为惊恐是没有理由就发生的。此治疗就是为了帮助患者使用合适的方法去理性面对负面情感，而不是逃避。

（三）综合治疗

在治疗时，单靠药物的疗效很难改变患者的症状，所以目前较多的是把心理治疗和药物治疗综合应用，这样的综合治疗可以减少治疗时间以及医疗花费，同时能够适当的帮助患者降低停用苯二氮䓬类药物后的复发率。

（四）急诊科应对处理

1．放松训练　当面对惊恐障碍患者时，医生、护士应态度沉着、冷静，陪伴在其身边，耐心倾听，对患者的体会表示充分的理解，并教会患者简单的放松锻炼比如深吸气—闭住气—慢慢向外呼气，向患者说明发病时不会伤害到他的生命，此病属于功能性，是可以完全治疗成功的等事项，从而增加患者对战胜疾病的信心。

2．心理支持　当患者急诊就诊，应立刻让患者平卧，在监测生命体征的同时还要进行全面的身体检查，并用相对平和舒缓且肯定的语气与患者进行交流，告诉患者检查结果没有出现异常情况，按照各个患者的不同特点时刻进行健康宣传教育，让患者理解疾病的本质、概念、有何症状、怎样治疗、药理作用等，让患者对此病有正面的认识，从而主动地配合医生治疗，去除担忧疾病会反复发作的害怕心理。

3．药物治疗　详见上文。

4. 认知重建　认知重建应在该类患者首次就诊时就进行，让患者对自己的病情有正确的认识，对预后有着举足轻重的作用。给患者讲述疾病发作时躯体的真实感觉和情感体验，并给出正面且合理的说明，使患者认识到这种感觉和体验不是恶性的，对自身的健康没有严重的伤害。如心慌是在经历紧张性事件之后的一种放大的正常反应，并不是出现了心脏病的症状，让患者知道自己并无身体器官的疾病，这种痛苦基本上都是精神层面的痛苦，从而去除患者的疑惑以及害怕的心理；积极地帮助患者检查出导致发病的原因，并且能够比较恰当的评价个人性格特征、心情好坏，以及对疾病的态度在疾病发作中起到的作用。

5. 后续支持治疗　请精神科医生会诊或转精神疾病专科医院就诊。

## 六、预后和预防

### （一）预后

惊恐障碍具有突然发生性、不能预知性、循环发作的特征，并且重复发作的概率相对较高。文化水平较低，没有工作以及发生负面生活事件的患者重复发作的比例较高。因此在临床工作中要主动地解决这些不安全的因素，当患者身体恢复正常后要正面激励他们进入到寻常的生活、工作中。当发生负面生活事件后要积极的伸出援手给予帮助，使用积极的处理方法，从而降低疾病的复发率。精神疾病复发的关键危险因素还包括服药依从性不足。一些患者觉得症状有所缓解就自己把药停了。惊恐障碍的患者应持续治疗最少在发病完全控制后的6～12个月。所以，我们在日常工作中要不断增强疾病的健康教育，建立健全定期吃药的随访机制，从而提高服药依从性，降低疾病的复发率。

### （二）预防

如果我们遇到惊恐障碍的患者，可以告知其以下的方法，以预防下一次的发作。

1．相信自己　当感觉焦虑即将到临时，可以不停地给自己说，"这种情况我完全能够应付""我一定比别人强"。这种方法能让患者慢慢恢复呼吸，逐渐恢复平静。

2．深呼吸　在面对情绪紧张时，作深呼吸，可以缓解压力、减少焦虑以及紧张。

3．活动肢体　当面对压力，咬紧牙关时，可以试试将下颚放轻松，并进行左右摇摆，这样做可以肌肉放松，并且缓解压力。同时还可以做扩胸运动，减轻肌肉紧绷。也可以试着上下转动肩膀，并同时做着深呼吸。当肩膀举起时，吸气。当肩膀放松时，呼气。这样循环数次。

4．自我放松练习　在焦虑时，可以先缓慢地坐下来。把拳头捏紧，并且将胳膊绷紧，体验一下上肢紧张是什么体会，接着突然把拳头松开，感觉一下手臂的沉重、放松。连续多做几次，紧绷的情绪将会随着身体的放松而放松。

5．体育运动　肢体运动有助于缓和焦虑症，对于一些容易急躁的人，应该多参加一下缓慢跑步、打太极拳、下棋等运动，这能够增加自我的控制能力。

6．改变环境　平时可以多聆听一些舒缓类的音乐，以及去一些户外的活动，培养琴棋书画的爱好，可陶冶性情。

7．学会做情绪的主人　从担忧、焦虑到焦虑障碍，病情的发展需较长过程。及早化解不良情绪，才能从根源上避免疾病的发生。

第一步：正确认识，接纳自己的各种情绪。情绪是多种感觉、思想和行为综合产生的心理和生理状态。焦虑常来源于两个方面：对未来（外界）的不确定，不安全感；对自身（内在）的不了解，不理解。焦虑产生后会表现为与现实情况不符合的过度紧张，害怕，大难临头感，濒临死亡感。且伴随心慌、胸闷、手脚冰冷、失眠、多梦等不同表现。

第二步：做到能够控制情绪，不要被情绪所控制。一旦发现焦虑，甚至是抑郁等情绪出现要重视。学会管理和控制负面情绪。积极面对压力，幽默面对挫折，学会调节生活节奏，从负面情绪的氛围中摆脱出来。可通过身体放松，转移注意力，接触大自然等途径来控制焦虑情绪的严重程度和发作频率。

第三步：积极寻找外界的帮助。如靠自己的努力，仍然无法化解焦虑等负面情绪带来的困扰，可寻求外界帮助，如网站或图书馆里寻找资料；找专业医院的心理医生；接受正规必要的药物治疗。

# 参 考 文 献

[1] 沈渔邨. 精神病学 [M].5 版. 北京：人民卫生出版社，2009.

[2] 世界卫生组织. ICD-10 精神与行为障碍分类 [M]. 北京：人民卫生出版社，1993.

[3] 张明园，何燕玲. 精神科评定量表手册 [M]. 长沙：湖南科学技术出版社，2015.

[4] 王欣，刘新民. 惊恐障碍的病因及治疗进展 [J]. 中国临床药理学与治疗学，2008，13（1）：15-16.

[5] 许丽华，胡全，戴海斌. 抗惊恐障碍药物的临床研究进展 [J]. 海峡药学，2015（4）：28-29.

[6] 邹志礼，周波. 惊恐障碍的分子遗传学研究进展 [J]. 实用医院临床杂志，2015，12（4）：164-166.

[7] 安婷，王丹，陈琛，等. 惊恐障碍病因及诊治研究进展 [J]. 国际精神病学杂志，2015，42（5）：68-73.

[8] 郝凤仪，张道龙. 焦虑障碍的核心特征与治疗 [J]. 四川精神卫生，2017，30（5）：474-476.

[9] 马华舰，李春波，Cary Kogan，等. ICD-11 精神与行为障碍（草案）关于焦虑障碍诊断标准的进展. 中华精神科杂志，2017，50（5）：348-351.

## 第三节　自杀和自伤

【案例】

2016年6月，郝贾（化名）从北京某高校毕业，考上另一高校的硕士研究生后，并将没有收入的单亲妈妈接到了北京，靠课余做老师，两个人相依为命。研究生一年级发放助学金，郝贾完全可以领，但他把助学金让给了别的困难同学。郝贾是一个有理想，积极上进，善良要强，乐于奉献的阳光青年，在青年群体中属于优秀者。然而正是这样一个高学历、多才多艺的优秀青年，却选择自杀终结了自己的一生。

2019年6月18日，郝贾给朋友短信写到："我签了《时尚》杂志，也解决了户口，开始疗伤和开创事业，谢谢你在我这段黑暗时期里的惦记和支持。"朋友知道，郝贾所说的"黑暗时期"是指，他2018年11月报考博士研究生被导师拒绝，后来被推荐了某高校研究生院、学生资助中心等几个工作机会。郝贾考试成绩优异、实习表现也受到了中层领导的认可，但在最终环节被刷掉了。考博受阻，就业不顺，人际关系复杂，使得郝贾变得心烦意乱，心理失衡。

2019年11月26日，郝贾应该去上班。早晨8点多，朋友给郝贾打了一个电话，郝贾说："你能不能告诉我一句话，让我在心里想一天，这句话能够让我不去想那些乱七八糟的事儿。"郝贾在去天津的火车上，一直精神恍惚。他不断地问好朋友："我是不是不会为人处事，是不是没用？""他竟然说我没用！"在天津的两天，郝贾常说："我真的没有心力了"。每念叨一次，刺激信号就被强化放大一次，恶性循环，难以自拔。在这种状态下，理想抱负、孝敬父母和国家社会等等统统被自我怨恨、自卑内疚的洪水淹没了。2019年11月28日，晚9点多，悲剧发生了。郝贾从12楼坠楼身亡。

郝贾在学业、就业、生活等方面很要强,很想追求完美,然而现实很残酷,道路很曲折,人事关系很复杂,遭受了不少挫折,心理一次又一次的失衡,最终导致了严重的抑郁。郝贾面对心理失衡,很想努力地自我调整、平衡心理,比如,找朋友倾诉,外出散心等,但方法不理想,调整力度不够,没有及时正确地宣泄释放掉委屈和痛苦,致使心理应激强度大大超过了能够承受的限度。面对严重的心理障碍,郝贾未能寻求到更加有效的方法进行积极调整和医治,最终走上了绝路,选择跳楼自杀。

造成悲剧的关键原因还是郝贾没有掌握调整心理的有效方法,没有具备调整心理的良好技能。每一次心理失衡时,他都没有及时正确地排解掉心中的烦恼委屈、压力郁闷,用自己的道德标准,努力地抑制对抗负性情绪,越抑制对抗,越自我怨恨、自卑内疚,越情绪低落、缺乏信心。

选择自杀,是想一了百了,求得心灵平静,获得永恒的解脱,但这是极其错误的认知,是一条极其错误、畸形的心理平衡之路,与没有掌握调整心理的有效方法,没有具备调整心理的良好技能有关。

## 一、相关概念

生命诚可贵,但令人遗憾的是有许多人主动地选择死亡,即自杀。在人类历史进程中,历代的哲学家、思想家从未停止过对自杀和自伤课题的探索与思考,但至今自杀自伤仍是一个谜。自杀自伤问题涉及许多学科,如哲学、社会学、医学(精神医学、急诊学、法医学、行为医学)、心理学、伦理学等,是一个多学科共同关注的课题。

近几十年来随着人们对自杀自伤问题的深入研究,人们对自杀自伤这一现象有了一定的了解,并逐渐认识到自杀自伤不仅仅是一个社会现象和个人行为,更是一个严重的社会公共卫生问题,它对整个社会和家庭的危害越来越受到关注。据

WHO 估计,每年全世界约有 100 多万人因自杀而死亡,而自杀未遂者的人数更是自杀死亡人数的 10～20 倍;换一种说法就是,世界上每 40 秒即有一人自杀死亡,每 3 秒即有一人自杀未遂。自杀死亡者超过全球武装冲突或交通事故丧生者。

有报道显示全世界 1/4 的自杀发生于印度和中国,中国占全世界的 20%。

根据世界卫生组织的资料,中国 1998 年自杀及自伤造成 883.7 万伤残调整生命年(DALYs)损失,占全部疾病负担的 4.2%。根据这一指标进行排序,自杀成为我国第 4 位重要的卫生问题,前三位分别是慢性阻塞性肺部疾病(占所有 DALYs 损失的 8.1%)、重性抑郁症(占所有 DALYs 损失的 6.9%)、脑血管疾病(占所有 DALYs 损失的 5.7%)。由此可以看出,自杀自伤已是非常严重的公共卫生问题,对自杀自伤进行深入研究势在必行。医院急诊室接诊的自杀自伤病例也逐年上升,形式也多种多样,以服毒导致的中毒伤和割腕导致的刀割伤为主要伤害种类,刺、割是自杀自伤的主要方式。而家庭矛盾是导致自杀自伤的最主要诱因,所以在急诊室也应加强对自杀自伤紧急处置的心理卫生教育培训。

（一）自杀的概念

目前为止没有一个统一的、为大家广泛认可的关于自杀自伤的定义。在汉语里自杀又称自尽、自裁、自决等。直到 1177 年英语里才有"suicide"一词,来自于拉丁文的 sui cidium 和 sui caedere,意为杀自己。自从 19 世纪人们开始对自杀自伤进行科学研究以来,在很长一段时间内都把自杀自伤归为一种社会病态、心理病态或道德病态,没有将其归为疾病,因而对自杀自伤没有一个统一、明确的定义。近些年来,人们逐渐认识到自杀自伤是由生物、心理和社会因素变化导致的一种疾病,而疾病定义本身就是指生物、心理、社会的不良状态。自杀自伤没有统一定义的另外一个原因是,学者们在给自杀自伤下定义时侧重点不一致。有些学者从结局或结果来定义自杀自伤,有些学者从目的或动机来定义自杀自伤,还有一些学者强调只有在死亡愿望的支配下,自己采取行动,并导致了死亡的结局才能称为自杀。

此外,不同学科对自杀的理解也不同。Email Durkheim(1897)从社会学的观点来定义自杀,认为由受害者积极的或消极的行动直接或间接导致的死亡都可以称为自杀;Edwin Shneidinan(1985)从心理学的观点来定义自杀,认为"自杀是有意识的自我毁灭的行动,处于多方面困境中采取自杀行动的人认为,自杀是从困境中解脱的最好方式"。David Mayo(1992)从哲学的观点来定义自杀,认为"自杀的定义有四个要素:①没有死亡就谈不上自杀;②必须是死亡者自己干的;③自杀的手段可以是主动的,也可以是被动的;④提示是故意结束自己的生命"。Karl Menninger(1938)从精神分析的观点来定义自杀,认为"自杀是:①谋杀(仇恨和杀人的意愿);②自我谋杀(内疚或被杀的愿望);③死亡的意愿(绝望)"。Jean Baechler(1979)从存在主义的观点来定义自杀,认为"自杀是通过影响主体生存的企图来寻求解决存在问题的所有行为"。Joseph Davis(1988)从法学的角度来定义自杀,认为"自杀是致死性地、故意地危害自我生命的行动,行动者明显地缺乏生存的愿望,提示行动的致死性和故意性"。

国内肖水源教授认为,要想科学地定义自杀,必须考虑以下几个方面:①自杀行为与行为的结局:不管有没有导致死亡,只要存在指向伤害自己生命的行为,就应该列入自杀研究的范围。②自杀的意图:必须从死亡愿望来定义自杀,没有死亡意愿不能称为自杀,但也不能因为死亡愿望不是那么强烈就否定某些行为的自杀性质。③自杀行为的执行者:自杀是自己执行的行为。④主动自杀和被动自杀:被动自杀一般是指故意不采取维持自己生命的行动,包括拒绝接受救命的医疗措施,在有行动能力、明确知道后果的情况下,拒绝撤离危害生命的环境(如火灾现场等)。鉴于"不作为"仍然是一种"作为",所以这些情况也应该归入自杀的范围中。

综合以上分析,考虑到自杀的各个方面,笔者非常同意肖水源教授关于自杀的概念,将自杀行为定义为"在死亡意愿支配下,故意危害自己生命的行为"。

**(二)自伤的概念**

谈到自杀,不得不提到自伤(self-harm)。同自杀一样,目前还没有能够被世界各国学者普遍接受的有关自伤的专门术语,但对自伤的认识不像对自杀的认识那样有较大的分歧。一般从自伤的动机和自伤的结果两方面来定义自伤:自伤的动机是故意的,自伤的结果一般认为都是非致死性的。如有学者认为自伤是指故意对自己身体造成伤害的行为,它不同于自杀,有时是自杀企图或自杀未遂的表现形式之一。国际疾病分类第10版(ICD-10)把自伤定义为:有充分证据可以证实系故意采取自我伤害行为,其后果可以导致残疾,但无意造成死亡的结局。可能受幻觉或妄想影响所致,或处于意识障碍之中,也可能受宗教苦行习俗的影响而自伤。但公认较为准确的自伤的定义是指反复地、故意地、直接地对自己身体的伤害,但并无自杀观念,而且不会导致结束生命的结果,有时是自杀企图或自杀未遂的表现形式之一。尤其值得注意的是,在国外一般不分自杀与自伤,而国内有时区分。

自伤常见的方式有咬指甲、拔毛、咬唇、咬手指、过量服药(如镇静药、镇痛药)、过量饮酒、割腕、划伤皮肤、咬伤、烧伤、烫伤、剜眼、割耳、割舌、皮肤溃烂、伤生殖器、自行做手术如截肢等。自伤的严重程度也有不同,有的严重自伤可以致残,甚至死亡,或者需要抢救、重症监护或做整形治疗等。自伤者心理可表现为:①反复出现突如其来的、无法控制的伤害自己的冲动;②有一种自身不能忍受的处境,又无能为力摆脱之感;

③逐渐加重的情绪波动如焦虑、激动和愤怒；④由于认知过程的局限而使患者对行动的选择和处境的未来认识狭隘；⑤自伤之后患者心理上有得到松弛与解脱之感；⑥可伴有抑郁心境，但一般无自杀意念。

有文献报告自伤行为可发生于各种人群中，在 12 岁前就可出现，98% 的自伤行为发生在 30 岁以前，其中发生高峰在 18～24 岁。男女发生率相当，70% 以上为多次发生自伤行为，60% 以上采用多种形式自伤，平均病程约 12 年。在正常人群中自伤行为的发生率为 0.14%～5%，因自伤行为而住院的约为 0.117%；在押犯人中为 2.2%～7.7%，在有暴力和反社会行为的青年中为 40%，在边缘性人格障碍者中为 13%，在进食障碍者中为 40%～50%，在同性恋者中为 26%，在住院精神障碍患者中为 4.3%～20%。因此，它是一个较普遍的社会现象和较严重的心理卫生问题。

一般来说，绝大多数自伤者在性格上易冲动，病前有较明显的心理、社会事件应激或长期的人际冲突和社会适应困难，且往往是多次发生自伤。只有极少数患者的自伤行为可能是因为精神分裂症或抑郁症等精神障碍所致，他们的自伤大多数是一次，且致死性较高。国外有研究证实，约 10% 的蓄意自伤或自杀企图者最终会自杀死亡。

## 二、常见的自杀与自伤类型

### （一）常见自杀的分类

1. 一般按照自杀的目的分类可以把自杀分为两种。

（1）自杀死亡：这类自杀是以死亡为目的的，是自我攻击型的自杀。

（2）准自杀（quasi-suicide）：又称类自杀。这类自杀不是以死亡为目的，更深层的动机是"求助"，企图用自杀来唤起人们的同情、关注，并使对方忏悔。它与自杀未遂的概念不同。有人将这种借助自杀来赢得帮助和同情或报复对方的行为称之为"呼助举动"。

2. 按照自杀的原因分类　法国社会学家 Durkheim（1951）从社会整合的角度将自杀分为3类。

（1）利己性自杀（egoistic suicide）：自杀者缺乏或丧失了个体与社会的联系，缺乏集体的支持和关注，在孤独、寂寞的情绪中产生的自杀行为。当一个人不能完全致力于社会，而身处孤立和寂寞之中时，所发生的自杀可称为利己性自杀。

（2）利他性自杀（altruistic suicide）：为某种信仰或团体的利益竭尽忠诚而舍弃生命的自杀称为利他性自杀。在这种情况下，自杀往往被看作是一种义务或荣誉，如战士自杀以免被俘，妇女自杀以保持贞节。某些宗教和政治信仰者的自杀式爆炸等都属于这种情况。

（3）失范性自杀（anomie suicide）：是社会反常状态下的自杀。在社会制度重大变革及政治动乱中，个体感到无所适从，失去了一般的道德、行为规范，因而理想破灭、精神颓废、空虚失望、恐慌困惑，从而导致自杀。经济情况和社会地位急剧变化，感到无所适从而自杀者也属于这一类，如破产者的自杀。

3. 按照自杀的手段分类　有些学者认为，按照自杀的形式和手段不同，可以将自杀分为下列两种。

（1）主动自杀（active suicide）：自杀者存在结束自己生命的愿望，并采取了主动的行为。

（2）被动自杀（passive suicide）：这种自杀者也存在结束自己生命的愿望，但并未主动地采取自杀行为。可以有以下两种现象：一是不采取或不接受挽救生命的措施，如拒绝治疗、绝食等；二是要求医师帮助自己达到死亡的目的，如安乐死。

4. 根据自杀者的心理反应分类　可将自杀分为情绪型、理智型和神经过敏型三种。

（1）情绪型自杀（emotional suicide）：通常是在激情状态下

产生的冲动行为。常由于暴发性的情绪所引起,自杀发生时常伴有激情、暴怒、烦躁、赌气等情绪状态。这类自杀,一般来说进程比较迅速,发展期短,甚至呈现即时的冲动性或突发性。

(2)理智型自杀(rational suicide):自杀者经过周密比较和思考,按理性要求做出自杀选择。与情绪型自杀不同,它不是由于偶然的刺激唤起的激情状态所致,而是由于自身经过长期的评价和体验,进行了充分的判断和推理之后,逐渐地萌发自杀的意向,并且有目的、有计划地采取自杀行为。因此,自杀的进程比较缓慢,发展期较长。例如孤独者、精神空虚者、厌世者的自杀,以及为某种教义献身的宗教徒的自杀都属于这一类。

(3)神经过敏型自杀(nervousness suicide):因在感受情绪活动和信息方面过于敏感而自杀,如听说地球要爆炸而先服毒自杀。

5. 特殊类型的自杀

(1)集体自杀(suicide pack):指有某种共同信仰的人集体结束生命。在战争年代,曾有为了避免蒙受战败之辱而集体自杀的情况。这类情况主要见于东方社会。在西方社会,主要是某些受到狂热的宗教信仰支配的团体可发生集体自杀。

(2)殉情自杀(suicide for love):双方感情深厚,因种种压力不能长相厮守,便协商一同自杀。这种情况也多见于东方社会。

(3)杀人自杀(homici-suicide):杀人后接着自杀,或者和被杀对象一同毁灭。自知罪大恶极,不能逃脱法律的惩罚。这类情况有的是受个人仇恨支配,有的是受信仰支配,如宗教组织使用的人体炸弹。

(4)扩大性自杀(expanded suicide):指自杀者在决心自杀时为了怜悯幼儿或病弱的配偶、父母,而在自杀前先杀死自己的配偶、子女,称为扩大性自杀,也称为怜悯性自杀。多见于抑郁症患者。

(5)间接性自杀(indirect suicide):指自杀者在自杀失败或

无法自杀时,采取杀别人而犯罪,以求司法机关处死,间接地达到自杀的目的,也称为曲线自杀。多见于抑郁症患者。

（二）常见自伤的分类

按照患者的行为动机分类    分为蓄意性自伤和非蓄意性自伤两种。

（1）蓄意性自伤（deliberate self-harm，DSH）是指故意对自己身体造成伤害的行为。它不同于自杀,有时是自杀企图或自杀未遂的表现形式之一。

（2）非蓄意性自伤（non-deliberate self-harm，NDSH）是指非主观故意或在意识不清,或受智力影响,或受幻觉、妄想等症状支配下采取的自伤行为。常见于以下几种情况：

1）精神分裂症：患者在幻觉或妄想的影响下可出现自伤行为,如自剜、断指等。

2）抑郁症：患者可在自罪妄想的影响下,以自伤方式来惩罚自己。

3）精神发育迟滞和痴呆：患者存在智能障碍,其自我保护能力因而受损,易误伤自己的身体,或是在受刺激时作出自伤行为。常见的自伤方式有以头撞墙、咬伤自己等。

4）癫痫：患者可在意识朦胧下出现自伤行为。

## 三、特殊人群的自杀自伤

【案例】

14岁少年与父母发生冲突后一怒之下买了一瓶安眠药,药买回来以后犹豫了半个小时,但发现没有人关注他的情绪,陡然产生"我偏要死给你们看"的念头。少年没有正确地宣泄释放压力,调整平衡心理,使心理应激强度大大超过了能够承受的限度。他在打开药瓶后,慢慢地考虑到底该吃多少,整个过程家人都没有留意,最后在他服了30片药之后才被急送往医院洗胃。

### （一）青少年的自杀与自伤

近二十年来，社会环境的快速变迁使得个人必须面临许多的压力与挫折，当外界的压力超过个人所能承受的能力范围，或因为无法适应多变复杂的环境时，有越来越多的人会选择以自杀做为应对的方法。尤其是青少年（13～17岁），正处在人生的重要阶段，此时由于个体身体与心理发育不够成熟，对自身及外界认识不充分，情绪波动较大，因而在寻求人生意义过程中容易迷失方向，在思想上常常会出现一些问题，严重者甚至会导致自杀。近年来有关青少年自杀的报道不断见于媒体，青少年自杀已成为这一年龄阶段人群的主要死因之一。

1．自杀方式　从开始出现自杀意念到发生自杀行为直至自杀成功，一般要经历三个等级不同的心理过程：最初只有自杀意念，这时虽然知道人死后不能再生，但仍有想结束自己生命的念头；有自杀意念之后，接着考虑如何自杀，或者在不良心理应激状态下，随手使用身边任何的工具或方法自杀；有强烈的自杀意念，并为自杀做好周密的安排，这是最危险的阶段，处于此阶段的青少年自杀成功率最高。

2．临床特点　青少年自杀有以下特点：①一般自杀动机明显，自杀前均有不同原因造成的巨大心理压力或强烈的精神刺激；②自杀过程短暂，突发性强。据统计青少年自杀潜伏期最短者仅有数分钟，绝大多数在16小时左右；③致死率高，危害性大。有资料显示，青少年自杀致死率高达85%以上，对本人和家庭均造成了不可挽回的巨大损失。

3．个性特征　自杀者的个性特征在自杀过程中起着非常重要的作用。研究发现，青少年自杀者的情绪常常过度敏感、缺乏调节、对烦恼不能耐受，往往将所遇到的问题认为是无法忍受的、不可避免的、无休止的，且常期望能短期快速解决，因此，行为往往具有冲动性，在不能找到其他解决方法的时候，便认为死亡是解决一切问题、所有苦恼的最好办法，遂选择自杀作为解决方式。这些青少年思考问题时容易走极端，常使用非黑即白的二分法，不是把问题解决，就是逃避问题，而自杀就是最终极的逃避。国外研究发现，自杀未遂者的青少年大多数有幼稚和表演性特点，具有冲动、自我苛求和社会化差的人格特征。

4. 自杀的前兆 青少年自杀前通常都会有一些征兆出现，如行为改变、语言改变、外表改变等。行为上的改变包括：情绪波动或不稳定；积极乐观的人际关系转变为消极退缩；冷漠或缺乏活动，如放弃原有重要的良好习惯；睡眠与饮食习惯的改变，如缺乏食欲或暴饮暴食、失眠或昏睡；学习成绩一落千丈；逃学情形严重；教室捣乱行为增加；可能在学校或放学后酗酒或出现其他反社会行为等。语言上常出现一些暗示生命无常、难于掌握，或没有继续生存价值，或陈述死亡过程等的语言。如果青少年提到下列的话语，如"真不晓得如何活下去""真想死掉算了""我的问题只有一种方式可以解决""我已经为时不久了""活着真累""这样对待我你会后悔的""我的问题很快会过去的"等，这些话语都是一种暗示，甚至有些青少年会直接表明自杀的意愿。因此，识别、重视这些征兆对预防青少年自杀非常重要。在所有自杀原因中，情绪消沉、沮丧与青少年自杀行为的关系最为密切，家长应当留意孩子的情绪变化。情绪沮丧的主要特征有：冷漠嗜睡或者焦躁不安，饮食睡眠习惯突然改变，不注意修饰，有绝望、无助、自贱情绪，注意力很难集中，常诉头痛、疲惫、胃痛等不适，突然和朋友家人疏远，喜怒无常，有犯法、破坏物品、旷课等行为，弃家出走，性行为混乱等。

### （二）老年人的自杀

老年自杀是老年人心理失调的一种极端结果，也是一个社会所存在的老年人问题的综合反映，对此应该加以足够的重视和预防。

1. 老年人自杀的主要原因

（1）生活失去寄托与希望。

（2）生活贫困。

（3）受子女虐待。

（4）痼疾缠身。

（5）老年抑郁症。

2．老年人自杀的预防与控制　老年人的自杀是可以有效预防的，不仅能采取外界干预的方法，而且还可以通过自我心理调适而进行自救。

（1）改善老年人的心理环境：为了防止老年人产生严重的心理失调，一是要满足其合理的个人需要，二是要增强其积极的生活意愿。

老年人有各种各样的需要，其中最突出的是健康长寿、安全以及与人交往的需要。然而，很多老年人在这些方面不能得到充分的满足，以致感到忧虑、不安、寂寞和孤独。不少老年人虽年势已高，但壮志未酬，仍想发挥余热，做一些自己觉得有意义的事。因此，要加强子女对老年人的精神赡养，不断丰富老年人的精神生活，鼓励老年人积极参与社会生活，满足他们自我实现的需要。另外，要在全社会大力提倡尊老爱老，并使之形成一种社会风气。

（2）急诊干预：美国学者柯金曾提出了危机干预所应实现的直接目标：①减轻当前的危险，诸如焦虑、迷惘和绝望；②恢复自杀者与亲友间的联系；③帮助自杀者明白应该做的事；④帮助自杀者挖是自杀的根源；⑤帮助自杀者建立新的态度和行为模式，并掌握有效的应付技巧。对老年人自杀的危机干预，应重点放在劝慰与具体的生活帮助和实际难题的解决上。那种只是做出简单保证的做法对久经世故的老年人是无济于事的。

（3）自救：由于大多数自杀者都是在神志清醒时自杀的，所以自救在自杀的预防上有极其重要的意义。

1）认识调整。如自我减压、自我说服，对任何事情不抱过高的期望、不追求完美，面对现实，知足常乐。

2）情绪宣泄。例如，可以向亲属、邻居和朋友等人诉说内心的苦闷、恼恨，可以躲在没有别人的地方痛哭一场或大喊大叫一番，等等。

3）情绪转移。具体方法有：①转移注意力。如果老人只能守在家里，可制定一个日常工作程序表并努力执行。洗衣服、买菜做饭、户外散步等体力活动有助于治疗心理创伤。另外，打扑克牌、下棋、听音乐、看电视或看书等也能起到一定的心理保护作用。②帮助别人做一些力所能及的事情。如帮别人照管一下东西、替别人出个主意或想个办法等，这样可以使老人觉得自身存在的价值，有助于重新恢复自信。③置身另一环境。如果老人身体条件和经济条件允许的话，可以采取外出旅游（包括本地旅游和外地旅游）的方法来变换一下生活环境和生活内容，以此冲淡心中的郁闷和烦恼。

### （三）自杀危机下的稳定化心理干预技术

稳定化心理干预技术，就是通过引导想象练习帮助当事人在内心世界中构建一个安全的地方，适当远离令人痛苦的情景，并且寻找内心的积极资源，激发内在的生命力，重新激发解决和面对当前困难的能力，促进对未来生活的希望。

内心的花园技术的引导词如下：

- 我想邀请你完全按照你的意愿去想象出一个花园。
- 想象有一片土地，人类从没有涉足过，有着新鲜的土壤，充满了能量。
- 或许一小块地对你来说就足够了，或是一块像阳台那么大的地方就可以了，但是或许你喜欢一个大的地方，把它变成花园式的风景。给你一会时间让你确认地的大小以及你喜欢的风景。
- 首先，你给花园设定一个边界，只要你喜欢就可以：用栅栏、树篱、墙或是树。
- 如果你喜欢，你也可以把你的花园建设成开放性的，不设任何边界……想象哪个你更喜欢……

- 现在开始种植你的土地。你可以在你的花园里种植你喜欢的东西……

- 万一你想在现在或是稍后改变或重新建构你的花园,就在你花园的一个角落里建造一个肥料堆。你可以把你不想在花园里种植的任何东西都放在这个肥料堆里,这个肥料堆将会变成肥沃的土壤。

- 如果你喜欢,你可以进一步建构你的花园:或许你想制造一个水域、一个池塘、一个水源或是一条小河……

- 如果你喜欢,你可以制造一个坐的地方。

- 或许你想要你的花园里有些动物,如果是这样,你喜欢什么样的动物呢?

- 任何时候你都可以改变你的花园。

- 一旦你按照自己的意愿建构好了自己的花园,你可以在一个美丽的地方坐下来,享受你的花园。

- 看看你的周围,你看到了什么颜色和形状?你听到了什么?你闻到了什么?在这个地方你的身体感觉如何?

- 你可以考虑邀请你喜欢的人到你的花园来。但是要确保这个人欣赏你的花园和你为之付出的努力。

- 你可以在任何时候回到这个花园,也可以对它做一些改变,只要你想……

- 现在请你带着完全清醒的状态按照你自己的速度回到这个房间。

## 参 考 文 献

[1] HAWTON K, HALL S, SIMKIN S, et al. Deliberate self-harm in adolescents: a study of characteristics and trends in Oxford, 1999—2000[J]. J Child Psychol Psychiatry, 2003, 44(8): 1191-1198.

[2] HAWTON K, RODHAM K, EVANS E, et al. Deliberate self-harm in

adolescents: self-report survey in schools in England[J]. BMJ, 2002, 325: 1207-1211.

[3] O'CONNELL H, CHIN AV, CUNNINGHAM C, et al. Recent developments: Suicide in older people[J]. BMJ, 2004, 329(7471): 895-899.

[4] WAERN M, RUNENOWITZ E, WILHELMSON K. Predictors of suicide in the old elderly[J]. Gerontology, 2003, 49(5): 328-334.

[5] WAERN M. Alcohol dependence and alcohol misuse in elderly suicides[J]. Alco hol, 2003, 38(3): 249-254.

[6] CHIU HF, YIP PS, CHI I, et al. Elderly suicide in Hong Kong-a case-controlled psychological autopsy study[J]. Acta Psychiatr Scand, 2004, 109(4): 299-305.

[7] BERTOLOTE JM, FLEISCHMANN A, WASSERMAN D. Suicide and mental disorders: do we know enough?[J]. Br J Psychiatry, 2003, 183: 382-383.

[8] 张延华. 青少年自杀的原因剖析与防范 [J]. 浙江青年专修学院学报, 2008(1): 19-22.

[9] 蔡军, 肖水源, 周萍. 死亡概念的发展和儿童与少年的自杀意念 [J]. 国外医学精神病学分册, 2003(1): 31-34.

[10] PHILLIPS MR, YANG GH, ZHANG YP, et al. Risk factor for suicide in China: a national case control psychological autopsy study[J]. Lancet, 2002, 360(9347): 1728-1736.

[11] 肖水源, 周亮, 徐慧兰. 危机干预与自杀预防(二)——自杀行为的概念与分类 [J]. 临床精神医学杂志, 2005, 15(5): 298-299.

## 第四节 分离(转换)性障碍与躯体形式障碍

躯体形式障碍是临床上常见的一类精神疾病,原属于神经症范畴。自 1980 年 DSM-Ⅳ取消了神经症这一概念模糊不清的临床诊断后,神经症的内涵、诊断、命名等都发生了极大的更改。2014 年 ICD-11 将"神经症性、应激相关的及躯体形式障碍"拆分为"焦虑及恐惧相关障碍""强迫及相关障碍""应激相关障碍""分离障碍"以及"躯体痛苦和躯体体验障碍",形成 ICD-11 中 5 个新章节,并对分类名称做了相应调整。"伴有生理紊乱及躯体因素的行为综合征"被拆分为 ICD-11 中的"喂养及进食障碍""无法在它处归类的产褥期伴发的精神及行为障碍以及在它处分类的障碍"及"疾病伴有的心理及行为因素"。其中,原来为单独列项的疑病症也归为躯体症状及相关障碍的一部分。此一大类疾病的主要特征是:患者持久地担心或相信存在各种躯体疾病,反复就医,反复陈述躯体症状,不断要求各项医学检查,强烈要求治疗。无视各种医学检查阴性的结果,即使医生向其反复解释、再三保证没有器质性病变,仍不能打消患者的疑虑和担忧。其中一些患者即使确实存在某种躯体的不适,但其疾病严重程度也远远不能解释患者所感受到的身体的痛苦体验。这类疾病一般呈慢性化,病程至少在 2 年以上,极少自愈。这些患者最早出现躯体不适的症状往往和他们经历的生活应激事件、艰难处境、人际关系冲突、慢性生活压力、家庭环境、本人个性特征、认知应对方式等密切相关,在症状出现并反复发作、固化后,和外部诱因的关联性逐步减少。虽然此病是一种明确的精神疾病,但患病者本人却常常否认心理因素的存在,也拒绝探讨心理层面的种种可能原因。一些患者在躯体严重不适后出现了明显的精神痛苦、悲观、焦虑和抑郁情绪,甚至产生了绝望、消极观念等,也同样如此地否定自己所患的是心理疾病。患者对疾病所持的坚定的否决态度,往往让接诊医生束手无策,医患双方均感到失望和受挫感。基层内科医生并不擅长对此类疾病的诊治,一般会推荐这些患者去和症状相对应的各个专科做深入检查,直至各科宣告诊断不明确或根本不能成立、治疗无效果,才最后被推荐来精神心理科就诊。

躯体形式障碍包括：躯体化障碍、疑病症、躯体形式的自主神经紊乱、持续的躯体形式疼痛障碍及其他及未分化的躯体形式障碍等。下面我们主要介绍躯体形式障碍中最为常见的躯体化障碍。

## 一、躯体化障碍

### 【案例】

小 A 是一个性格内向、胆小羞涩、不太合群的女孩子，今年 29 岁。7 年前大学毕业后在一家外企做文案工作，同年和相爱多年的男友结婚。在最近 6 年来逐渐出现反复发作的腹痛、尿频、尿急。起初是在工作疲劳的情况下发生，休息几天后能好转。后发作频繁，程度加重，一有腹痛，即要去厕所小便，严重时伴双下肢无力、头晕、全身虚脱感。在办公室里，她担心反复上厕所会被同事耻笑。而在外出途中，她怕自己找不到厕所会突然尿失禁。小 A 去医院内科、泌尿科多次就诊，检查了尿常规、腹部 B 超、腹部 CT、膀胱镜及各项生化等检查均无异常。医生告知她并没有器质性疾病，但腹痛、尿频、无力等症状始终消失不了，小 A 整天担心自己的身体还有没查出来的疾病，精神紧张、害怕，不敢出门，不愿去上班，请了长病假。近 2 年来，小 A 几乎每天在家里休息、养病，服用了很多中药、西药、保健品等，每周去一次医院就诊。在家她也无法专心看书、娱乐、工作，对未来没有任何计划，对自己的身体感到担忧。小 A 带着症状在各个医院就诊，最后被内科医生转诊到精神心理科。在抗焦虑治疗及一系列心理评估、访谈干预后，小 A 回忆起首次发病和心理因素有关。她自幼在父母的悉心照顾下生活，平时略有身体不适，母亲便会十分紧张，并加倍关心她，母亲认为她是一个弱不禁风、始终长不大的孩子，需要家人的完全照顾。7 年前结婚后，小 A 开始和丈夫独立生活，不再有母亲无微不至的照料，且和丈夫的感情发展并不顺利，丈夫工作繁忙，很少去关心小 A 的情感需要，她在独立持家后感到难以胜任家务以及维持两个家庭各方面的往来关系。小 A 感到自己很无能，常自责，并认为丈夫对她不满意，担心丈夫迟早会离开她，遂出现各种身体不适希望能获得丈夫的关注。在发病早期，丈夫会陪她去医院就诊，安慰她。但随着时间的延长，丈夫认为她是性格太作、故意装病，不再愿意陪伴她就诊。小 A 很委屈，身体的不适感愈发加重，腹痛、尿频、下肢酸胀感、疲乏无力等让她筋疲力尽、难以忍受，她的就医之路变得更加频繁和艰难。根据她的症状特点、各项实验室和辅助检查结果、病程，排除各项躯体疾病，医生考虑她的疾病诊断是：躯体化障碍。

**（一）临床表现和诊断概述**

躯体化障碍（又称 Briquet 综合征、伯里奎特综合征）的主要特征是多种多样、反反复复出现、经常变化的各种躯体不适，这些不适感可涉及身体的任何部位或器官。在转诊到精神心理科前，大多数患者已在综合医院或专门的医疗保健机构长期就诊，症状已经持续多年。患病者女性明显多于男性，并常在成年早期发病。最常见的症状是消化系统不适（胃胀、食欲缺乏、腹痛、恶心、呕吐、呃逆、打嗝、泛酸等）、心血管症状（心慌、胸闷、胸痛、气短等）、神经系统症状（头痛、头晕、耳鸣、反应迟缓、记忆力减退、头胀、视物模糊、肢体无力、行走不稳、手足麻木、抽搐感等）、泌尿生殖系症状（排尿困难、尿频、尿急、生殖器或其周围不适感；异常的或大量的阴道分泌物等）、异常的皮肤感觉（瘙痒、刺痛、麻木、烧灼或冰冻感等），性和月经方面的主诉也很常见。临床需要注意的是，患者的这些症状是经常变化的，并不固定于某一种特定的形式和程度，并不局限于一个系统。临床上确立诊断，必须在下列 4 组症状中至少有 2 组、6 个症状以上：①胃肠道症状；②呼吸循环系统症状；③泌尿生殖系统症状；④皮肤症状或疼痛症状。各项体格检查、实验室及辅助检查均未发现相关躯体疾病的证据，症状持续在 2 年以上。

虽然各项的结果基本都在正常范围内，患者仍感到痛苦和害怕，不断反复就医，要求各种不必要的检查、治疗甚至创伤性手术，医疗方面的费用开支非常庞大，医生的反复合理解释和各种医学辅助检查的正常结果都不能使患者的疑虑消除。因为难以解释的各种躯体不适感的持续存在，患者会质疑医疗检测的准确性、质疑医生的诊疗水平，认为目前的医疗技术存在局限性，故认为其真正的重大疾病未被发现。由于患者辗转、分散于各个医疗机构，就诊的多为非精神科，故最终被识别并转诊到精神心理科时往往已病程漫长、症状多样化，病情较为严重，患者的社会功能已受到不同程度的影响。长期对躯体不适的关注使得患者的情绪紧张不安、整日忧心忡忡、沮丧低落、自责自怨、对现实和未来悲观，耗费大量的财力和精力在就医和恐惧担忧中，失去了日常生活的平静感和愉悦感，个人的工作、生活和家庭关系、社会关系均显著下降。

该病在女性中的患病率要比男性高约 10 倍，女性的终生患病率在 0.2%～2.0% 之间，而男性则低于 0.2%。躯体化障碍常与其他几种障碍共病，包括重度抑郁障碍、惊恐发作、恐惧症、广泛性焦虑及物质成瘾等。国外资料显示，符合诊断标准的人中多是单身、非白种人、受教育文化程度低、低经济收入、家庭关系不良、居住农村或城市偏僻地区等。国内采用躯体形式障碍筛选表和躯体障碍评定表检查内科和神经内科门诊患者，根据 ICD-10 诊断标准，在一般人群中，估计躯体形式障碍的患病率为 18.2%。另一项研究表明，综合医院内科门诊患者中有 2.7% 为躯体化障碍。本病起病隐匿、病程慢，确诊率和治愈率低，非精神科医生识别率低，疾病的预后较差。

### （二）躯体化障碍的病因

躯体化障碍在临床上很常见，但具体病因目前尚不能确定，生物 - 心理 - 社会因素对疾病的发生、发展的各个阶段有不同程度的影响。有研究发现，它和遗传有关，具有家族遗传的倾向性。一些研究显示，大约20%的躯体化障碍患者的女性一级亲属也同样符合躯体化障碍的诊断。有研究报道它和家庭环境因素有关，尤其是女性患者，具有不良家庭背景的女孩子成年后更容易出现躯体化障碍，同时伴有反社会人格倾向。

现代心理动力学认为焦虑是所有身心疾病的共有特征，在广泛性焦虑、强迫症、应激障碍、恐惧症等疾病中症状更多表现为情绪上的焦虑、紧张、不安，能为患者的自我意识所识别，故患者会主动寻求精神心理方面的帮助。而躯体化障碍、惊恐发作等，患者主要感受到的是躯体的不适，使用的是器官语言形式来表达焦虑和不满，患者存在语言述情功能的障碍。躯体化障碍患者的个体成长过程往往存在更多和父母教养有关的问题，其原生家庭中，缺乏来自父母情感上的理解、关心、温暖，尤其是母亲对孩子在生活上过于干涉、过度保护、过于溺爱等，在情感上却常常忽视和拒绝孩子的需求，躯体化障碍的患者在儿童时代就无法获得共情性支持。故躯体化患者的人格多为被动依赖性、回避性人格，他们不擅长解决生活中的冲突、应激，不擅长人际协调、沟通，不擅长言语表达内心的困惑和痛苦。在遇到负性生活事件的时候，他们采用的防御方式是压抑、退行、否认、转换、隔离、自我攻击等，来逃避实际的困难。由于缺乏早期来自父母的情感支持，躯体化障碍患者情感需求从来没有被满足过，他的情感（包括爱和愤怒）从未被认可过，久而久之，他内化了这部分：即情感的表达是无效、徒劳、会受到他人的嘲讽和惩罚。他们的核心自我非常弱小，习惯性使用压抑自我去顺从父母或他人的要求，不敢也不会表达合理的愤怒和诉求，甚至否认自我情感的需求。在重大的精神压抑下，痛苦唯一的出口就是用躯体的不适去表现，如同退行到儿童时代，只有当身体不适时，才会得到父母的悉心关心、照顾和爱。当成年后，躯体化障碍的患者已经习惯性地潜意识隔离、否认自己的情感需求，用各种躯体的不适来呼唤他人的关注和同情，此时的他人不仅仅是父母，也包括他的配偶、兄弟姊妹、子女、工作伙伴、友人、医生等。患者的躯体疾病能使他在某种程度上可以免除一些责任，得到他人的同情和援助，间接的获益又强化了他的躯体不适和疾病观念。如此反复，患者躯体的症状更为加强、甚至泛化、变得更真实可信，患者的精神痛苦也更为复杂，患者对自己无能为力，只能徒劳无助地反复就医，希望寻求解决之道。由于患者意识不到症状和他的心理因素存在相关性，故大多数躯体化障碍的患者排斥精神心理科。对其进行心理干预较为困难，非一朝一夕能够达成。

神经心理机制的研究发现，躯体化障碍的患者存在脑干网状结构注意和唤醒机制的改变。人体内脏活动受自主神经调配，普通个体一般不能感受人体内脏器官的活动，因为它们在网状结构或边缘系统等整合机构中已经被过滤掉了。此类生物进化可保证个体将注意力指向外界，而不为体内各种生理活动所纷扰。而一旦脑和自主神经的滤过功能失调，患者的各种内部躯体不适感增强，各种生理变化信息就会不断被感受，久而久之这些生理变化就可能被患者体会为躯体不适的症状。脑的影像学检查证实躯体化障碍患者多伴有大脑半球双侧额叶的功能缺陷及非优势半球的功能减退。一系列听觉诱发电位检查的基础研究也证实躯体化障碍患者多伴有皮质功能异常。

生物学机制研究发现，躯体化障碍患者有免疫功能的变化，T淋巴细胞活动降低（CD8和IL-6降低），单核细胞活化（IL-IRA增加），从而推测免疫系统和内分泌系统，神经递质及氨基酸可能起一定作用。

（三）鉴别诊断

1. 躯体疾病　一些躯体疾病，如：甲状腺功能减退、多发性硬化、脑动脉硬化、大脑和周围神经的变性性疾病、早期肿瘤等、肾上腺功能减退等，在发病早期症状不典型，客观的医学证据不足，患者可以同时伴有继发的情绪障碍，对疾病的过度焦虑等。

因此，诊断躯体化障碍必然要排除各类常见和罕见的躯体疾病所引起的躯体不适的诊断，对本病的病程要求必须2年以上。

尤其在临床上，对年龄超过40岁而首次表现为各种躯体不适为主要症状者，一定要慎重下诊断，不能仅仅根据患者有心理诱因、个性容易受暗示性、存在适应不良性人格、初步检查未发现阳性体征等就轻易做躯体化障碍的诊断。

2. 抑郁症　抑郁症是常见的反复发作性重性精神疾病，常伴有躯体不适症状，如：乏力、铅管样沉重感、头痛、心悸、胸闷等，慢性躯体化障碍也常继发抑郁情绪，两者需要鉴别。抑郁症的首发症状和核心症状是：情绪低落、快感缺失、伴精神运动性迟滞、动力缺乏，自罪自责等，不以躯体症状为主。重性抑郁会伴生物学方面的症状，如：睡眠节律的改变，早醒，早醒的标准是比正常睡眠醒觉时间早2个小时以上，抑郁症状呈晨重暮轻等特点。有明显体重减轻及悲观、消极言行等症状可资鉴别。重型抑郁症会有猜疑、妄想等精神病性症状。而躯体化障碍的抑郁情绪一般较轻，为继发性，可资鉴别。

3. 精神分裂症　早期可有各种躯体不适主诉及疑病观念，但内容多离奇、怪异、多变、不固定，多和思维障碍和感知觉障碍相关，行为紊乱，患者确信自己感知和思维异常是合理存在的，不认为有病，故并不积极求治，可资鉴别。

4. 广泛性焦虑　常对身体疾病、家庭、财产、安全等多方面的过度关注，有持续、全面的精神紧张不安、担忧、震颤、坐立不安、自主神经功能紊乱等，更多关注担心生病、经济状况、工作能力、家人安全等多方面问题引起的不良后果，伴自主神经功能紊乱，患者能认识到自己情绪的异常，并主动寻求精神专科医生的帮助，配合治疗，短期治疗有效，预后好，可资鉴别。

5. 疑病症　躯体化障碍患者关注的重点是症状本身及症状的个别影响，患者要求诊断、治疗以消除症状，患者常有到处就医、过度使用药物的现象；而疑病症表现为相信或担心已患了某种严重疾病的先占观念，患者就诊的目的是要求检查以确定或证实潜在的疾病，患者通常害怕药物及其副作用。两者可以此鉴别。

（四）治疗

1. 一般治疗 躯体化障碍是神经症的一种，患者有自知力，有主动求治的积极意愿。其主要治疗形式是：心理治疗为主。但躯体化障碍患者由于反复、多种、频繁变化的症状迁延多年，多数患者沉浸在躯体不适的体验中，几乎不会主动到精神心理科求治。因此对这些患者的关键的处理往往取决于最初的综合医院医生与他们的协调沟通。经治医生可根据手头的检查结果和患者讨论他们的症状，限制患者做各项无谓的检查和药物治疗，提供限时的、有规律的约诊。在对患者进行的疾病宣教中，要强调精神因素和躯体症状之间的联系，帮助患者应对他们的症状，并找到症状之下的心理根源。一般综合医院难以提供长程的心理治疗，故必要时转诊到精神心理科。

2. 心理治疗 对躯体化障碍的患者进行心理治疗的首要条件是：建立一个共情、理解、良好、稳定、把控有度的医患关系。首先，理解并承认患者的痛苦是必要的，尽管症状被夸大了，但患者的痛苦是真切的，并非完全故意和做作的。患者的各种症状存在具有意义，症状象征着呐喊，隐喻着患者希望得到他人的救助。大多数患者早期不能理解此类疾病的概念，很难通过简单的医学教育普及令其接受疾病诊断和配合治疗。故接诊的医生需要有足够的耐心去容纳患者一开始长篇累牍的抱怨，不要抱有短期干预、一针见血、患者顿悟、快速见效的乐观想法。在信任、共情的医患关系建立起来后，可尝试将忧伤整合到治疗当中，即引导患者将躯体的症状和内心的情感体验建立联系。鼓励患者用语言表达他的痛苦症状背后的各种无奈、无助、愧疚、愤怒交织的复杂体验。

心理动力学治疗能帮助患者探究并领悟症状背后的内在意义和特殊的心理冲突，通过自由联想、移情、分析阻抗、梦的解析等技术进行澄清、对质、诠释和修通,对患者不成熟的防御方式进行理解和调整,能促进患者人格的成熟,对于症状的彻底缓解有效,但治疗疗程较长,对患者本身的自省能力也有一定要求。

认知行为治疗通过帮助患者识别负性自动想法,改变不合理的想法和观念,纠正适应不良性行为,并通过现实检验、去注意、自我观察、行为激活等技术,配合家庭作业、放松训练、系统脱敏疗法等行为治疗降低焦虑程度,治疗结构性强、目标明确、疗程较短,对于缓解躯体化障碍患者的症状有确定的疗效。

近几年来表达性艺术治疗技术在临床上的应用日趋增多,其理论研究及临床使用均取得较为广泛和显著的成效。如:戏剧治疗、叙事疗法、音乐治疗、心理剧治疗、沙盘游戏治疗,可帮助患者将思想和情感投射到创造性表达中,促进自我表露,释放强烈的情感和冲动,获得不同的体验,激发潜力,解除固着于躯体的症状。表达性艺术治疗常以开放性、以团体形式开展,可将缺乏社会支持的患者紧密联系起来,增强他们的信心,发觉他们的潜力,获得痊愈的希望。

另外,支持性、解释性心理治疗、针对患者家属的心理学教育,减少患者及家属对心理疾患的病耻感,使家属也能理解躯体化障碍是一种心理疾病,它的由来、发展与个人的成长、家庭、人际关系、目前主要冲突以及目前的症状有关,加强患者和家属对疾病的理解,以转变对患者的态度和情感、行为,共同配合到对患者的治疗中,可增强治疗疗效。

此外,内观治疗、禅修正念、正念治疗、家庭治疗等均可起到疗效。根据每位治疗师的理论学派、临床特长可进行选择。

3. 药物治疗  目前尚无针对躯体化障碍的特效药物,只有当患者出现明显焦虑、抑郁情绪、恐惧、回避、消极等时,可给予小剂量新型抗抑郁药物(如 SSRI、SMRI、NASSA、丁螺环酮、曲唑酮、阿戈美拉汀等)抗抑郁焦虑治疗,如果患者有较为明显的睡眠障碍,可短期使用中短效的苯二氮䓬类药物或酒石酸唑吡坦、佐匹克隆等帮助入睡，但要注意成瘾的风险。中成药物可以选择舒肝解郁丸等，一些患者更愿意接受中药的治疗。使用药物建议做好治疗前、后的评估，早期要告知患者这些药物可能的早期副作用，以使治疗能足疗程、足剂量地使用，以最大程度地帮助到患者。

## 二、疑病症

【案例】

来访者小Z是一位相貌端正、文质彬彬、举止优雅的男士，28岁，曾自营一家动漫创业公司，工作较为繁忙，事业也颇为成功。3年前某次去深圳出差使用了酒店的毛巾擦拭全身后，觉得自己的下身总有瘙痒感。他怀疑自己因为使用了不洁的毛巾，可能感染了艾滋病。回上海后立即去医院查艾滋病抗体，检查结果是阴性的。但小Z不愿相信，他在网上查阅了大量相关的资料，认为自己感染的时间窗太短，故查不出来。小Z自此加入漫漫求医路，并加入了艾滋病病患QQ群，每天和群友讨论疾病的症状、治疗方式、各地专业名医等。他逐渐坚信自己患了艾滋病这个不治之症，除了每周去医院检查一次血抗体。在惴惴不安中他关闭了自己的公司，拒绝和家人一桌吃饭，和爱人分房睡觉，和孩子不再亲近，停止一切娱乐休闲活动。他感到随时可能死亡来临，今后的生活将会极其糟糕，他会失去所有的东西：健康、家人、事业等。每天情绪低落、为自己的病感到羞耻，对不起家人，甚至想结束自己的生命。至今为止，小Z所有HIV的检查都是阴性的，也没有任何明显的躯体症状。医生也向其反复解释他并未感染到任何传染病。小Z仍不愿相信。小Z的家人和其一样深为痛苦，整个家庭被疾病的恐惧笼罩。

小Z最后被转诊到精神科，根据他的症状特点表现、病程，并做了相关的精神科量表检测，诊断明确是：疑病症。小Z在后期的心理治疗中回忆起，他从小是个用功、努力、循规蹈矩的孩子,父母对他寄予了很大的期望。但他的学习成绩始终在班级排名中等上下。进入高三学习后,学业困难程度加重,小 Z 的压力非常大。他花费了比别的同学更多的精力投入学业,但到高考的时候只达到了一个普通大专的分数线。在同学面前他一直自卑,也不再参与同学聚会。大专毕业后到了动漫广告公司,小 Z 比其他同事更用心工作,的确取得了不错的业绩,受到领导的欣赏。此后,一个很好的机遇来临,他自创了一个动漫公司,事业开始稳步上升。尽管如此,小 Z 的内心总感到不安,认为自己的能力很差,他觉得现在的成功不是他真实能力的表现,只是运气好。他始终担心哪天好运过了,他又会回到过去,也就是现在再怎样力争上游,他也只是个普通人,甚至是个失败者。在得知可能怀疑了感染艾滋病的时候,他突然感到某种轻松感,好像生了病,就可以免去好多责任,就可以不去担忧未来。为自己的各种不顺利找到了一个借口。自己需要去看病,去照顾自己,暂时可以休息,而公司运营不佳也不再是自己能力不行的原因。

疑病症又称疑病性神经症,目前归类在喂食及进食障碍一栏。主要表现是指患者担心或相信已经患有一种或多种严重躯体疾病,尽管这些躯体症状可能不是事实,或并不严重。甚至某些正常或普通的感觉与外观也常被患者视为异常和令人苦恼的。但患者主观上否认这些正常的报告结果,仍旧反复就医,要求进行各项先进的检查手段,甚至要求积极的有创性检查或治疗来证实他的预测。尽管事实确凿,接诊医生也反复向其解释已排除相应疾病,这些都不能打消患者的顾虑。疑病症者仍坚信自己已罹患重症,坚信这些疾病将给本人带来毁灭性的后果。其继发的担心、恐惧、焦虑或抑郁严重干扰到患者的日常生活。本病多在 50 岁以前发病,为慢性波动性病程,男女均可发生。

和躯体化障碍不同,疑病症患者的注意力通常只集中在身体的一个或两个器官或系统之上,并不泛化。

　　1982 年我国 12 个地区精神疾病流行病调查,疑病症的时点患病率为 0.15%,占全部神经症的 0.7%,居各类神经症之末。虽然统计数据显示疑病症的患病率不高,实际临床上此类患者人数并不在少数,多分布在综合医院或社区卫生服务中心的非精神科,有大量患者未被识别和明确诊断。虽然各个年龄均可患本病,但以 20～30 岁的年龄区间首发病例最多。

　　本综合征男女均有,无明显家庭特点(与躯体化障碍不同)。确诊需要存在以下两条:①长期坚定不移地相信其症状隐含着至少一种严重躯体疾病,尽管反复的检查不能找到充分的疾病依据;或存在持续性的先占观念,认为身体有畸形或变形。②拒绝接受所有医生关于其症状并不意味着躯体疾病或异常的忠告和保证。疑病症还包括:身体变形障碍、变形恐怖(非妄想性)、疑病神经症、疑病症、疾病恐怖。

### (一)疑病症的病因学研究

　　疑病症的发病和个性、人格基础、个体生理差异性、应激事件、家庭和社会环境等均有关。

　　1. 人格基础　疑病症患者多在童年期就具有较强烈的内省性个性,多数个性孤僻、喜独居、不擅长人际交往、胆小、固执、自我评价低、内向、过分关注自身、敏感、自我中心、自恋、兴趣狭窄、缺乏发散性思维,不自信、胆怯、脆弱,容易受到暗示性,这些个性特征可成为疑病症发病的人格基础。

　　2. 家庭、社会环境因素　疑病症患者往往在原生家庭受到无微不至的照顾,尤其是来自母亲的过度关心,在其成长过程中,受到来自母亲的强烈控制。成年后仍不能离开原生家庭。疾病的造成也常和早年受过疾病的重大伤害体验有关,这种伤害不仅包括本人曾罹患过某种疾病,也包括曾获知或亲眼目睹自己的亲人或朋友死于某种严重疾病,患者怀疑自己也不能幸免于难,可能遭受同样疾病折磨。同时在反复就诊中,偶有医生的不恰当言论解释,过多的医学仪器检查,不必要的过分治疗等都可能促进疑病观念的产生和加重。

3．躯体因素 一般来说，个体内脏的活动相对稳定，不受大脑思维的直接控制。在正常情况下，内脏活动受自主神经的支配，传向中枢的冲动并不进入意识，冲动经网状结构或边缘系统已被过滤掉。只有在这些内脏活动相当明显时，比如肠蠕动、胃胀气等内部刺激较强时，信息才传到意识领域，引起相应的感觉和行为反应。疑病症患者可能存在正常上行性内部刺激过滤功能失常而导致病理性应激性亢进，故患者的感觉痛阈值下降，警觉性提高，将注意力指向身体内部。此外，特殊的年龄阶段，如：青春期或更年期的人容易出现一些躯体感觉上的变化和自主神经不稳定的症状，如心悸、潮热、盗汗、遗精、生殖器官的发育或萎缩等，对这类正常生理现象的自我不合理解释均会促进疑病观念的产生。

4．心理因素 疑病症患者存在对疾病焦虑情绪的消极认知和不良的处理方式，亦称为疑病性素质。他们对自己的身体过分关注，对躯体的细微变化会进行深入的思考和联想，反复的思考引起情绪的不稳定，如恐惧、灾难来临感，这些情绪变化又强化了患者"有病"的观念，逐级形成危险来临的恶性循环。尤其在受文化教育程度较低、经济不发达的地区，患者不能很好地进行情感的表达，或是认为情感的表达是羞耻的。患者的认知系统直接对一些躯体感觉和变化做出不恰当、灾难化的解释，导致疑病观念被反复强化。

（二）临床表现

疑病症的临床表现有如下特征：患者持续存在患有某种或多种严重的疾病或目前尚未被识别的某种疾病的先占观念，对身体细节状况过分关注，常见的部位是头、颈、腹部和胸部，肌肉骨骼系统症状最多见，其次为胃肠道和中枢神经系统。症状的表现多种多样，有的患者对具体的感知描述可极为具体、鲜明、逼真，如患者会感到胃肠扭转、膀胱总是充盈状、肝脏肿胀、四肢和胸腹部虫爬感、脑部充血、咽部有异物、脊柱钝痛、关节变形感，部分患者会有特殊的嗅觉障碍，常诉闻到难以忍受的臭味，有变形恐惧的患者常诉自己的身体形态有奇怪的变化，如鼻梁不正、眼睛两侧不等大、颧骨过高、乳房形状异样、头颅骨部分突出等，患者会执意要求要做整形手术。有的患者则体验到定位不清楚、性质模糊的不适感，如：头痛、耳鸣、恶心、反酸、呼吸困难、胸背痛、腹泻、尿频、行走不稳等，患者坚信自己体虚有病。

此类患者热衷于向医生或亲朋好友反复诉说自己的病因、病症部位、起病形式和就医经过，有时将检查结果和医生的解释牵强附会地加入自己的解释，希望获得他人的理解和支持。

疑病障碍同时可以有以下特征：①持续性警觉性增高：持久的焦虑、不安、恐惧、睡眠障碍。②密切关注身体的细微变化，轻度的不适就会产生极大的自我暗示反应，如：惊恐发作、濒临死亡感等。③回避：回避是指极力避免与疾病接触。④患者日常生活发生重大的改变，不再关注娱乐、工作、家庭生活等，全部的精力置放在反复检查其深信不疑的躯体疾病，用刻板的观念和行为来指导饮食或生活方式，反复去各个医院就诊和寻求保证。会花费大量时间去反复查阅医学书籍资料、查询网络相关信息。患者虽然对医药知识特别感兴趣，但受文化程度影响，其实对疾病的认识一知半解、似是而非。

（三）诊断

除了具备神经症性障碍的共有特征外，必须以疑病症状为主要临床相，且至少有下述中的一项：

1. 对身体健康或疾病过分担心，其严重程度与实际情况明显不相称。

2. 对通常出现的生理现象和异常感觉作出疑病性解释。

3. 牢固的疑病观念，缺乏充分根据，但不是妄想。

4. 反复就医或反复要求医学检查，但检查结果阴性或医生的合理解释不能打消顾虑。

病程要求：2年以上。

## （四）心理测量工具

目前国外有较多的心理量表能够从不同的方面测量疑病症的认知特点并进行严重程度的评估，我国对其中一些问卷进行了翻译和研究，但实际临床应用并不多。

1. 疑病症认知特点的测量工具　主要有怀特利指数（Whiteley Index，WI）、疾病态度量表（Illness Attitude Scale，IAS）、躯体症状障碍 B 标准量表（Somatic Symptom Disorder-B criteria scale，SSD-12）和躯体症状体验问卷（Somatic Symptoms Experiences Questionnaire，SSEQ）。

2. 疑病症失调信念的测量工具　健康认知问卷（Health Cognitions Questionnaire，HCQ）。

3. 疑病症躯体感受度的测量工具　躯体警觉性量表（Body Vigilance Scale，BVS）、躯体感觉扩大化量表（Somatosensory Amplification scale，SAS），和焦虑敏感性指数（Anxiety Sensitivity Index，ASI）等。

4. 明尼苏达多项人格调查（MMPI）　是迄今应用极广、颇富权威的一种自评式人格测验。该问卷的制定方法是分别对正常人和精神患者进行预测，以确定在哪些条目上不同人有显著不同的反应模式，因此该测验最常用于鉴别精神疾病。

MMPI 选用的内容范围很广，包括健康、身心症状、神经病学障碍、运动障碍、性、宗教、政治、常识、社会态度、教育、职业、家庭、婚姻问题，以及许多常见的神经症或精神病的行为表现，如强迫观念和行为、偏执、妄想、牵连观念、抑郁、焦虑、恐怖症等。MMPI 的各分量表包括：①疑病人格量表（Hs）；②抑郁人格；③癔症人格；④病态人格；⑤偏执人格；⑥神经衰弱人格；⑦精神分裂症人格；⑧躁狂症人格量表；⑨内外向人格调查表；⑩男性化 / 女性化量表。总问卷 566 分。

对疑病症患者应用 MMPI 调查可协助诊断，其中疑病人格量表(Hs)总分达 60 分以上时,对疑病症有参考意义;70 分以上者有临床意义,疑病(Hs)分量表涉及的条目如表 2-4-1。

表 2-4-1 疑病(Hs)分量表条目

| 序号 | 条目 | 序号 | 条目 |
|---|---|---|---|
| 1 | 我的胃口很好 | 17 | 我的胃有很多毛病 |
| 2 | 我早上起来时,多半觉得睡眠充足,头脑清醒 | 18 | 我从来没有吐过血或咯过血 |
| 3 | 我的手脚经常是很暖和的 | 19 | 近几年来,大多数时间我的身体都挺好 |
| 4 | 我现在的工作(学习)的能力,和从前差不多 | 20 | 我的体重既没有增加也没有减轻 |
| 5 | 我很少有大便不通的毛病 | 21 | 我有时候觉得我的头一碰就疼 |
| 6 | 恶心和呕吐的毛病使我苦恼 | 22 | 我不容易疲倦 |
| 7 | 我有胃酸过多的毛病,一星期发作好几次,使我苦恼 | 23 | 我很少头晕眼花 |
| 8 | 我睡得不安,容易被惊醒 | 24 | 我能阅读很长时间,而眼睛不累 |
| 9 | 我的身体和我的大多数朋友一样健康 | 25 | 许多时候,我觉得全身无力 |
| 10 | 我从来没有因为胸痛或心痛而感到苦恼 | 26 | 我很少头痛 |
| 11 | 我的身体的某些部位,常有像火烧、刺痛、虫爬、麻木的感觉 | 27 | 走路时保持平稳,我并不困难 |
| 12 | 我的大便正常,不难控制 | 28 | 我从来没有感到心慌气短 |
| 13 | 我从未感到脖子(颈)后面疼痛 | 29 | 我几乎没有什么疼痛 |
| 14 | 我为每隔几天或经常感到心口(胃)不舒服而烦恼 | 30 | 我的皮肤上有一两处麻木 |
| 15 | 我很少有肌肉抽筋或震颤的毛病 | 31 | 我的视力和往年一样 |
| 16 | 我时常觉得头胀鼻塞似的 | 32 | 我很少注意到我的耳鸣 |

## （五）鉴别诊断

1. 器质性疾病　疑病症的症状表现多种多样，主诉可包含涉全身各个系统的重大疾病。早期的确需要和一些临床上并不常见、症状复杂的疾病，如：多发性硬化、心内膜炎、系统性红斑狼疮、风湿免疫系统疾病、周期性瘫痪、肾上腺素病、甲亢或甲减等多种疾病进行鉴别。在诊断疑病症前需进行全面检查以排除相关躯体疾病，且疑病症的病程要求在 2 年以上。

2. 躯体化障碍　躯体化障碍的患者的躯体不适感累及各个脏器，涉及全身多个系统，让患者痛苦的是躯体的不舒服感，且这种不适感是经常变动的，患者本人并不明确具体的疾病所在。而疑病症患者对疾病有先占性观念，对自己的躯体疾病有他自己的解释，关注的重点是躯体障碍本身何时可以确诊，及其将来的后果，怎么去治疗等。

3. 抑郁症　两者可共病，且抑郁症最常伴有疑病症状，但重性抑郁的主要核心症状是：快感缺失、动力减退、兴趣缺乏，睡眠障碍、体重改变，自责自罪等症状，抑郁患者清楚地知道内心的痛苦，并积极寻求精神专科医生的诊治。即使有躯体症状，也是比较轻微的乏力、心悸、胸闷、头晕等，可累及多个系统，但疼痛的程度并不剧烈。经过抗抑郁治疗常能获得显著的疗效，而疑病症的症状表现多样化，本人也拒绝精神心理科的疾病解释。

4. 焦虑和惊恐障碍　均属神经症谱系疾病，焦虑症和惊恐障碍患者常伴有自主神经支配的心悸、盗汗、尿频、手足发抖、坐立不安、反复排尿排便等躯体不适，可有入睡困难、睡眠浅、多梦等睡眠障碍。但焦虑障碍的患者通常能接受医生给出的医学解释并感到放心，能感受及表达出情绪上的不良体验，也不会确信自己患有某种躯体疾病。焦虑症患者的自知力完好，治疗依从性好，经药物和心理干预后短期即可获得良好的疗效。

5. 精神分裂症　早期可有疑病症状，但内容多为离奇、古怪、不固定,常有感知觉、思维联想的障碍。在长期使用一些老一代抗精神病药物后,患者也会出现强迫性疑病的观念。但患者对这些症状往往能适应,并不积极求治,可以鉴别。

### (六)疑病症的治疗

首先,在排除各项躯体疾病,疑病症诊断明确之后,应该建议患者停止各种不必要的检查。疑病症的治疗一般以心理治疗为主,辅以药物治疗。多种流派的心理治疗对患者都会有帮助,包括支持性治疗、精神动力性心理治疗、认知行为治疗、人际心理治疗、团体或家庭治疗等。其中,较为推荐森田治疗。

1. 一般心理治疗　疑病症的患者在得到诊断前已经经历了长期的求诊之路,尤其在初级保健机构或大型综合医院的各个科室。仅仅针对他所关心的疾病进行解释,也难以消除他的疑虑。故接诊该病患者,对非精神科医生会是很大的挑战。就诊医生须有极大的耐心,可以先给予支持性心理治疗为主,要耐心细致地听取患者的诉述,对他们出示的各种检查结果,持同情关心的态度。与患者建立良好的关系,获得患者的信赖。当患者能初步信赖医生,在认可接纳患者确实存在明显躯体不适感的基础上,对疾病的性质进行科学合理的解释,避免纠缠于讨论症状本身。接诊医生要引导患者认识其疾病的本质不是躯体疾病,而是一种心理障碍。另外,减少就医的次数,注意力转移到疾病以外,环境的转移,获得家属的帮助,生活方式的改变,参加各种社交活动可使患者重新思考疾病和生活的意义,引导患者做另一种有趣的事情,来取代纠缠自身的痛苦。

2. 森田疗法　森田疗法是日本著名精神医学家森田正马创立的一种心理治疗,它以东方文化为背景,以治疗神经症为特点,森田治疗的治疗原则是:顺其自然、为所当为。森田正马认为具有疑病素质的患者具有典型的精神交互作用,即关注躯体疾病,并聚焦于症状,会再次扩大了疾病的观念和不良感受,强化了原有的疑病信念。只有打破这种精神交互作用,才能出现希望。对患者进行森田心理学知识教育，认识精神活动的规律，接受自身可能出现的各种想法和观念。不去刻意对抗自己的想法，而只需注意自己所采取的行为。认清这一点，即人类的情感反应、不恰当的感知觉有其自身的规律，不以人的意志为转移。人类都会有焦虑、害怕、苦恼、担心罹患和死亡的本能恐惧，总想回避、压抑、转移消除这类不适的情绪，但愈是要回避，愈会陷入其中。唯有对这些症状采取开放、接受态度，一方面不会强化对症状的主观感觉；另一方面，因为不排斥这种感觉，而逐渐使自己的注意力不再固着于刻板症状之上，打破了精神交互作用，使症状得以减轻直至症状消除。森田疗法分为4期：绝对卧床期、轻工作期、重工作期、生活实践期，一般需要住院3个月。在早期住院治疗期间，患者与外界完全隔离，禁止娱乐、会客、交流等，每天的查房医生不问症状，只是鼓励患者坚持忍受症状，体验烦闷及解脱的过程，只看可控行为的有利结果，激发对外界事物的专注力和兴趣。治疗后期，让患者带着症状行动，并逐步体会简单工作的乐趣，使精神痛苦转化为"生的欲望"，逐步顺其自然地消除症状，回归社会。森田治疗目前也可在门诊进行，需要患者和家属的共同配合。

3. 认知行为治疗　认知行为治疗帮助患者识别对症状的不良认知及负性思维，纠正患者的非黑即白、过度引申、任意推断、选择性概括、夸大或缩小、"全"或"无"、非黑即白等认知歪曲，帮助患者主动识别自动想法和认知性错误，并进行真实性检验、去注意、监察苦闷或焦虑水平，控制焦虑和全面容纳焦虑，直至形成理性思维。从而学习自我管理，减轻疑病观念和反复就诊的不良行为。

4. 药物治疗　药物治疗作为辅助治疗，主要针对患者的抑郁、焦虑、睡眠障碍等情绪症状，可使用新型抗焦虑与抗抑郁药如选择性 5- 羟色胺再摄取抑制剂，选择性 5- 羟色胺和去甲肾上腺素再摄取抑制剂等，对于难治性病例可选用小剂量的非典型抗精神病药，如喹硫平、利培酮、奥氮平等以提高疗效。疑病症患者依从性差，单纯药物治疗疗效欠佳。

## 三、分离(转换)性障碍

【案例】

小 C 是一个 23 岁长相清秀甜美、说话有些奶声奶气、脸庞充满稚气、身形娇小的女孩子，首次就诊由她的姐姐陪同来，本人当时不愿就诊精神心理专科。就诊的原因是"部分性失忆 2 个月。"2 个月前，小 C 意外怀孕，由于她未婚且她的家人不能接受她的男友，她的父母强迫她去做了流产手术。全麻手术很顺利，但走出手术室后，小 C 突然失忆。她无论如何也想不起来医院做手术的事情，她也不认识她曾经深爱的男友，不记得他们曾经共同生活过。术后，小 C 平静地离开了男友，回到父母的身边。此后她精神萎靡不振、恍恍惚惚，反应变慢，记忆力很差。早期在综合医院就诊，考虑是麻醉药物引起的一过性、逆行性记忆功能减退。但 2 个多月过去了，小 C 的部分失忆没有任何改善，那段轰轰烈烈的感情经历似乎被她自己完全遗忘了。尽管她能照顾自己的生活起居，能做家务，能和父母、姐姐交流对话，也愿意回去工作。可是她好像变了一个人似的，变得麻木了、迟钝了、没有生命力了，她不哭不闹，也不痛苦，似乎什么都不在意了。姐姐感觉到小 C 的精神异常，带她来精神心理科就诊，希望唤回她的记忆，恢复到过去的小 C。姐姐补充道，他们的父母是为人非常传统、保守的老人，膝下仅她们两个女儿。老人对孩子要求很苛刻，从小给孩子们灌输女孩子要循规蹈矩、严格服从父母的安排，尤其不能触犯任何与社会道德禁忌有关的事情，比如：自由恋爱和性。孩子们略有过错，父母即会暴怒并施以惩罚，各种威吓教训、体罚、关闭进小黑屋、禁止吃饭等。小 C 在这样的环境中成长，她性格敏感胆怯、内向温和、单纯简单、乖巧懂事，同时多愁善感、爱幻想，极其渴望自由和浪漫的生活，但又不敢反抗父母的意愿。在父母的保护和限制下，小 C 的童年和少女时代和外界的接触很少，专心读书，几乎没有亲近的朋友。2 年前小 C 大专毕业，踏入社会，生活状态发生了巨大的转变。在工作中认识了一位年轻英俊、充满活力、活泼开朗的男友，让她体验到生活的另一面，无拘无束、自由自在的特殊快乐，男友的自由个性深深吸引了小 C，然而恋爱遭到父母的强烈反对。小 C 出乎意料地进行了人生的第一次反抗，毅然离开了父母，和男友在外租房同居。无论在何种社会文化体系下，组建家庭初期都是颇具难度和挑战性的生活大事件，即便只是临时的小型家庭。同居的生活似乎并不如人意，早期的新鲜愉悦蜜月感很快过去，进入平淡普通、日复一日的寻常生活。这似乎和小 C 的期待完全不同。小 C 的心情开始起起伏伏，她常私下告诉姐姐她的担忧：自己离开父母后的深深羞愧和罪恶感、害怕父母对她的失望和伤心，而如果男友哪天离开她，她又将如何面对今后生活等等无助感。她渐渐情绪低沉、常独自哭泣、噩梦、疲惫和无力。这样充满忧虑的艰难生活勉强维持了 2 年，直至 2 个月前意外怀孕，男友不能给予小 C 任何承诺，父母则再一次强硬地介入小 C 的生活，逼迫小 C 去手术。在手术结束、麻醉复苏后，小 C 突然发生了失忆。

在这个案例中，患者的情况是比较复杂的。失忆症的发生只有仅仅 2 个月，而在此前 2 年，已有一系列的精神异常，如：情绪低落、紧张担忧、精神痛苦、躯体不适、睡眠障碍、生活满意度下降等，病前多起重大生活事件：和家庭决裂、离家出走、未婚同居、意外怀孕、被迫终止妊娠、麻醉手术等等，均是患者本身难以解决的矛盾冲突。再结合患者的个体的成长发展史、人格特征、气质类型、原生家庭结构、父母的教养方式等，患者的突发精神疾病存在着人格障碍的基础，经过头颅 MRI 及一系列全身检查，以及人格测试、焦虑、抑郁自评和他评量表等，排除了器质性疾病，小 C 最后的诊断是：分离（转换）性障碍。

### （一）分离（转换）性障碍概述

分离（转换）性障碍属于神经症范畴，俗称癔症或歇斯底里症。往往是由精神刺激或不良暗示作用于易感个体而引起的一类精神障碍。一部分患者表现为分离性症状，如：遗忘、漫游、多重人格、情绪和精神的异常、儿童样退行性行为；另一部分患者表现为各种形式的躯体症状，也即精神异常转换为躯体的不适，如：不明原因的头痛，躯干、四肢的麻木、疼痛，活动无力，失明，失聪，抽搐等，这些症状和体征不符合神经系统生理解剖特点，也缺乏相应的器质性损害的病理基础。这些症状都为了逃避现有难以解决的冲突，无意识状态下进行转换行为，旨在进行自我保护。

早在古希腊时代希罗多德的著作中，已有关于"歇斯底里"的记载，"hysteria"一词起源于"hystero"，翻译成中文是指女性的子宫。古希腊人认为这是女性所独有的疾病，病因和子宫功能异常有关。患病者的子宫会在全身各处游走、生长，故出现对应的各种奇怪的症状，累及全身各大系统，常见的有：呼吸困难、行走障碍、震颤、抽搐、各种形式的疼痛等。当时的医学建议病情严重者应施以子宫切除手术。到中世纪，西欧社会宗教迷信盛行，包括癔症在内的精神病患者常常被看作是魔鬼附体或女巫，患者遭受了非人道的拘禁和残酷的折磨。直至19世纪后，医学、伦理学、自然科学复兴、快速发展，医学界逐渐认识到这是一种大脑功能失调的疾病，由于癔症患者具有鲜明的情感色彩，往往在受到暗示后发病，检查不能发现相应的器质性改变，故该疾病当时被纳入概念尚不清晰的神经症范畴。1897年弗洛伊德与布洛伊尔共同发表的《一例癔症病人的研究》将癔症的起因归于潜意识层面的冲突。弗洛伊德对1位被诊断为癔症的18岁犹太女孩子进行了一系列的催眠治疗及分析研究，从中发现了人类潜意识的存在，开创了经典的精神分析治疗，引导了世界精神病学的第三次重大改革。而行为主义学派创始人俄国生理学家、心理学家、高级神经活动学说的创始人巴甫洛夫则认为,人类的行为是一系列高级神经活动形成的条件反射,癔症患者的高级神经活动(第二信号系统)的弱化,受其调控的第一信号系统与大脑皮质的活动相对增强和脱抑制,是癔症症状发生的病理生理基础。

癔症患者多具有表演性、依赖性、边缘性、施虐/受虐型、冲动性、自恋型人格基础,但不限于某一种人格,其共同特点往往是情感幼稚肤浅,联想丰富多变,缺乏稳定的基础核心。精神状态常因微小的事件触发强烈的不满,要求即刻的满足,无法延迟等待。一旦不能马上给予满足,即用激烈的方式表达抗议。分离症状和转移症状可在同一个患者身上同时、反复地出现,当分离或转换症状出现后,强烈的情绪即能马上得以平复,故而患者常给人以变化无常、夸张、做作的不真实感觉。

大多数分离(转换)性障碍患者普遍有一个不幸的童年,有研究显示,这些患者的童年受到来自重要照料者的虐待,包括情感上、身体上的虐待或严重的忽略,其幼年时所遭受的来自家庭的严重创伤情况远高于抑郁症患者。患者对照料者有着复杂的情感,既恨他们,又不可能离开他们。在这种两难的处境中,患者没有能力去整合两种截然相反的情感,只能分化出一个假性的自体、身份、面具去应对,用夸大的表演方式释放哀伤和愤怒。而个体面临负性刺激、虐待或创伤体验的发育阶段越早,其易感性越强,且创伤性体验具有灾难性和蓄积性。癔症患者早年的冲突始终没有得到解决,其后期的人格成熟发展必然也会受到阻碍,尤其在成年后在应对来自复杂人际关系、重大生活事件等困难时,极小的刺激就可能触发强烈的情感暴发。此时,患者如果使用隔离、压抑等心理防御方式,将痛苦隔离在意识之外,则表现为分离性症状,如:选择性遗忘、分离性漫游、分离性木僵、多重人格等;如果使用转换性心理防御方式,则表现为各种躯体症状,如:呼吸困难、肢体偏瘫、失明失聪、截瘫、癫痫样发作等。在同一个患者身上，可以同时存在分离和转换两种症状。

无论是分离还是转换症状，都一定程度上保护了患者，使其免于精神刺激下整个心理自我防御机制的崩溃，但也具有自我欺骗的性质，现实困难没有得到解决，使得患者人格的退行进一步加剧，疾病慢性化。值得注意的是，患者的首次发病和重大精神刺激有关，随着病程进展，后期的症状发作可无明显诱因，或仅在自我暗示下即可诱发。此外，不单是儿童心理创伤（身体精神虐待和性虐待），成人经历战争、严重的自然灾害、丧失重要亲人等也会导致分离谱系障碍。不少研究发现分离性障碍和其他精神疾病的共病现象十分普遍，往往成为误诊和漏诊的原因，同时共病对药物治疗和心理治疗也不利。与此同时，分离性障碍患者往往伴随着其他严重的症状：焦虑/抑郁障碍，自卑，人际关系问题，性异常，进食障碍，物质滥用，自伤自残等。

根据统计分离（转换）性障碍在美国普通人群中的终生患病率为3%~6%，男性少见。1982年我国12个地区精神疾病流行病学调查发现，15~59岁人群的患病率为0.355%，农村（0.5%）高于城市（0.21%），女性与男性之比约为8:1。大多数患者在35岁前发病。

关于分离（转换）性患者的这种人格特征，可以用一句话来加以概括的说明，即人格的不成熟与情绪的不稳定。在成人分离转换疾病里所看到的表现，都可以在一个正常儿童身上找到它的雏形，而成年分离转换患者的行为也经常使我们联想到儿童的幼稚行为。其最根本的病原可能是中枢神经组织的不成熟。像儿童一样，分离转换型患者对情感刺激的反应十分敏锐而且适时，不过也是十分肤浅表面化且难以持久的。在患者内心深处，可能并无深刻的感情，他们的忧郁可以因几句热情鼓舞的话而烟消云散，他们的爱和依恋大多是绝对依赖性的，缺乏深刻的相互平等的情感基础和真诚细致的关怀。

德国哲学家、精神病学家雅斯贝尔斯对分离转换性障碍的患者有一段精彩的描述："人们常发现一种根本现象的反复出现；就是说歇斯底里的人不知满足于自己实有的天赋和能力，而偏要表现得更加过火一些，做出一些超过其能力的尝试。他没有直接和真诚的精神体验，也没有自然的情感流露，他的感情是矫揉造作的，装腔作势的。但是这种故弄玄虚是缺乏深思熟虑的，由于他的这种歇斯底里的特征，他过着完全像在舞台上演戏一样的生活，因此他可以忽然收起这一切假面具而露出真相……歇斯底里性人格是缺乏核心的，他只有一连串变化无定的假面具……为了使他相信自己的重要性，歇斯底里地对任何事也得参加一份；甚至不惜牺牲自己的名誉以博取乐趣，他始终要求得到旁人的注意，甚至于一刻也不能忍受寂寞，否则他立刻会感到自己的空虚而悄然若有所失。"

分离性障碍又称分离（转换）性障碍，这些症状被认为是患者无法解决的内心冲突和愿望的象征性转换。

（二）病因

1. 患者个体心理因素　此症患者常常具有一些共同的人格特征，包括：容易受暗示性、具有表演性、高度自我中心、情绪化、富于幻想性等。

（1）高度情感性：患者平时情绪偏向幼稚、极度依赖他人，易波动、任性、急躁易怒、敏感多疑，如同儿童的行为模式，要求即刻的满足，不能忍受延迟等待。常因外界微小琐事而突然发脾气、冲动或哭泣。情感反应过分强烈，带有夸张和戏剧性色彩，对人对事都没有深思熟虑和计划性，其易感情用事、往往不计后果，令家人感到困惑。

（2）高度暗示性：指患者很轻易接受周围人的言语、行动、态度等影响，并产生相应的过度联想，具有易受他人暗示性；有时对自身的某些感觉不适也会产生各种不切实际的联想和反应,此为自我暗示。暗示性取决于患者当时的情感倾向,此在潜意识水平活动,并非患者故意为之。

(3)高度自我中心性:患者对环境、人际关系和矛盾冲突无法进行客观评估,因此会通过过分夸耀和显示自己,喜欢成为大家注意的中心,祈求他人的同情和谅解,逃避自我弱小的事实。

(4)丰富幻想性:患者富于幻想,常沉溺于自我的白日梦幻想世界,其幻想内容生动、逼真,在强烈情感影响下,患者会把实现与幻想相互混淆,患者本人最终也对事实的真假也难以分辨。

(5)高度逃避性:患者极度依赖他人,不愿意独立承担个人责任;无法做决策,犹豫不决,错失良机。

(6)缺乏界限感:患者的人际关系较为混乱,难以维持稳定的亲密关系,缺乏基本的自我保护能力。

2. 家庭因素和社会文化因素 分离转换障碍患者早期幼年或童年的创伤性受虐经历可能是成年后发生分离(转换)性障碍的重要原因。

此症患者的受教育文化程度普遍相对较低,经济条件较差,父母的家庭教育较为严格、苛刻,大多生活在封闭性的同源文化环境中。因此受教育程度、社会文化、生活环境对分离转换障碍的发生有重要作用。社会文化因素对分离性障碍的影响较明显,主要表现在发病形式、临床特征等方面。近年来分离障碍的痉挛大发作、情感暴发式发作的形式已较过去少见。跨文化研究发现,随着社会文明程度的提高,分离性障碍的症状有变得较为安静、含蓄的趋势,严重的精神病样歇斯底里发作类型减少。

3. 生物学因素 目前对于分离转换性障碍的遗传学研究结果并不一致。家谱系研究发现男性一级亲属的患病率为2.4%,女性一级亲属的患病率为6.4%。国内对分离性障碍的流行病学调查显示,分离障碍在住院精神障碍患者中的患病比例为15.29%,这一结果与国外的流行病学结果不一致。也有学者认为本病为多因素遗传疾病。

Bremner 等人曾经对患有分离性身份识别障碍的患者和排除其他类型精神疾病的健康人比较后发现：分离身份识别障碍的患者海马和杏仁核明显缩小（海马容积减少 19.2%，杏仁核容积减少 31.6%），其差异有统计学意义。

功能磁共振检测研究显示：分离身份识别障碍的患者在静息态下，以后扣带回 PCC 为感兴趣区的功能连接显示病例组与对照组在左侧额叶存在负激活，病例组额叶的激活较正常对照组减少；在以前额叶中部为感兴趣区的功能连接中，小脑后叶和小脑半球存在正激活，可能表明小脑参与默认模式网络的形成；以外侧顶叶为感兴趣区的功能连接在颞顶交界处存在负激活，说明分离身份识别障碍患者颞顶交界处与对照组相比存在异常的功能连接；在小脑和脑干部位的两组比较显示激活增高，表明小脑和脑干等部位可能参与默认模式网络的形成。

分离性身份识别障碍组中遗忘患者近期记忆和远期记忆激活的功能磁共振检查结果显示：分离性遗忘患者远期记忆海马左侧有激活，近期记忆左右两侧海马均有激活，但激活体素较少，近期记忆和远期记忆的海马旁回均有激活。表明海马和海马旁回参与记忆的提取过程，且提取过程存在左右偏侧化。

**（三）分离（转换）性障碍临床表现多种多样**

1. 常见的临床表现形式

（1）分离性遗忘：表现为突然出现的不能回忆自己重要的事情，一般围绕痛苦的创伤性事件。对事件的遗忘可能是局限性的（在有限的一段时间内对事件的完全遗忘），选择性的（在有限的一段时间只能回忆部分而不是所有事件），普遍性的（即影响整个的生活）或持续性的（在特定时间之后不能回忆起任何事情），这种遗忘不是由脑的器质性原因所致，也不能用一般的健忘或伪装加以解释。在本文案例中的小 C 的部分性失忆即属于此类。

（2）分离性漫游：指患者在清醒状态下突然离开原有家庭或工作生活场所，患者往往离开的是她/他不能耐受的环境，主要指原有的家庭或工作环境，患者会开始一段无计划、无目的的漫游。此时患者神志是清晰的，但意识范围缩小，仅能照料自己的简单日常生活，进行一些简单的社交接触。有的患者会全部忘掉自己既往的所有经历，以新的身份出现在陌生环境，性格也完全改变，甚至改头换面，开始一段全新的生活。此漫游的持续时间为几十分钟到几天，也有的可以持久几年。这种发作可突发突止，大多数患者事后会回归原有的生活场地，清醒后患者对病中的经历不能完全回忆。

（3）分离性木僵：为突发的精神运动性完全性抑制，通常在一定的生活事件之后，患者在相当长的时间内保持一个固定的姿势不动，终日卧床，不言不语，不吃不喝，不哭不闹，完全缄默。对外界的刺激（光线、声音、疼痛等）几乎或完全没有反应，也不能辨识亲人，完全或几乎没有自发言语及自发目的的运动。但患者的生命体征是稳定的，心血管、呼吸运动均存在，血压、心率、眼球对光反射、吞咽功能、排尿排便功能、肌力、肌张力等正常，有时可有睁眼及眼球的协调运动，严重者会伴有尿潴留，病程时间长者可出现全身神经肌肉退行性萎缩。患者的行为符合木僵的标准，检查也不能发现躯体疾病的证据。

（4）出神和附体障碍：本症患者表现为暂时性地丧失个人身份认同感，也丧失对周围环境的辨识能力。常有重复、刻板的一系列怪异运动、姿势、发音等。有时患者的身份被鬼、神或死亡之人所代替，入侵者变成了患者的一部分。有些患者会因此获得神奇的能力，如：未卜先知，听到神的指令，看见菩萨现身，变成鬼神的代言人，此被称为分离性附体障碍。发作过后患者对过程全部或部分遗忘。

（5）转换性运动障碍：又称癔症性躯体障碍，表现为一个或数个肢体的全部或部分运动能力丧失。常见的形式有偏瘫、偏盲、失聪、失声、截瘫、肢体震颤抽动或肌阵挛、起立或行走不能等。瘫痪可为部分性的，也可为完全性的。尽管存在着偏瘫或失明等严重躯体障碍，但其实患者并不会出现严重的跌倒、自伤。体格检查、神经系统检查和实验室、辅助检查都不能发现相应的器质性损害。一般持续时间不久，缓解后肢体活动完全恢复，罕见有失用性肌肉萎缩。

（6）转换性抽搐：又称假性癫痫发作，这是转换型癔症急性发作最多见的形式。多在受他人关注的情况下突然发作，很少独自一人时发生。症状类似于癫痫大发作，但没有意识丧失以及肌强直和阵挛期，发作时呼吸阵发性加快，脸色略潮红，无尿失禁，不咬舌，很少有严重摔伤，发作时瞳孔大小正常；角膜反射存在，甚至反而敏感，意识虽似不清，但可受暗示使抽搐突然停止，发作后期肢体不松弛，一般发作可持续数分钟或数小时之久。没有癫痫大发作的典型临床特征和脑电波改变。

（7）转换性感觉障碍：大约有 17.9% 的癔症患者常表现为不同程度的躯体感觉缺失，触觉异常、冷热觉缺失、听觉过敏、剧烈疼痛，并通常与运动障碍相伴随。常见的感觉障碍为：局部、半身或全身的痛觉消失，四肢远端呈手套、袜子样感觉缺失，其发作范围和神经分布解剖学不一致。有些患者会有急性剧烈的头痛、咽部受压迫感、视野变狭小、复视等，如"癔症盔""癔症球""管状窥视""单眼复视""弱视""单耳失聪"等。这些患者虽有各种感觉系统异常的主诉，却惊人地保留着整个活动能力与运动表现的完好。在精神刺激过后，这些症状可突然恢复正常。

（8）其他分离转换障碍

1）Ganser 综合征：又称假性痴呆，为分离转换障碍的特殊类型，多见于被拘禁的囚犯，或面对严肃军事制裁的战场逃兵。其特征是对提问能理解，但对于简单的提问故意给出"近似回答"，常伴有其他几种分离性症状。患者没有真正的智力障碍，其发生背景提示有心理原因存在,患者可能存在期望逃避惩罚的企图。

2)多重人格障碍:是一种特殊类型的自我意识障碍,又称分离性身份障碍。在不同的场合里,患者会忽然一反常态,似乎变成了另一个陌生人,和原来的个性完全相反,包括说话的语气、表情、姿势、装饰、身份等,各个不同的人格间,彼此不能获悉对方的存在。每种人格都是完整、独立的,有自己的记忆、兴趣、行为、偏好、身份,各个人格间差别迥异。相对常见的形式是双重人格,通常其中一种占优势,但两种人格都不进入另一方的记忆,几乎意识不到另一方的存在。

3)童样痴呆:成年人表现为2~3岁儿童的语言、行为和表情,称周围人为"叔叔阿姨"等,行为举止幼稚。患者的表情、行为、言语等精神活动都回到童年,稚气十足,表现得过分的无辜和无知状,仿佛2~3岁幼儿的样子。

(9)混合型分离转换障碍:指上述各种形式的分离转换障碍的混合形式。

2. 特殊的表现形式

(1)集体性分离障碍:即分离性障碍的集体发作,多发生在经济文化相对落后、和外界隔离、偏远地区、封建迷信活动较多的地区。如:封闭式女校、乡村的中小学校等。起初有一人发病,周围因为对疾病不了解,感同身受,产生同样的恐惧紧张心理,通过暗示,短期内呈暴发性流行。这些患者往往具有共同的较为单调的生活背景和文化观念,以年轻女性居多。这种莫名的"大面积染病"在中国和国外均不少见。"集体癔症"有时也可以表现为积极的情绪传染,但是这种暗示性极强的群体情绪一旦脱离特定环境,便很难维持长久效应。

(2)赔偿性神经症:指在工伤、交通事故、经济纠纷、医疗纠纷等存在赔偿的事件中,受害者往往显示、夸大或保留症状,一般并非受本人意志直接支配,而是由无意识机制起作用。症状可持续很久。旷日持久的诉讼过程对受害者症状的消除极为不利。

（3）职业性神经症：这类患者多见于容易紧张、焦虑，对工作感到厌倦或心理负担很重的患者。指患者的症状与其职业活动密切相关，主要表现为运动协调障碍，如书写工作者的书写痉挛、舞蹈演员演出前下肢运动不能、教师上讲台前失声、口吃等。当进行非职业活动时，以上功能恢复正常。

（4）分离性障碍性精神病：为此类疾病中最为严重的表现类型，在应激事件后突然起病，症状类似于短暂性精神病性发作，表现为意识朦胧、时哭时笑、狂喊乱叫、撞墙打滚、片段性生动的幻觉和妄想、言语和行为紊乱，患者通常对自己的疾病没有自知力，可突发冲动、伤人和自伤。病程通常持续数日到数周，常突发突止，易反复发作。

### （四）分离（转换）性障碍诊断

确诊必须存在以下各点：

1. 存在任何一种分离性障碍与躯体功能障碍的临床特征，特别是神经系统功能障碍。

2. 不存在可以解释症状的躯体障碍证据。

3. 有心理致病的证据，表现在时间上与应激性事件、问题或紊乱的关系有明确的联系（即使患者否认这一点）。

4. 症状妨碍社会功能。

5. 排除其他精神病。

筛查测验：分离诊断量表（Dissociative Disorder Interview Schedule，DDIS）、分离体验量表（Dissociative Experience Scale，DES）、青少年分离性体验量表（A-DES）、儿童分离障碍调查表（CDC）、明尼苏达人格测评（MMPI）等。

### （五）鉴别诊断

1. 急性应激障碍　本病的发生发展和异乎寻常的重大精神刺激因素密切相关，对经历该事件的所有人均可能造成巨大的心灵创伤。在强烈应激事件后立即发病,症状内容与应激事件相关,可有意识水平的下降、创伤性体验反复闪回、警觉性提高,发病一般在一周内能自然缓解,很少反复发作,既往无人格障碍史,故可鉴别。

2.精神分裂症 分离性障碍的情感暴发和行为紊乱与急性青春型精神分裂症易混淆,但精神分裂症常表现为不协调性情感障碍、变幻莫测的感知觉障碍和思维联想障碍、思维逻辑错乱、行为紊乱,可有典型的幻听、幻视、被害妄想、猜疑,并有攻击行为,很少自愈,病前人格可正常或呈不典型分裂型人格,因此可以鉴别。

3.癫痫发作 分离性抽搐与癫痫大发作临床表现有近似的方面,但癫痫发作有完全性意识丧失,发作地点不定,常有跌倒受伤、肢体强直、阵挛、咬伤舌头、瞳孔散大、对光反射迟钝、大小便失禁,脑电图和颅 MRI 检查异常等。服用抗癫痫药物后能完全控制发作。

4.器质性疾病 各种器质性疾病如脑外伤、脑退行性疾病、急性脑血管意外、多发性硬化等疾病可伴有失明、失聪、感觉障碍等,可依据相关的体格检查和实验室检查发现其症状符合躯体解剖学特征并加以解释。且器质性疾病呈慢性化病程,总体患者的认知功能、肢体活动功能的下降呈不可逆性。可进行鉴别。

5.诈病 在工伤、交通事故、医疗纠纷中,受害人往往提出经济赔偿。在诉讼中,会保留、夸大症状,以索取赔偿。为了达到一定的目的,主观故意"没病装病"或"夸大原有的病情",由主观愿望决定症状的消失与否,发病前人格正常。而分离性障碍的症状一旦发生,是主观意志无法控制的。两者可进行鉴别。

（六）治疗

对分离（转换）性障碍的患者应尽快完善相关必要检查以确定其无器质性损害,在治疗中建立良好的医患联盟,治疗以心理治疗为主。严重存在自伤、消极的患者需要危机干预，以及住院观察治疗。

1. 心理治疗

（1）个别心理治疗（尤其精神动力性治疗）几乎适用于所有分离（转换）性障碍患者。由于此病的患者往往有不良的人格基础，严重的童年创伤，病程较长。需要转诊到精神专科医生处，对其进行长程的个体心理治疗。在治疗中，我们需要收集患者的个人成长史、早年创伤史、生活环境、家庭人际关系、受教育情况、人际交往史，确定其人格类型、行为模式、心理防御方式、早年创伤对目前的影响，正常心理发展的停滞点，目前主要的冲突和需求等。一些已经遗忘的重要经历，需要在催眠状况下唤醒潜意识，并对阻抗进行分析。分离（转换）性障碍患者的自尊感较低，患者的既往经历和现实体验均应被理解。探索其发病的原因，对患者是一个极其痛苦的过程。治疗中一些患者会退行，症状会反复，甚至以更为激烈的方式表达。作为治疗师必须以前后一致、共情、尊重的方式无条件地接纳患者。使其在一个安全的治疗关系中，重新理解自我的意义，获得稳定的存在感，从而接纳自我，提高自尊，不再使用分离和转换的不成熟的心理防御方式去处理危机。

治疗始终是支持性的，着重强调是稳定性、情感和冲动的控制、日常行为的责任感提高，以及痛苦的减轻。如果患者的人格功能尚好，可以尝试进一步整合性心理治疗。其目的在于揭示分离和压抑的创伤性经历，整合人格各部分功能，运用较为成熟的防御机制，如：理智化、言语化、利他性、幽默升华等代偿机制来取代压抑、情感暴发、分离和转换等。完整的整合包括：①减少对分离性隔离体验的依赖；②患者人格的不同方面和睦共存；③能承受痛苦，学习延迟满足；④提高个体自尊；⑤自我接纳。

（2）暗示治疗可用于急性发作且暗示性较高的患者。在治疗开始时,向患者简单解释其疾病是一种短暂的神经功能障碍,通过即将实施的治疗即可解除其各种运动和感觉的不适感,且没有危险性。临床上常用10%葡萄糖酸钙静脉或单纯的安慰剂注射配合言语暗示进行治疗。也可以运用催眠治疗使患者进入朦胧状态,结合语言暗示以达到快速消除症状的目的。一次性的暗示治疗远期疗效并不稳定。在患者情绪平稳后,仍需进入规范、长程的心理治疗。

（3）认知行为疗法中的系统脱敏治疗对部分文化程度较高的患者有效,先让患者倾诉与发病有关的精神因素,然后教导患者进行渐进性肌肉放松训练,减轻不良刺激引起的不良反应。并逐步让患者逐级暴露于诱发症状的精神因素中,患者渐渐体验到能够承受这些精神因素带来的紧张不安情绪而不发病,之后逐步增加暴露剂量。系统脱敏疗法的近期效果与暗示疗法相似,但远期疗效优于暗示疗法。

2. 药物治疗　目前尚无治疗分离（转换）性障碍的特效药物,主要以对症治疗为主。大部分分离（转换）性障碍患者在发病前已有焦虑、抑郁、恐惧、失眠、疼痛等症状。新型抗抑郁药物（SSRI、SNRI、NASSAa、褪黑色素受体拮抗剂、坦度螺酮等）可针对这些症状进行治疗,从而稳定患者的情绪,减轻患者的躯体不适感。苯二氮䓬类药物可减轻焦虑及改善睡眠,丙戊酸盐、卡马西平、锂盐等心境稳定剂可稳定情绪、减少兴奋及冲动行为,也可小剂量联合使用非经典抗精神病药物起增效作用。一些物理治疗,如重复经颅磁刺激等可改善抑郁情绪和睡眠障碍。当患者出现消极、自杀行为时,则必须建议住院治疗。

（七）预防

分离（转换）性障碍是一种容易复发的疾病,因此给予患者和他的家庭进行系统的疾病相关的心理学教育、及时消除病因、争取家属的支持和理解、减少刺激诱因、改善患者的人际关系及改变某些不利的环境因素,可有助于预防疾病复发。

# 参 考 文 献

[1] 江开达. 精神病学 [M].2 版. 北京：人民卫生出版社,2014.

[2] 徐光兴. 心理咨询与治疗 [M].3 版. 上海：上海教育出版社,2017.

[3] 季建林. 医学心理学 [M].4 版. 上海：复旦大学出版社,2005.

[4] JAMES NB, SUSAN M, JILL MH. 异常心理学 [M].13 版. 上海：上海人民出版社,2014.

[5] MICHAEL HE, PETER TL, BARRY N. 现代精神疾病诊断与治疗 [M]. 孙雪礼,译. 北京：人民卫生出版社,2002.

[6] 美国精神医学学会. 精神障碍诊断与统计手册 [M].5 版. 北京：北京大学出版社. 2014.

[7] 世界卫生组织. ICD-10 精神与行为障碍分类 [M]. 北京：人民卫生出版社,1993.

[8] 张理义. 神经质现代诊疗 [M]. 南京：江苏科学技术出版社,2001.

## 第五节　应激相关障碍

### 【案例】

小王,25 岁,某天去电影院看一场电影的首映式。他在座位上坐下,正在等电影开场,一名男子突然出现在银幕前,端着一把冲锋枪开始向人群扫射。他目睹许多人被子弹击中,包括坐在他旁边的女子。他也担心自己被击中,于是躲在几排座位后面,爬到了走道上,然后迅速跑向出口。之后,警车赶到,抓获了凶手。小王回家后只要听到一点杂音就会跳起来,不断跟进新闻关于枪击案的最新报道,但新闻一旦播出事件发生时的视频录像,他就浑身出汗,无法冷静,也无法停止回想自己经历的创伤性事件。晚上会做噩梦,无法睡觉,白天的时候不由自主地回忆当时的枪击声、尖叫声和自己的恐怖经历。事发 2 周后,他的情绪受到限制,无法体会积极或愉快的情绪,一点点声音就让他跳起来，无法集中精力工作，睡眠断断续续，不断做噩梦。他时不时感觉自己脱离了所处的环境和自己的身体，认为自己的人生已经被该创伤性经历改变。小王后来被诊断为"急性应激障碍"。

## 一、概述

应激相关障碍（stress related disorders），又称反应性精神障碍或心因性精神障碍，指人在心理、生理上不能有效应对自身由于各种突如其来的、并给人的心理或生理带来重大影响的事件，例如战争、火灾、水灾、地震、传染病流行、重大交通事故等灾难发生所导致的各种心理生理反应，主要包括急性应激障碍、创伤后应激障碍、适应障碍三大类。

急性应激障碍（acute stress disorder）指在急剧、严重的精神打击或刺激后，数分钟或数小时发病，主要表现为意识障碍，意识范围狭隘，定向障碍，言语缺乏条理，对周围事物感知迟钝，可出现人格解体，有强烈恐惧，精神运动性兴奋或精神运动性抑制。

创伤后应激障碍（post-traumatic stress disorder，PTSD）指在遭受强烈的或灾难性精神创伤事件后，数月至半年内出现的精神障碍。如创伤性体验反复出现、面临类似灾难境遇可感到痛苦或对创伤性经历的选择性遗忘。

适应性障碍（adjustment disorders）指在易感个性的基础上，遇到了应激性生活事件，出现了反应性情绪障碍，适应不良性行为障碍和社会功能受损。通常在遭遇生活事件后 1 个月内起病，病程一般不超过 6 个月。

## 二、临床表现

1. 急性应激障碍　典型表现包括意识、行为、情绪改变三个方面。

意识改变一般在应激灾难事件发生之后最早出现,比如听到亲人去世的消息后有些人会当场晕过去,醒后不记得发生什么事情,不知道身在何处,不认识周围的亲人。这种状态有时候会持续几个小时,也有的甚至能持续几天。

行为改变主要表现为行为减少或增多,行为没有目的性。行为减少主要表现在跟其说话也不予理睬,不主动与家人说话等。日常生活不知道料理,需要家人提醒或督促。行为增多者表现为动作杂乱、盲目性,甚至冲动、伤人、毁物。有时自言自语、言语凌乱,没有逻辑性,整个人的生活陷入混乱状态。

情绪的改变主要表现为愤怒、悲伤、绝望、内疚、恐慌、恐惧、麻木、震惊、茫然,对于突如其来的灾难感到无所适从、无法应对。在面对重大生活事件情绪表现得非常强烈,如丧失亲人之后个体会出现绝望、悲伤和内疚,甚至会出现一些毁物、自杀、伤人等过激行为。在急性应激障碍患者中,有部分患者的症状不能自发缓解,这部分患者则处于危机状态,如果不给予恰当的干预,症状就会逐渐加重或者持续下去。

2. 创伤后应激障碍 简称PTSD,它的核心症状是闯入性再体验、回避或麻木、警觉性增高等症状。

(1)闯入性再体验:是指与创伤有关的情境或内容在患者的思维、记忆中反复地、不自主地涌现,闯入意识之中,萦绕不去;也可在梦中反复再现;或者在清醒状态时或者酩酊状态下表现为仿佛处于创伤性事件的体验中,出现与创伤有关的错觉、幻觉或分离性的"闪回症状",闪回是一种生动的分离性体验,就好像创伤性事件再次发生了一样;还可以严重的触景生情反应。创伤性体验的反复重现是PTSD最常见的也是最具特征性的症状,儿童患者也可出现短暂的"重演"性发作,即再度恍如身临其境,出现错觉、幻觉及意识分离性障碍。

(2)回避和麻木:患者表现为持续性地或长期极力回避与创伤性经历有关的事件或情境,拒绝参加相关的活动,回避与创伤有关的人或事及创伤的地点,有些患者甚至出现选择性遗忘,不能回忆起与创伤有关的事件细节。

(3)警觉性增高症状:是一种自发性的持续高度警觉状态。表现为过度警觉,惊跳反应增强,可伴有注意力不集中,激惹性增高以及焦虑情绪。焦虑的躯体症状如心慌、出汗、头痛、躯体多处不适等很明显,睡眠障碍表现为入睡困难和易惊醒,而且持续时间比较长。

(4)其他症状:有些患者还可表现出滥用成瘾物质、自伤或自杀行为、攻击性行为等,这些症状往往是患者心理行为应对方式的表现。同时抑郁、焦虑症状也是很多 PTSD 患者常见的症状。

儿童 PTSD 的症状特征:儿童的创伤性再体验症状可表现为梦魇,玩与创伤有关的主题游戏,反复再扮演创伤性事件,面临相关的提示时情绪悲伤或激动等;回避症状在儿童身上常表现为黏人、不愿意离开父母、分离性焦虑;高度警觉症状在儿童身上常表现为高度的警惕、注意障碍、过度的惊跳反应、易激惹或暴怒、难以入睡等。不同年龄段的儿童其 PTSD 的表现也可能不同。出现心理危机通常需具备以下情况:

(1)创伤的时间:存在对个体有重大心理影响的突发的创伤时间。

(2)情绪、行为和生理症状或体征:重大创伤事件过程中或之后出现急性情绪、行为和生理方面的改变。

(3)认知改变:创伤时间的经历者通常会出现绝对化、揽责上身、灾难化、以偏概全、负性关注等认知歪曲。如认为自己活着家人或朋友会很倒霉,他们是受害者,被不公平对待,这个世界不公平,其他人会伤害到自己,自己不应该活下来,这种不幸是自己导致的,都是因为自己才造成了家人或朋友的不幸,都是自己的责任,未来不会好转,自己罪该万死,倒霉的事还会再来,认为自己没有能力承受或应对,未来只能是更加痛苦。

（4）难以应对：个体面对应激性事件不能用平常解决问题的方法应对或应对无效。

（5）存在痛苦或功能障碍，有依据表明个体存在痛苦，或者个体的功能受到明显的不良影响，且这种痛苦或功能的不良影响不会随着时间的推移而减轻、改善或消失。

（6）时间限制：一般持续数周，最多为6～8周。危机是一种暂时的心理失衡的状态，如果这种失衡状态持续的时间超过了8周，则不再属于危机的范畴，应按照精神障碍的诊断标准诊断。

尽管个体在危机中出现的应激反应的强烈程度因人而异，但一般会随着时间的推移慢慢减轻，并逐渐消失。如果个体创伤后出现的反应持续存在或者逐渐加重，往往与个体存在不良的应对行为或功能不良性的认知有关。如：一些个体面对其他有同样经历却看起来比自己状况好的人，会认为自己有毛病，脆弱得不堪一击，或者认为自己前世一定造了什么孽才会有如此报应等。一些人对自己在灾难后出现的应激反应有担心，例如担心自己会疯掉，或者自己迟早会崩溃等；诱发个体出现创伤反应可以是某个特定的气味、特定人群、某个特定时刻、情形、声音、地点、场合、感受、想法或者某样东西等等，这样的情况可以触发个体突然想到其所经历的变化、苦难、创伤或丧失，从而出现情绪、生理和行为的反应。

3．适应障碍　临床表现形式多样，主要以情绪障碍为主，如焦虑、抑郁，也会出现适应不良的品行障碍，这与年龄有一定联系。成年人多见有情绪症状，抑郁、焦虑以及与之有关的躯体症状均可出现，但达不到焦虑或抑郁的诊断标准；儿童可表现为退化现象，如尿床、吸吮拇指、幼稚言语等；青少年则以品行障碍为主，如侵犯他人的权益或行为与年龄不符，如酗酒、破坏公物、逃学、偷窃、说谎、斗殴、过早开始性行为等；适应障碍的临床表现不一定与应激源的性质一致，症状的严重程度也不一定与应激源的程度一致。一般而言，症状的表现及严重程度主要取决于患者的病情特征。病程一般不超过 6 个月。若应激源持续存在，病程可能延长，不论起病急缓、病程长短，预后都是良好的，尤其是成年患者。

## 三、诊断标准（根据 ICD-10 诊断标准）

### （一）急性应激障碍

此为一过性障碍，作为对严重躯体或精神应激的反应发生于无其他明显精神障碍的个体，常在几小时或几天内消退。应激源可以是势不可挡的创伤体验，包括对个体本人或其所爱之人安全或躯体完整性的严重威胁（如自然灾害、事故、战争、受罪犯的侵犯、被强奸）；也可以是个体社会地位或社会关系网络发生急骤的威胁性改变，如同时丧失多位亲友或家中失火。

症状一般在受到应激性刺激或事件的影响后几分钟内出现，并在 2～3 天内消失（常在几小时内），对于发作可有部分或完全的遗忘。

诊断要点：异乎寻常的应激源的影响与症状的出现之间必须有明确的时间上的联系。症状即使没有立刻出现，一般也就几分钟之内。此外，症状还应：①表现为混合性且常常是有变化的临床症状，除了"茫然"状态外，还可有抑郁、焦虑、愤怒、绝望、活动过度、退缩，且没有任何一类症状持续占优势。②如果应激性环境消除，症状迅速缓解；若应激持续存在或具有不可逆转性，症状一般在 24～48 小时开始减轻，并且大约在 3 天后往往变得十分轻微。

### （二）创伤后应激障碍

这是对异乎寻常的威胁性、灾难性应激事件或情境的延迟或延长的反应，这类事件几乎能使每个人产生弥漫的痛苦（如天灾人祸，战争，严重事故，目睹他人惨死，身受酷刑，成为恐怖活动、强奸、或其他犯罪活动的受害者）。通常存在植物神经过度兴奋状态，表现为过度警觉、惊跳反应增强、失眠。焦虑和抑郁常与上述症状和体征并存,自杀观念也非罕见。

创伤后,发病的潜伏期从几周到数月不等(但很少超过 6 个月)。病程有波动,大多数患者有望恢复。少数病例表现为多年不愈的慢性病程,或转变为持久的人格改变。

诊断要点:本障碍的诊断不宜过宽。必须有证据表明它发生在极其严重的创伤性事件后的 6 个月内。但是如果临床表现典型,又无其他适宜诊断(如焦虑或强迫障碍,或抑郁)可供选择,即使事件与起病的间隔超过 6 个月,给予"可能"诊断也是可行的。除了有创伤的依据外,还必须有在白天的想象里或睡梦中存在反复的、闯入性的回忆或重演。常有明显的情感疏远、麻木感,以及回避可能唤起创伤回忆的刺激。但这些都非诊断所必需。植物神经紊乱、心境障碍、行为异常均有助于诊断,但亦非要素。

迟发的灾难性应激的慢性后遗效应,即应激性事件过后几十年才表现出来,应归于灾难性经历后的持久性人格改变。

### (三)适应障碍

一种主观痛苦和情绪紊乱的状态,通常妨碍社会功能和操作,出现于对明显的生活改变或应激性事件(包括患有或可能患严重躯体疾病)的后果进行适应的期间。应激源可能是影响了个体社会网络的完整性(居丧或分离体验),或影响到较广泛的社会支持系统及价值系统(移民或难民状态)。应激源可仅涉及个体本人,也可以是影响其所属团体或社区。

临床表现各式各样,包括抑郁、焦虑、烦恼(或上述各症状的混合)等,具体上述临床表现中已有详细描述。

诊断要点:诊断有赖于认真评价以下关系:①症状的形势、内容、严重度;②既往病史和人格;③应激性事件、处境或生活危机。必须清楚确定上述第 3 个因素的存在,并应有强有力的证据(尽管可能带有推测性)表明,如果没有应激就不会出现障碍。如果应激源较弱,或者不能证实时间上的联系(不到 3 个月），则应根据呈现的特征在他处归类。

（1）短暂抑郁性反应：持续不超过 1 个月的短暂的轻度抑郁状态。

（2）长期的抑郁性反应：轻度抑郁反应，发生于处在长期的应激性情境中，但持续时间不超过 2 年。

（3）混合性焦虑和抑郁性反应：焦虑和抑郁都明显，但未达到混合性焦虑抑郁障碍或混合性焦虑障碍中所表明的程度。

（4）以其他情绪紊乱为主：症状表现涉及几种类型的情绪，如焦虑、抑郁、烦恼、紧张、愤怒。焦虑和抑郁症状可符合混合性焦虑抑郁障碍或其他混合性焦虑障碍的标准，但它们的突出程度还不足以诊断为更为特异的抑郁或焦虑障碍。在儿童，同时存在尿床、吸吮手指等退行性行为的反应，也采用这一类别。

（5）以品行障碍为主：主要紊乱表现在品行方面，如：少年的悲哀分引起攻击性或非社会化行为。

（6）混合性情绪和品行障碍：情绪方面的症状与品行障碍同样突出。

## 四、鉴别诊断

1．谵妄状态　某些中枢神经系统感染、非成瘾物质中毒、躯体疾病在急性期常出现谵妄状态，患者表现为精神运动性恐惧、兴奋、意识障碍，有些患者还可追溯到发病前有某些应激事件的发生，应注意鉴别。一般来讲，急性应激障碍不会有意识障碍；其次，详细的病史和查体、实验室检查确定有无器质性病因，第三，谵妄患者病前出现的应激事件常常程度不够强烈，一般与症状的关系不密切。

2．情感障碍　情感障碍发病主要症状也可表现为精神运动性兴奋或抑制状态，也可能与某些应激事件有关，需与急性应激障碍相鉴别。情感障碍的精神运动性兴奋或抑制为协调性,常循环发作,病程一般较长;抑郁心境涉及较广,包括日常喜好,平时兴趣,个人前途等各方面,没有固定的应激事件,且消极、自卑或自杀企图也常见,整个过程有晨重夜轻的变化规律,应激性障碍无上述特征。

3. 分离性障碍  旧时称为癔症。也常在精神应激性事件后发病,且症状表现短期内与急性应激障碍相似,有时难以区别。但分离性障碍表现更为多样化,带有夸张或表演性,并给人以做作的感觉,病前有富于幻想、外向等特点,有自我中心的个性,其中很重要的一点为暗示性较强,病情反复多变。

4. 正常心理反应  对重大灾难性事件出现的正常心理反应,一般持续时间较短,社会功能保持相对完整,通过有效的心理危机干预能迅速缓解,多表现为一过性的生理心理反应。

5. 抑郁症  抑郁症的核心症状是情绪低落、兴趣丧失和自我评价降低。通常没有明显的生活事件,也没有与创伤事件相关的创伤后再体验症状。创伤后应激障碍患者也可出现明显的抑郁症状,如创伤事件后失去亲人,自责、内疚。如果超出居丧反应的范畴,符合重型抑郁发作的诊断标准,则可作出抑郁症的共病诊断。

6. 强迫症  该病患者常常会不由自主地出现挥之不去的强迫性思维,多数患者往往能认识到这些思维是没有必要的,从而出现反强迫的症状。而且这些强迫思维出现之前通常没有明显的创伤性生活事件,即使存在,其强迫思维也不一定与生活事件密切相关,这类患者多具有明显的强迫性人格特征。创伤后应激障碍患者的"再体验症状"不是强迫观念,闯入脑海中的是既往发生过的创伤性事件,是相对固定不变的,而且患者并不会认为这种闯入性记忆是不恰当的、没有必要的,他只是希望这些痛苦的经历不要再出现。

7. 惊恐障碍  惊恐障碍可以表现为发作性焦虑、惊恐、窒息感,持续约数分钟缓解,有时容易与 PTSD 的再体验症状混淆。鉴别的要点是有无强烈的精神创伤史,惊恐症状是否与创伤有关等。

# 五、处理

## (一)原则

首先需消除应激源,待应激源消失后,情绪或行为的异常仍无明显好转,则需要进行心理相关治疗。如心理咨询、心理治疗、团体治疗、家庭治疗、危机干预等均可用来治疗应激相关障碍。同时可联合药物治疗,对应激相关障碍的患者,药物治疗一般不作为首选治疗方法,主要用于症状重者或者加强心理治疗的效果,可根据患者具体的病情或其主要症状选用抗抑郁药或苯二氮䓬类等抗焦虑药缓解患者情绪。

1. 消除应激源 一些症状较轻的,特别是适应障碍患者,在改变环境或消除应激源后,症状能逐渐缓解,精神症状可逐渐消失。因此,应尽早可能消除或减少应激源,如对住院的儿童患者应建议家长陪护,以减少对医院的恐惧感。对有暴力行为或自杀企图的患者,应转入专科医院,既有利于系统的专科治疗,又有利于脱离应激源。

2. 心理治疗 心理危机干预:每个人在其整个人生过程中都可能会遭遇到突发的、巨大的负性生活事件的打击、挫折、逆境、灾难性丧失或者应激事件,一旦自己不能解决或处理上述应激性事件时,就会出现心理上的失衡,这种失衡状态被称作心理危机。所谓的心理危机,就是个体在面临突如其来的重大生活逆境(严重疾病、亲人死亡、重要关系中断、天灾人祸等)时,个体无法应对。顾名思义心理危机预示着危险,如果个体得到恰当的帮助或干预,同时也预示着可能的机遇。心理治疗除了心理危机干预之外,还包括眼动脱敏再加工、精神分析疗法、认知行为治疗等,均可应用于应激相关障碍。

3. 药物治疗 药物的使用可以缓解患者的症状,加强心理治疗的效果,两者的联合使用以及成为治疗应激相关障碍第一选择,目前首选治疗药物为 SSRIs,其中,氟西汀、舍曲林、帕罗西汀具有较好的疗效。

## (二) 药物治疗

急性应激反应的治疗原则是简洁、及时、紧扣重点。主要目标是减轻患者的情绪反应,学习面对应激事件,使用有效的应对技能,帮助解决相关问题,多数患者无需使用药物治疗。只有在焦虑或抑郁严重的患者中,可短期给予抗焦虑或抗抑郁药物治疗,有睡眠障碍者可短期给予镇静助眠药物。

当确定应激相关障碍的诊断,目前首选 SSRI 类(舍曲林,帕罗西汀,氟西汀),它们有较多的临床治疗证据。小剂量起始(如氟西汀 10mg/d,舍曲林 25mg/d,帕罗西汀 10mg/d)。低起始剂量一般适用于躯体化症状较为敏感的患者。也可正常起始剂量(氟西汀 20mg/d,舍曲林 50mg/d,帕罗西汀 20mg/d)。其他 SSRI 类药物对应激相关障碍也有疗效,但是证据水平较低。如文拉法辛对应激相关障碍也有疗效,但应注意有高血压或其他心血管系统的副作用。米氮平也有研究报告对创伤后应激障碍有效。上一代抗抑郁药物如单胺氧化酶抑制剂或三环类对应激相关障碍也是有效的,如果因费用的限制或其他原因而不能使用 SSRI 或 SNRI 时,可以使用三环类药物如丙咪嗪或阿米替林等。不过应该注意包括心血管系统副作用、抗胆碱能副作用、癫痫风险、饮食限制等在内的毒副作用。一般不把单胺氧化酶抑制剂作为治疗应激相关障碍的首选药物。

## (三) 心理危机干预

1. 概念 心理危机干预,简称危机干预,就是综合考虑个体、时间、个体所处环境的情况,有目的地选择和整合各种心理干预理论以及有循证依据的干预策略来帮助处于危机中的求助者。灾难事件后的早期心理干预又称作心理急救,即给有需要者提供急性的心理社会支持。心理急救是专门用来减轻灾难事件给个体、家庭或群体所带来的痛苦且增强其短期和长期功能适应能力的方法，它的立足点是先有科学研究的结果，并具备一定的灵活性，能够适应灾难现场的实际情况和不同的文化背景和习俗，适合不同人群需求的一套综合性心理干预方法。处于危机状态的个体，如果没有及时得到恰当的干预，可能会出现严重的心理行为问题和罹患比较严重的精神障碍，如酗酒、吸毒、出现行为或性格改变，有自杀自伤行为，患创伤后应激障碍、其他焦虑障碍或抑郁障碍等。如果在早期向个体、家庭或群体提供危机干预，就可以帮助其有效应对或处理所出现的生理、情绪、行为和认知层面的症状和体征，就能够减轻或缓解其痛苦水平，减轻症状或体征的严重程度、出现频率，促进或改善其功能水平，甚至能够预防个体出现严重的心理行为问题或降低其罹患精神障碍的概率。也就是说，危机干预运用得当，不但可防止危机的进一步发展，而且还可帮助个体学会新的应对技巧，恢复心理平衡，使其功能水平恢复至危机发生之前的状态，甚至超过危机发生前的水平。因此，从这个角度看，危机也可以说是一种机遇，一种孕育着心理成长改变的机遇。

2. 对象　心理危机干预的对象是经历重大创伤事件并因此出现生理、情绪、行为和认知方面的症状或体征，而且这些表现随着时间的推移没明显减轻或者有迹象表明这些表现会继续存在，并因此感到痛苦或功能受到不良影响的个体。对于那些创伤时间发生前就已经有某种精神障碍的个体，或者曾经经历过创伤的个体，更容易出现危机，更应成为危机干预的对象。具体到群体灾难事件，危机干预的对象既可以是灾难的直接幸存者，也可以是为幸存者提供帮助的工作人员或援助人员。危机干预特别强调的是，为了避免过早干预可能带来的危害，即过早干预会破坏个体天然康复机制，而且还浪费人力财力和物力，不要不加区分地对经历危机事件的个体一律提供危机干预。

3. 目标　危机干预的目标就是稳定甚至缓解个体的症状

或体征,使处于危机中的个体重新获得心理控制,减轻其痛苦水平或者增强其对痛苦的承受程度,改善其功能,甚至促使其功能至少恢复到危机发生前的功能水平。

4．心理危机干预技术　心理危机干预技术可以分为日常工作环境中的心理危机干预和突发灾难事件后的心理危机干预,灾难事件后提供危机干预的时机不同,危机干预技术一般也会有所不同。

在日常的工作环境中,面对危机案例,危机干预工作者会在关心、倾听、澄清、理解、共情、评估、接纳和非评判的基础上,采用以下六步法开展危机干预工作:①和求助者一起确定主要问题;②确保求助者安全;③提供心理支持;④和求助者一起找出可能的解决办法;⑤制定出下一步清晰明了可行的行动计划,特别是短期计划;⑥获得求助者愿意按计划行动的承诺。然后在约定的下次干预时评估行动计划的落实情况和效果。为了确保求助者的生命安全,对于危机案例,应该为每次心理干预预留足够的时间;如果已有的日程安排有冲突,则需要灵活调整日程安排,优先处理危机案例。与此同时,需要根据个体的情况调整危机干预的频率设置,如由原来的安排调整为每周几次、甚至每日一两次的心理干预。当然,对于危机案例,可以安排其接受精神科的住院治疗服务,但不要匆忙将住院治疗作为首选。应该和求助者、其亲友一起全面分析住院治疗、院外治疗的利弊后,再依据具体情况和相关的法律法规向求助者及其亲友提出住院治疗的建议或安排。

评估是危机干预的前提,并且贯穿于危机干预的始终。因为只有通过评估,才能确定求助者的危机的性质、诱发因素、具体表现、持续时间、严重程度、精神障碍和躯体疾病的共病、目前存在的主要且紧急的问题或应激时间、可用的资源、存在的不足或障碍、目前的应对方式或认知水平等,才能让危机干预更有针对性或更有效果。求助者目前的认知状态、情绪状态、各种反应、生理症状、自杀自伤的危险性、目前功能状态的评估也应包括在危机的评估中。

在危机干预的过程中，始终强调危机干预工作者和求助者之间相互信任的合作联盟，并能够依据求助者的能动性不同灵活地提供个体化的危机干预。如果求助者的能动性差，在危机干预的过程中可以给予指导性的心理干预或直接给出建议，但依然是在征询求助者同意的情况下给出建议，且强调合作联盟这一形式；始终能够恰当调整危机干预的步伐以适合求助者目前的状态；面对缺乏改变动机的求助者，能够恰当地运用动机访谈的技术，激发求助者改变的动机。如果求助者的能动性好，有思考行动的意愿和能力，则以合作性的心理危机干预为主，按照危机干预的六步法引导求助者一步一步走下去，在倾听的基础上给予其心理支持，引导其找出其目前迫切需要解决的关键问题，思考可以采取哪些具体可行的措施来确保其生命安全，运用头脑风暴找出可能的解决办法，在权衡每个解决办法的利弊后作出决定即做出选择，最后就选择的方法制定出可能的解决办法，在权衡每个解决办法的利弊后作出决定即可做出选择，最后就选择的方法制订出具体可行的行动方案，在制订行动方案时尽可能利用其资源、支持系统，同时针对可能存在的障碍制定出应对的方法，最后在做出承诺后结束本次干预并尽快将行动方案付诸行动。

在约定的下次干预时，再次评估行动计划的落实情况、效果以及求助者的危机状态。如果求助者的危机状态已经解除，则回归到日常的心理治疗或咨询设置；如果求助者的危机状态依然存在，则继续进行危机干预，直至危机的解除为止。

5. 突发灾难事件后的心理危机干预 灾难事件后危机干预的时机一般分为急性期、早期和慢性期。急性期及在危机事件发生后的数天，一般为 3～4 天内；早期即危机事件发生后数天到数周，一般为 4 天到 1 个月内；慢性期，即危机事件发生后的几个月甚至更长时间。

在急性期，危机干预以提高个体的安全感、解决实际需求、提高应对能力、稳定情绪以及联系和使用周围可用的资源为目标。因此，此阶段的危机干预技术是心理急救，即主要向有需要的个体提供基本生活所需物品，提供社会和心理支持，正常化其应激反应，以及开展心理健康教育等。对于心理急救的形势、时间和次数没有严格的限制，通常为一次性服务，不设定严格的框架约束。此处需要提醒的是，已有研究证实心理晤谈技术在心理危机干预过程中对个体有危害。因此，严禁在灾后危机干预过程中采用心理晤谈技术。灾后心理急救的目标是减轻个体的情绪痛苦，提供其所需的帮助，以促进个体形成面对现实和适应现实情况的行为。

（1）急救工作有序开展的前提：接触到灾难幸存者，为其提供实际所需的帮助。接触幸存者，与之建立联系，让更多的人知道心理急救服务机构的存在、具体位置和服务时间。合情合理且不唐突地接触幸存者的方法就是首先关注幸存者的生命安全和基本生活需求，为其提供实际所需的帮助，如给幸存者提供其赖以生存的水、食物、衣服、被服等生活物品，治疗严重躯体疾病和精神障碍所需的药物，维持与外界几乎所需的眼镜、拐杖、轮椅、助听器、盲杖、导盲犬等，得以栖息的安全住所，以及去除可能存在的安全隐患或远离危险的环境等。在接触的过程中始终保持足够的敏感性和应对的灵活性、创造性。对于接触后幸存者出现的各种不同反应有足够的心理准备，如知道遭受拒绝时该如何应对，能够恰当处理不合理的要求。在接触的过程中，倾听幸存者的谈话，记录所谈关键内容，合理提问和澄清，并作出恰当的回应、总结和处理；认可幸存者所付出的努力和已取得的成绩；针对幸存者合理的迫切需求和目标，给予直接明了的信息；对于不合理的需求，给出合理的引导，并就拒绝作出恰当的解释，如果存在交流障碍需要翻译才能和幸存者进行交流,特别强调的是,眼睛和身体始终以面向幸存者为主。对于不愿意诉说的幸存者,能够尊重其意愿,留意和适时地满足其迫切需求,或者安静陪伴使其有安全感,或者嘱咐其身边的人对其加强照看,并在其需要时给予帮助。

(2)在心理急救的过程中重要信息的收集:因为收集信息是有效开展心理急救的基础,也是进一步研究和提高心理急救水平和方法的基础。在心理急救的开始和实施过程中,均需收集信息,以确保能够根据幸存者的现状和针对迫切需要处理的问题灵活地调整心理干预的方法。

(3)心理健康教育:无论在心理危机干预,还是在日常的心理咨询和心理治疗工作中,心理健康教育均是必不可少的内容,根据幸存者的理解能力、年龄段和语言表达能力,就其目前存在的主要问题以及将要采取的干预措施、当事人自己需要付出的努力以及这一干预措施大体的效果如何等方面给予个体相应的心理健康教育,以促进个体对其状况的理解,并引导个体对危机干预有一个合理的期待值,心理健康教育的目的是让个体了解与自身状况有关的心理危机方面的基础知识,同时知道自己可以做些什么来改善自身的危机状况,从而能够重新获得方向感和对生活的掌控感。对于那些经历重大创伤且在创伤中有重大丧失的人(失去亲人或身体的某一部分)来说,对其开展心理健康教育显得尤为重要,需要通过健康教育让其认识到它所出现的那些反应,如闪回、回避、认知、情感、生理反应,其实是正常的。是人体面对灾难这一异常事件所出现的正常反应。出现这些反应其实是在提醒自己认识到此灾难有多严重,必然会让自己感到痛苦或者影响到自己的日常生活、工作、人际交往等。如此严重的灾难引发的反应当然不会马上消失,会持续一段时间,甚至一个月,但反应强烈程度会随着时间的推移逐渐减轻。在这段时间,偶然听到、看到、闻到甚至触摸到某个东西或场景时,这些反应通常会再次马上出现,也可能伴随着灾难回忆。如果体验到的这些反应持续的时间超过一个月，且持续感到痛苦或者影响到日常生活、工作或人际交往，则需要考虑接受专业的心理治疗或精神科治疗。

（4）正性强化：是心理危机干预不可或缺的成分。通过关注幸存者在此种异常情况下仍然做出的积极正性的方面，如他们在自我照料、帮助他人、合理安排时间方面所做的努力等，引导他们看到即使在如此糟糕的情况下他们依然有一定的应对能力和对生活的掌控感，从而推动其更有动力、更有自信去继续进行自我帮助。

在早期，危机干预以预防和处理个体将来可能出现的严重心理行为问题或精神障碍为目标。因此，此阶段的危机干预技术主要为简短的心理咨询，所用技术有认知行为治疗、问题解决治疗、增加愉快活动、回复或重建社会支持系统或社会联系、情绪管理技术等。此阶段的心理咨询往往需要数次，与心理急救相比，往往会以约定的形式开展咨询，更正式些。

在慢性期，危机干预以处理个体已经出现的严重心理行为问题或精神障碍为目标。因此，从严格意义上来说，这个阶段的干预已不能被称作心理危机干预，而应称作心理治疗。此阶段的心理干预应根据个体的具体症状，体征和诊断，给予相应的有循证依据的心理治疗，如认知行为治疗、问题解决治疗、人际关系治疗、辩证行为治疗、家庭治疗、动力学治疗等；必要时需给予药物治疗或联合治疗。与急性期和早期的危机干预相比，慢性期的心理治疗更加证实，往往为约定好的、每次有时间限制且持续更长时间的连续心理治疗。

（四）其他治疗

1. 生物反馈　是借助于生物反馈仪，将机体内环境的生理变化加以描记，如皮肤温度、肌电、心率、血压以及脑电活动，放大并转换为人们可视或者可听到的信号，加以认识与体验，并学会自我调节，来达到整合心身平衡的目的。生物反馈一般分为肌电、皮肤电、心率、血压、脑电反馈。生物反馈放松训练4～8周为一个疗程，每周2次，每次20～30分钟。对消除应激、紧张、焦虑有较好的作用。

2. 无抽搐电休克治疗（MECT）　目前认为，MECT对抑郁症特别是难治性抑郁症有效。也有人认为，MECT对伴有精神病性症状的抑郁症与PTSD共病患者疗效欠佳。MECT治疗可以显著减轻PTSD的闪回反应、警觉性增高、紧张恐惧、焦虑抑郁等临床症状。

3. 经颅磁刺激疗法　经颅磁刺激是一项近年来新开展的无痛无创伤技术，它利用应时变磁场在脑内诱发电磁场，产生感应电流，以此刺激提高大脑细胞的兴奋性，并影响脑内多种代谢和电生理活动。有研究发现，PTSD患者再体验症状时，右侧边缘系统和额叶皮质结构脑血流和代谢增加。而rTMS（1～5Hz）可以使正常受试者的区域性脑代谢降低。McCann等（1988）根据这一理论，对两例PTSD患者进行了为期4周的治疗，其PTSD症状均有显著改善，疗效持续一个月。Grisaru等（1998）做了一项10例PTSD患者的开放性研究，结果发现经过单次rTMS治疗后24小时，患者的CGI评分明显下降，回避、焦虑和躯体化症状也有明显改善。rTMS对焦虑症状的改善持续4周，对其他症状的疗效维持数天。这些研究表明，rTMS可以改善PTSD的临床症状，但是其疗效是短期的。因此，重复治疗或缩短间隔治疗时间，可能会取得较好的疗效。

### （五）治疗时需要特别关注的问题

1. 躯体和精神疾病的共病　PTSD常表现出复杂的症状组合和共病状态。这种混杂可能导致PTSD治疗的不充分，也可能导致不适当地提供了内科或外科治疗，包括不必要的成瘾药物的应用。因此，在制订这类PTSD患者治疗方案时，应该和其他内科医师协作进行，以利于正确诊断和治疗。与精神疾病或躯体疾病共病的PTSD患者一般来说症状更严重，成为慢性

PTSD 的可能性更大。这样的患者经常需要较长的治疗时间，这与共病的种类和严重程度相关。而且，因为躯体和精神状况虚弱，这些患者需要高水平治疗和支持来完成日常生活活动。有共病的 PTSD 患者需要一个循序渐进的治疗计划。

2．创伤史与进行性创伤　对后发的创伤来说，过去的创伤可能增加易损性、促进 PTSD 的发展，而且使治疗和痊愈复杂化。一般情况下，主要伤害还在持续，患者就不易康复，所以要对持续性创伤是否存在需要评估。在治疗过程中尤其是心理治疗，提供一个安全的环境使患者脱离持续的伤害至关重要。如果患者持续处在暴力伤害的环境中，药物是否对症状有效也不清楚。

3．自伤和自杀行为　研究发现，PTSD 在初期企图自杀的可能性是其他焦虑障碍的两倍，约占心境障碍的 50%。人格障碍、严重的 PTSD 症状、抑郁、精神活性物质的使用、注意缺陷多动障碍以及社会支持不良均为额外的自杀高危因素，当患者沉浸在躯体残疾、自责自罪、羞耻感、愤怒以及在同一创伤事件中亲人受伤或死亡的悲痛反应中时，自杀危险度可能增加。因此，在对任何一位 PTSD 患者制定治疗计划前，都必须评估是否有自杀的风险。有自杀倾向的患者需要在能确保安全的环境中接受恰当的药物以及心理治疗。这些患者躁动不安以致加重或触发自杀或攻击性行为，应予注意。

4．失眠或噩梦　失眠和噩梦是创伤后应激障碍常见的睡眠障碍症状，因此对治疗创伤后应激障碍的一线药物有效。然而，睡眠障碍或者噩梦也常在 SSRI 治疗后仍持续存在，甚至因为这些药物的使用而加重，因此首先要评估患者的生活模式，如是否有咖啡因类物质的大量使用造成睡眠紊乱。在药物疗效持续不佳的情况下，要考虑与睡眠相关的呼吸障碍，如呼吸暂停综合征（OSA），夜间周期性肢体运动障碍，或者其他睡眠障碍；必要时可进行多导睡眠图检查。

5. 患者的依从性 创伤后应激障碍患者的药物依从率很低，所以在治疗时需要与患者建立良好的医患关系，向患者和家属提供必要的治疗信息，尽可能与患者和家属一起制定治疗计划，了解患者对治疗的态度和期望值。当治疗无效时，医生应考虑到患者的服药依从性。如患者正在与创伤相关的法律诉讼程序中，症状很可能因为对创伤事件的回忆而恶化，尤其是情况对患者不利时。如果创伤幸存者认定赔偿是康复的必要条件，这对药物治疗反应与患者的依从性也会有一定影响。

## 六、预防

PTSD 一般在精神创伤性事件发生后数天至 6 个月内发病，病程至少持续 1 个月以上，可长达数月或数年，个别甚至达数十年之久。其中病期在 3 个月之内的称为急性 PTSD，病期在 3 个月以上的称为慢性 PTSD，若症状在创伤事件后至少 6 个月才发生则称为延迟性 PTSD。若在创伤事件发生后能通过一些心理评定工具来初步评定个体的心理健康状况，将有助于筛选出 PTSD 高危人群，从而有针对性地对高危人群提供有效的干预策略。

## 参 考 文 献

[1] 江开达. 精神病学 [M].2 版. 北京：人民卫生出版社，2010.

[2] 世界卫生组织. ICD-10 精神与行为障碍分类 [M]. 范肖东，汪向东，于欣，等译. 北京：人民卫生出版社，1993.

[3] 郝凤仪，张道龙. 创伤及应激相关障碍的核心特征与治疗 [J]. 四川精神卫生，2018，31（1）：67-69.

## 第六节　精神科急诊常见综合征的识别与处理

### 一、拒食

拒食（refuse of food），是精神科常见的一种本能行为障碍，主要是指患者在有意识的状态下，主观的产生一种拒绝进食或拒绝饮水的行为。

精神疾病患者出现拒食的原因有很多，主要是由患者的精神症状所致，如：幻觉、妄想、木僵、认识不到自己患了精神疾病等。拒食不仅会导致患者服药出现阻碍，使其精神症状恶化，而且长期拒食将会导致患者出现水、电解质、酸碱平衡失调，并发各种躯体疾病，从而加重病情，给临床治疗和护理增加负担。

#### （一）拒食常见的精神障碍

1. 精神分裂症　精神分裂症患者出现幻听时，会因声音告诉他"饭里有毒""不许吃饭、不许喝水"等而不去进食。出现幻嗅时，闻到食物、水里有怪味，而出现拒食。偏执型精神分裂症患者，可在被害妄想、"被毒"妄想的影响下，觉得食物里有毒，从而拒绝进食"有毒"的食物或饮料，或在被害妄想的影响下，产生"与其等别人害死我，不如我先害死自己"的想法，通过拒食的方式来自杀。紧张型精神分裂症患者，可出现紧张性木僵表现，常表现为运动抑制，轻者动作缓慢，少语少动，重者终日卧床，不食不语不动，拒食是其症状群的一个症状；或是被动违拗的患者，也可在劝其进食时因违拗而出现拒食。

2. 抑郁症　严重的抑郁症患者，特别是伴有自罪妄想时，会有自我否定的想法，认为自己有罪，不配吃饭，通过拒食的方式来赎罪；或者是患者情绪极度低落，有消极观念时，会通过拒食来终结生命；或者患者有疑病妄想，认为自己有胃肠道疾病或患有不治之症时，也可出现拒食现象。抑郁性木僵的患者，出现严重的精神运动性抑制的情况时,也可出现拒食现象。

3．双相躁狂　躁狂的患者在极度兴奋躁动状态下,可出现拒食现象。

4．疑病症　患者有疑病妄想,认为自己有胃肠道疾病或患有不治之症时,也可出现拒食现象。

5．谵妄状态　该类患者可在幻觉、妄想或意识障碍的影响下出现拒食。

6．神经性厌食障碍　该类患者常为青少年女性,因害怕发胖,而有意识的减少进食,甚至出现拒食,使体重明显降低,BMI低于17.5。这类患者常同时存在催吐、导泻、过度运动等行为,但很少出现长期拒食现象。

7．急性应激障碍　遭遇急性、严重的灾害事件后,患者可出现拒食现象。

8．药物不良反应所致的拒食　精神障碍患者长期服用抗精神病药物,可能出现舌肌灵活性下降、吞咽功能障碍、肠蠕动减慢、便秘等不良反应,患者因担心食物咽不下去或者便秘而出现拒食、拒饮现象。

9．分离转换性障碍　患者可在发生生活事件后,在心理因素的影响下出现诸如拒食、拒饮、木僵、瘫痪等症状。

（二）拒食的处理

首先应耐心与家属、患者交谈,收集信息,分析患者拒食的原因,然后采取相应的治疗措施。主要包括躯体治疗和精神科治疗两方面。

躯体治疗:对于完全拒食达一日以上者,可采用静脉输液或鼻饲以维持营养和提供液体,来处理因绝食所致的躯体衰竭、电解质紊乱和营养不良。

精神科治疗:对于因精神症状导致的拒食,可使用相应的抗精神病药物治疗其精神行为症状,必要时可联合MECT治疗。另外,要用通俗易懂的语言向患者讲清患病的本质,提高患者对疾病的认识，拒食的危害性，提高患者进食的积极性。对于不同类型的患者可采取不同的劝食方法，如：对于迫害妄想害怕会中毒者，可让他人先吃以示范，以解除其疑虑；对于因幻听导致拒食的患者，如幻听的声音是说饭里面有毒的话，首先，应告知患者声音其实是不存在的，另外，可以吃一口他的饭以证明一下饭里没毒，若患者仍不吃饭，可采取补液、鼻饲等方法；对于自罪妄想的患者，可将饭和菜拌在一起，告知患者这是残羹剩饭，减轻其罪恶感，并且告诉他饭不吃完就是浪费，浪费就是犯罪，从而诱导患者自行进食；对待木僵的患者不宜强行喂食，可将饮食放在患者近旁，工作人员离开，使其独处一室，等待患者自动进食；对于因服用精神科药物出现副作用而导致恶心呕吐的患者，应饮食清淡，并少食多餐，细嚼慢咽。喂食时须耐心，禁止强塞以防损伤牙龈、口唇或发生窒息。

（三）案例

某女，16岁，高一学生，身高1.60m，体重39kg。因"进食减少一年"入院，诊断神经性厌食症。近1年来开始交男友，爱打扮，特别注意自己体型，认为自己胖，采取节食行为，不吃肉类和鸡蛋，主食吃得很少，体重下降明显。后被父母发现，之后开始饭后偷偷去卫生间催吐，体重由原先的49kg降至目前水平，并伴有营养不良。

（1）对该患者的分析：体格及实验室检查示面色苍白，皮下脂肪少，HB 80g/L，BMI为15.234。诊断为神经性厌食。诊断依据：根据患者病史及ICD-10神经性厌食症的诊断标准，依据如下：①患者的体重保持在至少低于期望值15%以上的水平，并且BMI≤17.5。②患者体重减轻是自己造成的，并有自我引吐的现象。③有特异的精神病理形式的体像扭曲，患者强加给自己一个较低的体重限度。

（2）对该患者的处理

1）营养支持治疗：在良好的心理疏导的基础上进行饮食治

疗,这是治疗神经性厌食的前提。最好和患者一起制定合理的饮食计划,开始可以少量多餐,患者体重增加以每周1.0～1.5kg为宜,后逐步调整,最终过渡到正常人的饮食习惯。患者进食后,端坐1～2小时,禁止患者催吐。

2)心理治疗:心理治疗是治疗神经性厌食的重要方法。神经性厌食患者往往缺乏治疗的动机,他们通常存在体像障碍,认为自己太胖了,对体重增加恐惧及焦虑,对体重下降的特殊"快感",不认为自己有问题,所以他们会否认疾病,拒绝治疗,因此取得患者的信任和配合是治疗的关键环节。在取得患者的信任后,通过认知行为治疗改善患者的错误认知,改变患者对体型、体重、饮食等方面的认知偏差,改变患者的怕胖观念。

此外,对于青少年患者而言,家庭治疗也是神经性厌食治疗的重要组成部分,研究证据表明50%～85%的青少年接受家庭治疗后12个月内可获得良好转归。家庭治疗早期阶段主要集中于支持父母引导子女管理进食,在进食和体重稳定后将焦点转为处理影响青少年正常成长而使病情持续的因素,并通过治疗提升家庭的整体功能。

3)药物治疗:目前临床上没有公认的特效药物,药物治疗主要是针对患者的躯体并发症以及合并的抑郁、焦虑等情感症状。

## 二、冲动和暴力行为

冲动和暴力行为是精神科需要紧急处理的情形之一。冲动行为(impulsive behavior)指突然产生、通常会导致不良后果的行为;暴力行为(violent behavior)指故意针对自身、他人、特定人群或特定社会采取的武力或权力行为,导致或者极有可能导致损伤、死亡、心理伤害、畸形或生存条件被剥夺。攻击对象可以是自己、他人或物体。除了显现的具体行为外,冲动和暴力倾向尚可表现为潜在或威胁要使用的行为。具体的行为类型包括：骂人或喊叫、言语威胁、对财物攻击、对他人身体的攻击。攻击对象最多是亲属，其次为亲密朋友、熟人、同事、邻居甚至是陌生人。患者一般事先已对受害者抱敌对态度。

冲动和暴力行为的高危人群多为初发的及年轻的精神障碍患者、物质滥用者、躁狂症患者、器质性精神障碍和人格障碍患者，在正常人亦可出现。而且，据统计大多数精神障碍患者不会有冲动或暴力行为，相关统计数据也表明往往只有极少数患者会出现反复的暴力行为。

### （一）与冲动和暴力行为有关的精神障碍

1. 精神分裂症　患者在幻觉或妄想的影响下，会出现冲动暴力行为。其中以被害妄想最多见，患者因惧怕或"自卫"的心理，从而出现冲动暴力行为。如：某患者被诊断为精神分裂症，认为邻居监视自己，要害自己，谋夺自己的财产，从而出现"既然你要害我，不如我先杀了你"的想法，某日拿刀把邻居砍伤。其次是嫉妒妄想，患者认为配偶与其他人有染，从而对配偶或其所认为的出轨对象出现冲动暴力行为。或者在命令性幻听的支配下，出现冲动暴力行为。如：某女性患者被诊断为精神分裂症，某日在商场里逛街，看到一孕妇，耳边突然听到声音不停说"去踹那个孕妇的肚子"，故患者走到孕妇面前，用脚踹向孕妇。非妄想型精神分裂症患者出现冲动和暴力行为可能是精神病性紊乱和精神运动性兴奋所致，如：某患者因"不语、不动、不食3天"入院，患者入院后一直卧于床上，不语、不动，某日病房护士予其抽血时，患者突发冲动，将护士打伤。

2. 躁狂发作　躁狂患者在急性期，情绪高涨，情绪不稳定，激惹性增高，对周围环境挑剔，喜多管闲事，做事鲁莽，不计后果，可因要求未得到满足、活动受到限制等原因发生冲动和暴力行为；另外，部分躁狂患者也可伴有片段性的幻觉和妄想，在幻觉、妄想支配下也可出现冲动暴力行为。

3. 抑郁发作　抑郁发作的患者可有消极行为，其消极行为一般指向自身，但少部分患者可以出现扩大性自杀。比如，某患者因"情绪低落伴消极自杀加重1周，总病程3年"入院，患者1周前开始出现情绪低落、夜眠差，并伴有消极观念，经常称"活着很痛苦，死了算了"，昨日患者与5岁儿子在家时，将家中煤气打开，想要自杀，后被家人及时发现救起，事后询问患者称"我觉得活着很痛苦，不想活了，我走了小孩子活着也是受罪，所以想带着孩子一起走"。另外，抑郁发作患者还可以出现"间接自杀"的行为，即通过杀害别人来达到对自己判处死刑的目的。有暴力行为的抑郁症易误诊为精神分裂症，需认真鉴别。

4. **器质性精神障碍**　器质性精神障碍的患者因意识障碍、智能减退或幻觉、妄想的原因，他们的冲动行为通常具有突然发生、突然终止、不可预测的特点。癫痫所致精神障碍的患者可因人格改变而出现冲动和暴力行为。原发性躯体疾病，如肝性脑病，肺性脑病、甲状腺功能亢进等的患者在出现精神行为异常时也可出现暴力行为，一般而言，该行为的发生与原发躯体疾病的严重程度呈平行关系。如，某患者因"进行性记忆力减退伴言行紊乱加重1月，总病程5年"入院，诊断为阿尔茨海默病，入院后经常在护工对其进行生活料理时打骂护工，晚上睡觉时，有时会翻到隔壁病床殴打病友。

5. **精神活性物质滥用**　滥用苯丙胺、可卡因、酒精等精神活性物质的患者也可出现暴力攻击行为。但物质依赖患者的冲动攻击行为常常发生在祈求得到药物或毒品遭到拒绝时。长期的酗酒史或吸毒史有助于本病诊断。

6. **精神发育迟滞**　精神发育迟滞的患者因为智能低下，对于事物的理解和判断比较肤浅，对事件的应对技巧不足，且冲动控制能力较差，一旦患者处于应激状态时，容易产生冲动和暴力行为。精神发育迟滞患者的攻击通常难以预料，且缺乏计划性。如，某患者钱某在街上向陌生人问路时，对方说不知道，顾自走开，后患者追上前去，殴打对方，称对方不尊重自己，看不起自己。

7. 人格障碍　反社会、冲动型人格障碍的诊断标准之一就是对暴力攻击的控制能力差。边缘型人格障碍者也易暴发冲动攻击行为，此类患者容易自我为中心，内心感到"空虚"，不过这类患者的攻击常常指向自身，作为操纵他人的一种手段。

8. 偏执性精神病　此类患者有可能对其妄想对象产生攻击行为，如其对配偶产生嫉妒妄想，则容易对配偶或其认为的配偶的情人产生攻击行为。此类患者的妄想内容多固定，具有系统性和一定的逻辑性，患者的人格保持相对完好。

（二）对冲动和暴力风险评估

1. 对危险性进行评估　①男性、体格健壮、生活在暴力频发的环境；②既往有过冲动和暴力行为；③酒精或成瘾性物质使用者；④反社会型、冲动型人格障碍或边缘型人格障碍；⑤近期有遭受羞辱的生活事件或有受到不公正对待的感觉，反复念叨自己受到不公正的对待；⑥扬言要采取暴力行为；⑦威胁性或高声言语、用威胁性的目光看人；⑧有震颤、出汗、来回走动、握拳、咬牙等激越现象。

2. 评估暴力行为可能招致的危害　①患者手中有没有武器；②患者周围环境中是否存在被患者用做暴力的工具（棍棒、椅子、输液器、玻璃杯等）；③患者衣物中是否存在伤害性器械（如刀、剪、玻璃制品、打火机）；④受到威胁人员是否有出口逃走；⑤现场是否有足够的人力控制暴力行为者。

（三）快速诊断评估

1. 查阅病历　查阅患者住院病历，了解患者年龄、性别、病史（既往及现在病史）和治疗过程、躯体疾病和精神病学诊断、目前服用药物、暴力史和生命体征。

2. 快速诊视　是否有足够的工作人员保证自身安全；医疗人员、医疗设备和药物是否充分；现场是否存在其他患者和可被患者用做武器的器械和其他物品；患者是否有潜在性武器；

患者目前情绪行为状态是否存在攻击性言语行为；是否不与人交流；患者是否患有躯体疾病。生命体征是否稳定。

3. 精神检查 询问病史、进行有针对性的精神状况检查，了解患者既往是否有冲动行为，了解患者的人格特点，判断激动不安的程度、言语的音量、频率及激惹程度，判断患者意识状况，思维紊乱程度及是否存在影响患者行为的幻觉、妄想性精神病性症状，是否存在某种没有得到满足的事件，记录患者有潜在危险的威胁性言语和行为动作，对于医务人员提供帮助的态度，自知力情况。

**（四）处理**

1. 保证自身安全 站在离患者至少一个身长的距离，侧身对着患者站立，千万不要转身背对患者。确定身上没有携带被患者当做武器的物品，取下所有带在身上的首饰、证件、钢笔、尖锐物体、听诊器和领带。

2. 确保周围人安全 劝离周围人员，同住一室的患者及陪护人员离开房间。

3. 移开现场可能被患者用做武器的物品，在确保不激惹患者和保证自身安全情况下，清理患者手中身上可能的危险性物品。

4. 保证现场有足够的人力控制患者暴力行为，必要时请求保安人员支持，在人力优势下如果能震慑患者安静下来则尽可能不采取极端手段，如果暴力不可避免，则采取果断措施，由医生统一指挥，由 2 名工作人员同时控制患者双上肢，反背脸朝下不让其反抗，其他人员协助按压双下肢，一起将患者仰卧在床上给予约束保护。

5. 对待患者态度热情、和蔼，尽量满足患者的合理需求，避免激惹患者，了解患者的思想动态，适时地做好心理治疗，并及时采取有效的防御措施。

6. 药物治疗 氟哌啶醇 5～10mg 或 / 和氯硝西泮 1～2mg

肌内注射,根据患者情绪状态,每隔半小时重复给药一次,直到患者稳定下来,治疗过程中监测患者生命体征。

7. 暴力发生后的对策　应做好冲动和暴力行为的详细记录以备案。同时继续做好基础 / 原发疾病的治疗。心境稳定剂对精神障碍患者的冲动和攻击行为有一定的疗效。行为治疗对慢性精神分裂症和精神发育迟滞的患者有效。长期的心理治疗适用于非精神病性患者。

8. 冲动 / 暴力行为的护理　①应迅速安排其他患者离开现场以免被伤;②尽量使用一种温和坚决的态度说服患者停止暴力行为;③劝说无效时,可予强制保护性约束。应注意在保护中不要伤及患者或被其所伤;④对被约束患者应加强基础护理,如定期监测患者的生命体征,保证营养支持,防止褥疮发生等;⑤交接班应在床边进行,须向接班者交代患者情况和注意事项;⑥强制保护措施应注意知情同意及可能涉及的相关法律条款。

(五)案例

某患者,38 岁男性。因疑人害己 2 年,加重 1 月入院,诊断为精神分裂症。在外经常大发脾气,骂父母,有时动手打人、摔家具。接触时患者自觉周围人要对自己不利,工作人员有意针对自己,烦躁易怒。入院第 4 日上午,大厅活动时突然大声叫喊、骂人,手脚用力敲打和踢踹墙壁。护士立即上前劝阻,患者不依从且态度凶狠,高声大喊:"我没病,你们都是杀人犯,串通害我! 放我出去,否则我打死你们!"

1. 对该患者冲动、暴力行为的分析

(1)该患者被诊断为精神分裂症,主要症状为偏执性的被害妄想,表现在"自觉周围人要对自己不利,工作人员有意针对自己",坚信别人要害自己。而该患者的冲动和暴力行为,就是在这样的妄想影响下发生的,像是一种自卫的行为。

研究发现,精神疾病患者的暴力行为多发生于住院初期,这可能与患者处在发病期精神症状丰富、缺乏自知力、对自身疾病没有认识、对住院原因不能理解、对医院环境感到陌生与恐惧有关。住院期间，医护人员是精神疾病患者最易攻击的对象，此外，其他患者、患者家属及探视者也是他们的攻击对象，但发生概率较小。院外的精神疾病患者多攻击其家人、亲属及邻居等。

（2）此外，由于精神疾病患者冲动、暴力行为的突发性和难预见性，使得患者的照顾者、医护人员在对精神疾病患者的照料及护理中可能会出现对暴力行为的评估、重视程度不足等情况。而医护人员的工作经验、与患者的交流方式也会影响到患者冲动、暴力行为的发生。

2. 对该患者冲动、暴力行为的处理

（1）对突然发生的冲动、暴力行为，医护人员首先要冷静下来，然后想办法将患者的情绪稳定下来，把患者安排到安静的场所，在不违反原则的情况下，适当满足一些患者提出的要求，如抽烟、打电话等，寻找机会及时向其他工作人员求助，不可流露出恐惧或厌恶的表情，更不可打骂患者，以防激惹患者，造成严重后果。必要时可采取保护性约束，以保证患者和其他人员的安全。在以上案例中，需要对患者采用强制保护措施，约束期间，须密切观察约束带的松紧度，防止出现骨折、软组织挫伤、循环障碍等。

（2）对于此类有冲动、暴力倾向的患者，应与其他患者分开管理，减少对其他患者的影响，防止意外的发生。特别是被动住院、不合作的患者，应安排在重点病室，专人护理，减少与其他患者接触的次数，密切观察病情变化，发现隐患及时处理，做好安全检查和交接班工作。对患者的个人物品实行集中管理，防止其他患者乱拿乱用，诱发患者的冲动行为，并加强病区内危险物品的管理。

等待患者状态稳定之后，应及时解除保护性约束并进行心理疏导，鼓励患者主动倾诉内心，耐心倾听，减轻患者的负性情绪；向其解释约束的原因和必要性，帮助其分析冲动行为产生的原因，以及可能造成的严重后果，给患者提出合理的建议，指导患者掌握恰当的宣泄情绪的方法；组织患者参加一些康复活动，转移患者的注意力，使其身心得以放松，缓解其紧张、愤怒的情绪。

## 三、兴奋躁动状态

兴奋躁动状态，又称精神运动性兴奋，是指患者的情绪亢奋、躁动、易激惹和动作、言语明显增加。在这种状态下，患者常易出现冲动、伤人、自伤等行为。另外，患者较长时间处于兴奋躁动状态时，会引起机体消耗过度，加之饮食和睡眠不足，容易导致脱水、电解质紊乱或继发感染，甚至全身衰竭。兴奋躁动状态可分为两类：①协调性精神运动性兴奋，表现为情感高涨，有感染力，思维敏捷，言语增多，活动增多，多与环境保持协调。多见于躁狂发作、急性应激障碍。②不协调性精神运动性兴奋，表现为整个精神活动不协调，言行单调、杂乱、无目的、令人费解。多见于精神分裂症，也见于器质性精神障碍。

### （一）兴奋躁动状态常见的精神障碍

1. 精神分裂症　以不协调性兴奋为主要表现，包括：①紧张型：以突发的运动性兴奋为特点，患者突然出现攻击他人或毁物的行为，行为缺乏目的，动作怪异或作态，言语刻板。患者兴奋躁动与木僵状态常交替出现。②青春型：表现为语言凌乱，思维散漫，情感喜怒无常，行为幼稚、愚蠢、奇特、冲动，性欲及食欲亢进，可伴片段的幻觉和妄想。③幻觉妄想型：又称偏执型，兴奋躁动状态呈阵发性，并与幻觉和妄想密切相关。如患者凭空听到有人议论自己，即对空反驳、谩骂，情绪激动。

2. 躁狂发作　多数表现为协调性兴奋，包括情感高涨或易怒好斗；言语增多，联想加快，甚至音联意联，或"思维脱轨"，动作增多，整日忙碌，但做事虎头蛇尾。

3.急性应激反应 在明显的应激事件之后出现，出现激越性活动过多，如哭闹不休，部分可有嚎啕痛哭、捶胸顿足、扯衣毁物、以头撞墙或有自杀姿态等。每次发作可持续数小时。发作前精神因素、人格、症状的特点均有助于诊断。

4.急性而短暂的精神病性障碍 在急性应激下起病（往往48小时之内），表现为患者出现明显的情绪变化，如兴奋、言语增多、动作增多，甚至躁动不安等类躁狂症状。发作可在几周内痊愈。患者往往具有多种类型的幻觉和妄想，但其症状和病程不足以符合精神分裂症诊断标准。

5.人格障碍 ①反社会型：患者自控能力差，行为冲动，易与人争吵、甚至斗殴伤人，行为不符合社会规范，明知有错，但屡犯不止，呈阵发性发作。②冲动型：患者易于情感冲动，常因小事而暴怒、吵骂、毁物或伤人，虽事后有悔意，但难于改正，亦为阵发性发作。与反社会型不同，冲动型患者人际关系尚好。③表演型：自我中心，情绪多变，追求新奇，常文过饰非、甚至病态说谎，一般兴奋程度不严重。人格障碍症状多始于成年早期，并持续到成年或终生，人格特征明显偏离正常，行为或情感具有冲动性，感知和思维方式较特殊，特有的行为模式造成社会适应不良，自感痛苦，但难以矫正。

6.精神发育迟滞 因患者自我控制能力减低，易出现冲动性兴奋，如被激怒时发生毁物、自伤或伤人，但持续时间很短；也可出现动作和言语增多、有破坏行为等躁狂发作表现，但言语单调，情绪缺乏感染力。

7.癫痫 ①意识模糊状态：患者在癫痫发作后可进入意识模糊状态，表现出恐惧或愤怒，行为混乱，可有毁物伤人等行为，持续几分钟至几天不等，终止突然，清醒后对发作情形遗忘。②精神运动性发作：发作时除意识障碍外，可出现运动行为异常。

8．躯体疾病中毒或脑器质性疾病　①谵妄：又称急性脑功能紊乱，常见于老年人患有躯体疾病、中毒或脑器质性疾病之后发生，可引起精神运动性兴奋，表现为意识障碍，存在感知觉异常，常伴有一些恐怖性视幻觉，如看到房间里有蛇、野兽等，行为紊乱，有明显的昼夜节律变化，晨轻暮重。②类躁狂状态：躯体疾病、中毒或脑器质性疾病也可出现类躁狂症状，患者情绪高涨、言语多、活动多，呈阵发性发作。诊断主要依靠病史、阳性体征和实验室检查异常结果。

（二）兴奋躁动状态的处理

1．药物　一般选用镇静作用较强的抗精神病药物，如氯丙嗪、氟哌啶醇、氯氮平等，新一代抗精神病药物如利培酮、奥氮平或喹硫平对兴奋躁动状态有效，不良反应较少。可口服给药，初次从小剂量开始，并视病情递增。对分离转换性障碍性精神病和急性应激障碍，选用较安全的苯二氮䓬类药物，如口服地西泮、氯硝西泮或劳拉西泮。若需快速控制兴奋，可注射给药（如氯丙秦、氟哌啶醇、氯硝西泮、地西泮针剂）。

2．电休克治疗　适用于控制躁狂症和精神分裂症的严重兴奋状态，尤其对紧张性兴奋。药物治疗效果不明显者，电休克治疗可有效控制兴奋状态。

3．对症处理　不能正常进食的兴奋躁动患者，应予补液等营养支持治疗，纠正水、电解质失衡，预防感染，最好安置于单人房间，保持安静，减少干扰、外界刺激。

4．护理　①将兴奋患者与其他患者分开管理。②对轻度兴奋患者，可引导其做些有兴趣的事来分散注意、减轻兴奋；对严重兴奋者，应予单间隔离以确保安全及减少对他人的影响。③注意防冲动伤人、毁物和其他意外，如测体温时宜用电子体温计或腋表以防止咬碎口腔表，冲动明显者可予以约束保护（注意知情同意及相关法律问题）。④持续躁动患者应加强基础护理，注意防止各种并发症的发生，对进食少的患者，应耐心喂食,保证患者摄入足够的营养和液体。⑤如兴奋患者发生伤人或毁物行为,应按暴力行为护理。

### (三)对双相情感障碍兴奋躁动状态的干预

某患者,21岁女性。因"心情差2个月,兴奋、夸大2周"入院。诊断:双相情感障碍,躁狂发作。2月前,患者无明显诱因下出现心情低沉,开心不起来,兴趣减退,感到脑子不好用,转不动,注意力无法集中。逐渐感到不想说话和活动,认为自己没有用,度日如年。未就诊。2周前,突然心情开朗,每日喜气洋洋,兴高采烈,感到前途一片光明,认为自己很聪明,可以赚大钱。对人热情,常常请朋友吃饭,花钱大手大脚。近3天,变得容易发脾气,爱管闲事,每天忙个不停,夜眠减少,但不觉劳累。既往体健,病前性格外向。入院表现意识清,主动言语多,语音高,语量大,讲话滔滔不绝,讲述自己怎么发大财等。在谈话被打断时会突然愤怒,态度凶狠,很快又满脸笑容。称自己是美籍华人。入院后半夜里起床不停清洗,走来走去,不停提出各种要求,如不满足便大吵大闹,爱管闲事,多次与其他患者吵架。

1. 患者被诊断为双相情感障碍,目前为躁狂发作状态。典型躁狂发作常为急性或亚急性起病,其临床特征是异常并持续的情感高涨或易激惹、思维加快或夸大、意志行为增强。

2. 治疗　处于躁狂急性期的患者,往往有明显的精神运动性兴奋、挥霍钱财、性欲亢进等症状,极易出现人际紧张、冲动攻击行为及性行为紊乱等现象。因此,对这类患者治疗的首要目的是尽快控制或缓解躁狂症状,药物治疗推荐心境稳定剂和抗精神病药物联合治疗;治疗的次要目标是促进患者社会功能恢复、早日回归社会;第三个目标是降低药物治疗的不良反应。

3. 护理　躁狂患者兴奋躁动,挑剔、情绪易激惹,很容易发生冲动攻击行为。对这类患者进行护理时需提供一个宽大的空间,安静、刺激小的环境,限制患者的活动范围,尽量减少患者之间情绪相互感染的机会。接触患者时,要做到真诚、温和、减少患者的兴奋和攻击行为的发生。如患者有严重的冲动伤人倾向时,可给予保护性约束,同时要与其他患者隔离,且要有专人护理,以防止其受到其他患者的伤害,并要向患者讲清保护性约束的原因及必要性,取得患者的合作,待其安静下来后可解除保护。由于患者在精神症状支配下,说话滔滔不绝,大量消耗体力,极度兴奋可发生脱水,导致机体抵抗力下降而发生合并症,在护理这类患者时,要协助其做好生活护理;由于患者精神运动性兴奋,对睡眠的需要减少,必要时可使用药物延长患者的睡眠时间,这对控制兴奋患者对兴奋症状、稳定患者情绪十分有效。

## 四、木僵/缄默状态

木僵状态是指患者在没有意识障碍的情况下出现的言语、动作和行为的抑制,一般木僵状态需持续 24 小时才有诊断意义。轻度木僵状态的患者表现言语和动作明显减少、减缓,称亚木僵状态;严重时患者表现不语、不动、不吃、不尿,随意运动完全抑制,对内外刺激几乎毫无反应。木僵患者无意识障碍,各种反射保存,可出现违拗现象;木僵解除后患者可回忆木僵期间的事情。木僵有器质性木僵和功能性木僵两种,器质性木僵见于各种器质性疾病,如感染、肿瘤、头颅外伤等,功能性木僵见于各种功能性精神障碍如精神分裂症、抑郁症、急性应激障碍等。缄默指患者在意识清晰,且没有普遍的运动抑制的状态下,始终沉默不语,偶尔会用表情、手势或书写表达自己的意见的状态。

木僵患者多有进食障碍,可置胃管以补充液体和营养,预防褥疮,专人护理。除此以外,缄默/木僵状态的处理根据不同病因采取不同措施。

### (一)器质性木僵

由各种病因如感染、中毒、脑肿瘤、脑血管病、脑外伤、脑变性疾病、癫痫等所致的严重的急性脑损害。患者除了木僵状态外，尚有意识障碍和病理反射体征，部分患者可被动进食或被动排便。器质性木僵的诊断依据有：①患者有中枢系统感染、中毒、缺氧、癫痫、脑血管病或脑外伤等急性脑损害史；②体检发现有意识障碍及神经系统阳性体征；③实验室检查有相应的异常发现。对各种不同的器质性原因进行治疗，如抗感染、抗癫痫、手术、对症等，可小剂量使用抗精神病药物。

### （二）精神分裂症紧张型

精神分裂症患者可表现为兴奋躁动与木僵交替出现，或只表现为紧张性木僵，患者表现为精神运动性抑制，出现刻板动作，违拗，不语、不动、不食、不饮，双目凝视，面无表情，粪尿潴留，口含涎液，全身肌张力增高，甚至出现蜡样屈曲或空气枕。紧张性木僵持续时间不定。紧张性木僵患者，首选电休克治疗，可迅速见效，不适宜者，可采用舒必利治疗。静脉滴注舒必利 200～800mg/d，从小剂量开始，木僵改善后，改用口服。

### （三）抑郁

严重的抑郁发作患者也可出现木僵，但多为不完全性木僵。抑郁发作的患者随着情绪低落的加重，运动减少，逐渐进入木僵状态。通常，患者无违拗行为，肌张力正常。耐心询问可获微弱回答，或者以点头摇头示意。抑郁性木僵诊断要点：患者在进入木僵之前，有明显的抑郁症状群或抑郁症发作病史。首选电休克治疗，同时予口服抗抑郁药治疗。

### （四）心因性木僵

患者近期常有应激性事件或有突出的人际或社会问题，出现自发运动及对外界刺激反应的消失或极度减少，可存在一定程度的意识紊乱。诊断要点：木僵在精神创伤后出现。发作短暂可自行缓解，无需特殊治疗。若木僵状态持续时间较长，可以电休克治疗。也可以予苯二氮䓬类药物如氯硝西泮 1～2mg/d 肌内注射，或予小剂量抗精神病药物如氯丙嗪 25mg/d 肌内注射或氟哌啶醇 5～10mg/d 肌内注射。

### （五）选择性缄默

患者以点头、手势、表情或书写来表达自己的意思，且对症状处之泰然。或者患者在某种或多种社交场合（常为学校）拒绝讲话，而在其他场合，则可正常讲话。选择性缄默患者发病前的精神因素和人格（如焦虑、退缩、敏感或抗拒）有助诊断。以心理治疗为主，暗示治疗往往有效。如先检查患者的声带，将检查结果告之，鼓励其发声，由发单音逐渐转为发单词和句子。可配以针灸、药物或电刺激治疗。

### （六）药物不良反应性木僵

药源性木僵通常是在应用某些精神药物治疗中出现，症状与剂量关系密切，减药或停药可减轻木僵程度。根据用药病史，剂量和不良反应，可以此诊断。停用原来药物数天，然后根据临床情况将原来使用的药物减少剂量，减轻药物不良反应，或者用其他药物。

### （七）木僵患者的护理

1. 木僵患者由于不语、不动，无法自理生活，需他人协助料理。

2. 加强生活护理，注意口腔卫生，定时翻身，防止褥疮发生，注意排便情况，必要时予以导尿和灌肠。

3. 支持治疗，保证患者营养和液体的摄入，应耐心喂食或予鼻饲。

4. 因患者意识大多清晰，医护人员在患者面前的言行须谨慎，避免刺激患者。

5. 紧张性木僵患者可能突然转入兴奋状态，加强防范防止患者出现自伤或伤人现象。

6. 须防止其他患者攻击或伤害木僵患者。

### （八）案例

患者张某，女性，28岁，大专文化。

主诉：情绪低落、不语，自责有消极想法3月。

现病史：2018年6月，患者生下一女后，因家人把关注的重心都放在了孩子身上，所以患者认为家人不关心自己，觉得自己受到了冷落，多次与丈夫吵架，2018年7月患者逐渐出现心情差，经常抱怨，说生完孩子没有人再关心自己了，自己没什么用了，进食减少，称没有食欲，与家里人交流减少，活动减少，每日大多数时间都是躺在床上，不再出门，很少笑，渐渐也不再关心女儿，不再给孩子喂奶，后来自己也开始不吃不喝，整日躺在床上，缄默不语，眼神呆滞，不主动流露任何意愿要求，但是能认识家人，在反复劝导或要求下，可有细微的活动倾向，如点头或摇头，当家人问其是否有"不想活了"想法，患者点头，其余就不说话了。个人卫生及大、小便均由家人料理。发病以来，患者无发热，恶心，呕吐等表现。

既往史：身体健康，否认食物、药物过敏史。

家族史：患者姥姥曾患抑郁症。

个人史：独生子女，足月顺产，母孕期健康，自幼生长发育未见异常，学习成绩中等，大专毕业，现已工作6年，无烟酒等不良嗜好，否认冶游史。

病前个性：细心，敏感，热情。

体格检查：生命体征正常范围内，神经系统检查未见明显异常。辅助检查未见明显异常。

精神检查：患者卧于床上，不语、不动，意识清，定向全，貌龄相符，接触交流被动不合作，数问无一答，面部表情显痛苦，双眼含泪，问其是否心情不好时患者表情更加痛苦，情感反应与内心体验协调，自知力部分。进食，二便，个人卫生需人协助。

诊断依据：①患者28岁，女性，产后起病；②病前个性：细心，敏感，热情；③患者无明显诱因下急性起病，总病程3个月；④患者精神检查：患者卧于床上，不语、不动，意识清，定向全，貌龄相符，接触交流被动不合作，数问无一答，面部表情显痛苦，双眼含泪,问其是否心情不好时患者表情更加痛苦,情感反应与内心体验协调,自知力部分,进食,二便,个人卫生需人协助。

诊断:抑郁性木僵状态。

鉴别诊断:双相情感障碍:患者青年女性,产后起病,有阳性家族史,病前性格敏感,热情,需考虑双相情感障碍,但是根据患者病史、本次精神检查,既往无情感高涨、自我感觉好等症状,故暂不考虑,但是要警惕以后出现转相可能。

治疗方案:①急性期治疗:患者目前主要表现为情绪低落、在外有消极想法,故目前考虑为抑郁性木僵,首先应使用抗抑郁治疗,考虑患者的人格特点及家族史,患者以后有转躁可能,故应选择转躁风险小的抗抑郁药治疗。因患者有明显的自杀观念,可合并 MECT 辅助治疗。②巩固期治疗:巩固期应维持急性期的药量不变。巩固期的治疗目的是预防复燃。③维持期治疗:心境障碍具有反复发作的特点,因此在躁狂或者抑郁发作后应采用维持治疗,以防止复发,维持治疗的时间尚无定论,据每个患者的具体情况而定。患者病情好转后,可给予心理治疗如支持性心理治疗,认知行为治疗和家庭治疗等促进患者病情康复。

## 五、幻觉/妄想状态

急性幻觉/妄想状态指患者突然出现大量持久的幻觉/妄想。幻觉、妄想和行为紊乱是综合医院中精神科急会诊的常见原因,占 35.7%～50.5%,以老年人更多见,其病因多为器质性精神障碍。幻觉以听幻觉和视幻觉为多见,也可出现触幻觉、味幻觉和嗅幻觉等幻觉。幻觉内容多为负性的、对患者不利的、引起情绪不愉快的幻觉,如听到辱骂、威胁或恐吓的声音。多数患者出现幻觉后可以继发妄想,且多为被害妄想。患者常常伴有恐惧、愤怒的情绪反应,并可出现逃避、自伤、自杀或暴力攻击行为。妄想内容则常常杂乱,如被害妄想、关系妄想、影响妄想等混杂在一起或者彼此交换,且患者的言行常常受到其妄想支配。患者也可表现为妄想知觉或妄想心境。急性妄想状态时常常产生拒食、逃避或攻击行为。若患者出现兴奋或自伤、自杀、攻击行为等意外行为时,须优先处理。

**(一)幻觉/妄想状态常见精神障碍**

1. 精神分裂症急性期可表现为幻觉/妄想状态,患者出现大量幻觉、妄想,通常以迫害性质的内容为主,妄想内容多荒谬怪异,包括妄想心境或妄想知觉等原发性妄想。给予抗精神病药物治疗,效果不佳者可予电休克治疗。

2. 抑郁发作 严重抑郁发作可出现片段的听幻觉,内容多为负面的评论性内容,也可以表现罪恶妄想、虚无妄想和被害妄想为突出症状。患者常有情绪低落等抑郁症状群。严重抑郁发作者可予抗抑郁药物治疗及 MECT 治疗。

3. 躁狂发作 可出现夸大妄想,遇到阻碍时可有被害妄想,但情绪高涨、言语和动作行为的增多等躁狂症状群。严重躁狂发作者可予心境稳定剂如碳酸锂、丙戊酸盐或卡马西平治疗;若幻觉妄想持续时间较长者,则予抗抑郁药或碳酸锂与小剂量舒必利或奋乃静合用,也可以合并小剂量不典型抗精神病药物。

4. 急性而短暂的精神病性障碍患者症状在 2 周内出现,可出现多种类型的幻觉或妄想,其类型和程度在一天之内不停变化,情绪状态也有类似变化。可以抗精神病药物治疗。

5. 分离转换性障碍患者在精神刺激后可出现鲜明的听幻觉或视幻觉,也可出现"鬼神附体""成仙"、夸大等妄想症状。幻觉和妄想内容多涉及患者以往的生活经历,带有强烈的情感色彩,同时伴有意识范围缩窄,症状具暗示性。可予苯二氮䓬类药物或小剂量有镇静作用的抗精神病药物,待幻觉妄想状态缓解后再合并心理治疗。

6. 中毒 包括:①酒中毒性幻觉症:慢性酒中毒患者在意

识清晰状态下可出现丰富的听幻觉、被害妄想和嫉妒妄想,在震颤谵妄时也可有明显的听幻觉和视幻觉,多为小动物或昆虫,如蚂蚁、毛毛虫。长期饮酒、醉酒史,以及酒中毒性精神和躯体症状如遗忘、肝功能受损等,可助诊断。②致幻剂或麻醉品引起的幻觉症:摄入致幻剂如南美仙人掌毒碱,或印度大麻以及麻醉品如可卡因、苯环己哌啶后,可出现急性幻觉状态,患者有听幻觉、视幻觉和时空感知综合障碍等。诊断依据:服用精神活性物质史,血、尿中该物质或其代谢产物检测阳性,临床表现幻觉、妄想等精神病性症状。酒中毒性幻觉症,以戒酒为主,可予以抗精神病药物,如奥氮平、利培酮、喹硫平、奋乃静等药物治疗,并补充 B 族维生素。致幻剂或麻醉品引起的幻觉症,以戒毒为主,幻觉持续时间较久者可用抗精神病药物治疗。

7. 器质性精神障碍谵妄状态时可有大量恐怖性的错觉和视幻觉,或为内容不固定的片段妄想如关系妄想,被害妄想,可有逃避反应。

8. 感应性妄想性障碍系两个或多个彼此关系亲近的人(通常是来自同一封闭式家庭的成员)先后出现相似的妄想,即感应性妄想,内容以被害、附体或夸大为主。其中,原发精神病患者对其他患者具有权威性。将被感应者与原发患者隔离开,被感应者的妄想可迅速消失。对感应者则需用抗精神病药物治疗。

## (二) 处理

幻觉妄想仅是一种临床综合征,需要首先明确病因。对于有器质性疾病基础的患者,治疗上需积极处理原发病;针对精神病性症状,目前提倡使用新型抗精神病药如利培酮、奥氮平等,从小剂量开始,逐渐加量,对于症状明显的患者需要严密监护,必要时给予肌内注射镇静剂如齐拉西酮、氟哌啶醇等,避免在幻觉妄想影响下发生意外,若躯体状况稳定,精神症状仍特别突出,可考虑转精神专科治疗。

## （三）案例

某患者，21 岁男性，大三。因"失眠、发呆、自语痴笑、称被害 3 个月"入院。入院诊断：精神分裂症。患者半年前无明显诱因下出现入睡困难、易醒。同时回避与亲友、同学的交往，常独处一室，闭门不出。近 2 月来，患者经常发呆，喊其数遍才有反应，间断出现自语、痴笑，问起原因，患者称："没什么"。有时患者显得恐惧和易发脾气，称有人监视自己、跟踪自己、要害自己。近一周几乎完全不能入睡，经常不敢进食，怕人给自己下毒。既往体健，足月顺产，发育与同龄人相同，学习成绩中等。病前性格内向、敏感。两系三代无精神疾病史。入院精神检查：意识清，定向可，多问少答，应答切题，思维尚连贯。不愿暴露内心体验，反复询问后查及评论性幻听、可引出被害妄想、关系妄想、被跟踪感、被监视感、被洞悉感，表情平淡，情感反应不协调，意志要求减退。自知力无。

1. 患者被诊断为精神分裂症。精神分裂症的症状表现主要有至少下列 2 项：①反复出现的言语性幻听；②明显的思维松弛、思维破裂、言语不连贯或思维贫乏；③思维被插入、被撤走、被播散、思维中断或强制性思维；④被动、被控制或被洞悉体验；⑤原发性妄想或其他荒谬的妄想；⑥思维逻辑倒错、病理象征性思维或语词新作；⑦情感倒错或明显的情感淡漠；⑧紧张综合征、怪异行为；⑨明显的意志减退或缺乏。该案例中的患者基本涉及了以上大部分的症状表现。

2. 该患者处于急性期，药物治疗是第一位的。目前治疗精神分裂症的一线药物为第二代抗精神病药物，如利培酮、奥氮平、阿立哌唑。第二代抗精神病药物的作用机制不局限于对 D2 受体的阻断，对多巴胺 D2 受体和 5-HT2 受体具有双重阻断作用。这类药物对精神分裂症的阳性和阴性症状均有效，不良反应较小。

3. 心理治疗在精神分裂症患者的巩固期及维持期非常重

要。心理治疗不是去改变或消除患者的幻觉、妄想和其他精神症状，而是提高患者对疾病的认识水平，提高患者的自我保健能力。此外，心理治疗能够增强患者对治疗的依从性，保证药物的维持治疗，降低疾病的复发率，有助于解决患者的心理需要和心理问题，全面提高其社会功能。

## 参 考 文 献

[1] 江开达. 精神病学 [M]. 2 版, 北京：人民卫生出版社, 2010.

[2] 江开达. 中国精神疾病防治指南 [M]. 北京：北京大学医学出版社, 2010.

[3] 张明园. 精神病学教科书 [M]. 北京：人民卫生出版社, 2010.

[4] 夏镇夷. 实用精神医学 [M]. 上海：上海科学技术出版社, 1990.

[5] 沈渔邨. 精神病学 [M]. 北京：人民卫生出版社, 2009.

[6] MICHAEL G, RICHARD M, JOHN G. Interviewing and clinical evaluation. In Psychiatry[M]. 2nd ed. Oxford: Oxford University Press, 1999.

[7] STEPHEN M, STAHL. Essential Psychopharmacology: Neuroscientific Basis and Practical Applications[M]. 3rd ed. New York: Cambridge University Press, 2008.

[8] 江开达. 抑郁障碍防治指南 [M]. 北京：北京大学医学出版社, 2007.

[9] 刘协和, 杨权. 精神科急诊医学 [M]. 长沙：湖南科学技术出版社, 1998.

[10] 孙学礼. 精神病学 [M]. 第 3 版. 北京：高等教育出版社, 2014.

## 第七节　双相情感障碍及其他相关障碍

### 【案例】

老王是一名 65 岁的男性退休工人，51 岁时因单位裁员下岗失业，赋闲在家，同年其爱人也正式退休，而家中唯一的儿子因身体状况差无法正常参加工作，家里经济收入明显下降。为此老王感觉到生活压力骤然增大，夜里睡眠越来越差，常常到凌晨一两点钟才能勉强入睡，仅过了两三小时便会醒来，再也无法入睡，有时甚至彻夜不眠。心情也越来越差，整日胡思乱想，认为自己没本事，对周遭事物提不出兴趣，不愿出门活动，呆坐在家中独自唉声叹气，不愿与家人说话，也不吃东西、不上厕所。当时家人将老王带至医院就诊，医生诊断老王得了"抑郁症"，经过住院治疗病情逐渐缓解，恢复了正常生活。半年后老王觉得自己的"抑郁症"完全好了，没必要继续吃药，便自行停止服药，也不再到医院复诊。55 岁时老王出现过几天心情特别好的时候，当时感觉自己状态特别好，精力旺盛，对异性特别感兴趣，性欲旺盛。数日之后随着老王心情的平复，生活又恢复了平静，之后十来年的生活波澜不惊。一个月前老王独自外出旅游，一个星期后回到家里，老王再次出现夜不能寐、心情差、不愿活动、不吃东西等表现，认为自己"是多余的人，拖累了家人"，抱住妻子痛哭，称自己"是无用的坏人，做了对不起妻子的事，活着没意思"。老王患上的是"抑郁症"吗？纵观整个病程中的表现，老王其实患上的是一种名为双相障碍的精神障碍。

## 一、概述

　　双相情感障碍，简称双相障碍，是一类既有躁狂发作或轻躁狂发作，又有抑郁发作的常见的精神障碍。躁狂发作时常见的症状有情感反应高涨、自觉精力充沛、言语活动明显增加；与此相反，抑郁发作时症状主要表现为情感反应低落、精力差易疲劳、言语活动减少以及愉快感的丧失。双相障碍患者临床表现复杂，病程多形演变，间歇期长短不一，而间歇期社会功能大多相对恢复正常。

　　最早描述关于躁狂与抑郁之间关系的记录出现于公元前一世纪，Soranus 描述了在疾病的一次发作中同时存在躁狂和抑郁症状，存在易怒、情感不稳定以及失眠等表现的同时也有明显的无愉悦感和挥之不去的自卑感。1896 年 Kraepelin 将躁狂和抑郁合二为一,命名为躁狂抑郁性精神病。二十世纪中叶德国医生 Leonhard 提出单、双相情感障碍的概念:既有躁狂发作又有抑郁发作者称为双相情感障碍,反复出现躁狂发作或抑郁发作而无反相位者称为单相障碍。之后又逐渐将双相情感障碍分为 2 型:双相 I 型障碍、双相 II 型障碍。

在 ICD-10、DSM-Ⅳ、CCMD-3 诊断系统中双相情感障碍和抑郁障碍归属于心境障碍大类。2013 年 DSM-5 将双相谱系障碍从心境障碍中独立出来,并分为 7 个亚型:双相 I 型障碍、双相 II 型障碍、环性心境障碍、物质或药物所致双相及相关障碍、躯体疾病所致双相及相关障碍、其他特定的双相及相关障碍、非特定的双相及相关障碍。

由于疾病分类及双相障碍诊断标准的不断演进,不同时期、不同地域双相障碍流行病学调查的结果不尽相同。20 世纪 80 至 90 年代国内精神疾病流行病学调查结果显示双相障碍的时点患病率为 0.21‰～0.37‰,而同期国外的一些调查结果显示双相障碍的时点患病率为 0.6‰～13.1‰,两者差异显著。2011 年由 WHO 发起的心理健康调查计划在世界范围 11 个国家和地区开展,调查结果显示全球双相障碍的终生患病率为 2.4%,其中美国最高,为 4.4%,印度最低,为 0.1%,我国深圳地区为 1.5%。另一研究显示 2019 年我国双相障碍终身患病率为 0.6%。

世界范围内精神与物质使用障碍的疾病负担呈现持续上升的态势,我国也不例外。据 WHO 报道,预计到 2020 年,我国神经精神疾病占疾病总负担的比例将达到 15.5%,其中双相障碍的疾病负担在各种神经精神疾病中的排名将上升至第 11 位。

## 二、病因及发病机制

双相障碍病因目前仍未明确,但大量研究结果提示遗传因素、生物学因素以及心理社会因素相互作用,影响着双相障碍的发生与发展,其中遗传因素是双相障碍最主要的危险因素。

## （一）遗传因素

双相障碍具有明显的家族聚集性。有家系研究发现父母一方患有双相 I 型障碍，其子女有 25% 的可能患上心境障碍，如果父母双方都患有双相 I 型障碍，则子女有 50%～75% 的可能患上心境障碍。而 50% 双相 I 型障碍患者的父母至少一方患有心境障碍。

双生子研究显示，单卵双生子一方患有双相障碍，另一方患有同病的比例为 33%～90%，而二卵双生同病的比例仅为 10%～25%。寄养子研究显示，无论是患双相障碍的寄养子的亲生父母还是亲生父母患有双相障碍的寄养子，其双相障碍的患病率较正常寄养子的亲生父母或亲生父母正常的寄养子高。而寄养于正常家庭的双相障碍患者的亲生父母或患有双相障碍的养父母家庭的亲生子女双相障碍的患病率明显高于寄养父母或正常寄养子。

分子遗传学研究目前尚未发现导致双相障碍的单基因突变，双相障碍连锁分析研究发现可能的致病基因连锁位点分散分布于多条染色体之上。随着全基因组测序技术的发展，双相障碍候选基因的关联研究结果陆续发表出来，但尚未得出明确有效的结论。

## （二）生物学因素

1. 神经递质　中枢神经递质功能异常与双相障碍之间的关系是长期以来的重点研究领域。目前研究结果认为与双相障碍有关的神经递质有 5- 羟色胺、去甲肾上腺素、多巴胺、乙酰胆碱、谷氨酸、γ- 氨基丁酸等。

（1）5- 羟色胺：5- 羟色胺（5-HT）在脑内功能广泛，参与情绪以及食欲、性欲、体温、睡眠节律等生命功能的调节。双相障碍的 5-HT 假说认为个体的情绪直接或间接受 5-HT 的调节，5-HT 功能降低时出现抑郁发作，5-HT 功能增高则会出现躁狂发作。

（2）去甲肾上腺素：脑内去甲肾上腺素（NE）参与摄食、体温调节以及维持觉醒状态。与双相障碍相关的是 NE 功能亢进导致躁狂，NE 功能不足则会导致抑郁。有说服力的证据是研究发现双相抑郁的患者尿液中 NE 代谢产物 3- 甲氧 -4- 羟苯乙二醇（MHPG）较对照组明显降低，由抑郁转躁狂时 MHPG 在尿液中含量明显升高。

（3）多巴胺：现有的研究提示双相障碍的发病可能与多巴胺功能紊乱有关。多巴胺激动剂可改善抑郁症状，并可使部分双相抑郁患者转为躁狂；而具有多巴胺受体阻断作用的抗精神病药可以治疗躁狂发作。

（4）乙酰胆碱：脑内乙酰胆碱（Ach）能神经元与 NE 能神经元活动存在平衡。如果这一平衡被打破，Ach 能神经元活动过度，NE 能活动减弱，则可能出现抑郁症状；反之，则可能出现躁狂症状。

（5）谷氨酸与 γ- 氨基丁酸：谷氨酸（Glu）是脑内兴奋性神经递质，而 γ- 氨基丁酸（GABA）是脑内抑制性神经递质，是两个相互制约的神经递质系统。两者功能活动此消彼长，可能是造成双相障碍发病的因素之一。

2. 神经内分泌　与双相障碍有关的内分泌系统主要是下丘脑 - 垂体 - 肾上腺轴（HPA）、下丘脑 - 垂体 - 甲状腺轴（HPT）以及下丘脑 - 垂体 - 生长素轴（HPGH）。HPA 轴活性增高与抑郁发作关系密切，反映 HPA 轴过度活动的地塞米松抑制试验在此类患者中阳性率达到 50%。双相障碍患者 HPT 轴的改变主要是 TSH 对 TRH 的反应增强，基础 TSH 浓度升高。甲状腺功能减退与部分双相患者的躁狂抑郁快速转换或快速循环发作有关。目前神经内分泌在双相障碍发生发展过程中的具体机制仍不清楚，需要进一步研究。

3. 神经免疫　双相障碍的神经免疫功能紊乱假说提出双相障碍患者存在自身免疫功能紊乱，免疫功能的激活启动了神经损伤的过程。这一假说的基础是双相障碍与免疫功能紊乱相关疾病的共病率高，以及自身免疫性疾患者群双相障碍患病率高于普通人群。

4．神经影像 随着神经影像学技术的不断发展，通过结构影像学和功能影像学技术手段，越来越多的研究结果呈现出来。额叶、基底节、扣带回、杏仁核、海马等与情感和认知功能关系密切的神经环路受损以及皮质和皮质下连接损害是双相障碍发生发展的重要生物学证据。

5．其他 中枢神经系统在结构与功能上的可修饰性即神经可塑性研究越来越受到重视。研究显示抗抑郁药、心境稳定剂、电休克治疗可以增加神经元的可塑性，从而起到神经保护的作用。另外神经认知领域的研究显示双相障碍可能存在广泛的认知功能损害，这需要更多的证据加以证实。

（三）心理社会因素

生活事件在双相障碍的发生发展中起到一定的作用，负性生活事件可增加双相抑郁的发作，而正性生活事件以及部分负性生活事件可增加双相躁狂的发作。

## 三、临床表现

（一）躁狂发作

躁狂发作时患者具有情感高涨、思维奔逸、意志行为增强等特征性的"三高"症状。

1．情感高涨 患者心情愉悦，自我感觉良好，表现为眉飞色舞，洋洋自得，整天笑逐颜开，言语诙谐，表情风趣，具有一定的吸引力和感染力，容易获得周围人的共鸣。同时患者也会骄傲自负，常常夸大自己的能力、地位和财富，甚至可以达到夸大妄想的程度。虽然患者表现欢乐愉悦，但大多急躁易怒，情绪变化莫测，可能刚刚充满愤怒和敌意但很快又转怒为喜、亲密无间。有的患者则以易激惹、愤怒敌视为特征，甚至出现毁物、伤人等攻击行为。

2. 思维奔逸　患者自觉思维敏捷，思维联想加快，脑子变聪明了。表现出言语增多，口若悬河、滔滔不绝，尽管口干舌燥、声音嘶哑、口角生白沫，患者仍然会讲个不停，而所讲的内容往往比较肤浅和凌乱，给人以信口开河的感觉。患者注意力很容易受到周围环境变化的影响而出现随境转移，一个话题不能持久，很快会从一个话题转换到另一个话题，也可出现音联和意联。

3. 意志行为增强　患者精力旺盛，兴趣广泛，活动明显增多，整日显得忙忙碌碌，但做事不能持久，有始无终而半途而废，一事无成。爱管闲事，同时也乐于助人，但做事往往随心所欲，不计后果，如挥霍钱财，购买大量平时无用的或非必需的东西，将贵重物品随意送给他人。社交活动增多，频繁出入娱乐场所，喜好接近异性，打扮装饰不得体，奇装异服，常常给人举止轻浮的印象。自觉精力充沛，自我感觉良好，为吸引他人的注意往往在言行举止添加许多表演色彩，或者对他人指手画脚、狂妄自大，与自己无关的事情都要插上一脚，对下属专横跋扈，但结果却是一事无成。病情严重时患者行为自控能力下降，常会出现鲁莽甚至冲动毁物行为。

4. 其他症状　严重发作的患者可在情感高涨的基础上出现精神病性症状，如短暂、片段的幻听和被害妄想等，一般持续时间不长。

躁狂发作早期患者面色红润，眼神犀利，瞳孔可有轻度扩大。后期部分患者因持续的极度兴奋状态易导致体能过度消耗和失水。

### (二) 轻躁狂

躁狂发作时症状严重程度较轻者称为轻躁狂，临床表现为持续至少数日(少于一周，多为两三天)的情感高涨，活动增多，精力旺盛，夸大和易激惹。患者往往自我感觉良好，自我评价高，自觉思维奔逸，虽然言语较平时明显增多，语速加快，但患者仍有"嘴巴跟不上脑子"的感觉。社交活动增多,轻度挥霍,做事草率莽撞,有时表现易激惹。患者的社会功能或职业功能存在轻度的损害,家属已经能够感知患者与其正常表现之间的差异。

### (三)抑郁发作

抑郁发作时患者通常出现情感低落、兴趣和愉悦感缺失、精力不济或易疲劳等典型症状,同时也伴随一系列其他常见的症状。

1. 情感低落　　情感低落是持久而显著的。轻者表现为闷闷不乐、长吁短叹,感觉"生活索然无味",做事提不起兴趣,即便是对原先非常喜好的事情也是如此。严重者可有悲观绝望、度日如年、生不如死的感觉,因此患者整日以泪洗面,常有对旁人诉说"活着没意思"甚至"想到要死"之类的话。部分患者伴有明显的焦虑烦躁情绪,严重者可有坐立不安、来回徘徊、捶胸顿足等激越症状,甚至会出现敌意和攻击行为。

典型的抑郁发作时情感低落一天中在晨起时最为严重,傍晚时相对减轻,即存在晨重夜轻的节律变化的特点,这一特点具有临床意义,有助于抑郁发作的诊断。

2. 思维迟缓　　抑郁发作时患者思维联想变得迟钝、联想速度明显减缓,直观感受是"仿佛脑子生锈了转不起来",此时患者表现出言语明显减少、语速缓慢、语调低沉,交谈流畅度差,言语缺少主动性。

3. 意志活动减退　　意志活动减退也是持久而显著的。患者处于精神运动性抑制状态,表现为活动减少、不愿出门,回避正常的社交活动,放弃了平时的兴趣爱好,也不想去上班工作,日常生活疏懒,不打理个人卫生,不修边幅,形象邋里邋遢。严重者呈现不语不动、不进食也不排便等表现的木僵状态。

部分患者出现消极意念和自杀行为,是抑郁发作时最危险的症状。患者在情感低落的基础上感到生活处处无望,自责自罪，觉得"世道艰难活不下去""自己活在世界上就是个累赘"，便产生消极厌世的想法，继而将想法付诸实施，出现自杀行为，造成严重后果。

4. 其他症状　患者存在认知功能的损害，导致社会功能下降。认知功能损害主要表现为近事记忆力下降，抽象思维、言语表达能力下降，注意力反应时间延长，持续的警觉性增高，认知灵活性下降，造成学习困难，社会适应力下降。

患者在情感低落时出现自我评价降低，觉得自己能力差，处处不如别人，在工作中一事无成，没有将来，生活中一切不称心皆由自己引起，自责自怨，认为自己拖累了家人和同事。部分患者可出现幻觉、妄想等精神病性症状。

另外，抑郁发作时常有突出的躯体伴随症状，诸如各种表现的睡眠障碍、食欲减退、短期内明显的消瘦、性欲减退、阳痿、闭经、躯体疼痛或不适感等等。睡眠障碍主要表现为早醒，一般较平时提前 2～3 小时醒来，醒后不能再入睡，是抑郁发作时特征性的症状；也有表现为入睡困难、睡眠浅而多梦，或是睡眠过多。躯体疼痛或不适感可出现于身体的任何部位，部分患者因躯体主诉突出长期在综合性医院就诊，但检查结果往往与主诉症状严重程度不符，对症治疗效果差。

### （四）其他类型发作

1. 混合发作　是指在一次发作中同时出现躁狂症状和抑郁症状，但躁狂症状和抑郁症状均不典型。临床上混合发作大多出现在躁狂或抑郁快速转相阶段，一般持续时间较短，混合发作状态随转相完成而消失。

2. 环性心境　是指反复出现轻度情绪高涨或低落，不符合躁狂发作或抑郁发作的诊断标准。心境不稳定存在 2 年以上，期间有众多的轻度高涨和轻度低落的时期，每次持续数日，有时也有心境正常的时期，但一般不超过 2 个月。环性心境一般开始于成年早期，呈慢性病程。

## 四、诊断及鉴别

### （一）诊断要点

1. **双相障碍的早期识别** 双相障碍起病隐匿，从出现症状到最终确诊需要 7～10 年，甚至更长时间，诊断双相障碍的关键是对躁狂发作尤其是轻躁狂发作的识别。在儿童、青少年和老年群体中（轻）躁狂症状往往表现不典型而导致漏诊为其他精神障碍。而首次以抑郁发作典型表现就诊的患者，如果忽略了其抑郁发作之前曾经出现过的轻躁狂发作或阈下发作表现则容易误诊为单相抑郁。由于双相抑郁与单相抑郁在药物治疗方面存在明显的差异，早期正确识别双相障碍可以使患者及时得到合理的治疗，减少复发，有利于社会功能的恢复，改善预后。

2. **双相抑郁的临床特征** 有别于单相抑郁，双相抑郁发作有其自身的临床特征：如病前精力旺盛的人格特质，有双相障碍的家族史，情绪不稳定且易激惹，较多的精神病性症状，睡眠增加甚至不分昼夜的嗜睡，食欲异常旺盛等。

3. **双相障碍的病程特点** 多数呈发作性病程，发作间歇期社会功能和生活能力可恢复至正常水平；既往有类似发作，或有（轻）躁狂发作和抑郁发作交替出现则有助于诊断。

### （二）诊断标准

双相障碍诊断标准国际上通用的主要有国际疾病分类第 11 版（ICD-11）以及美国精神障碍诊断与统计手册（第五版）（DSM-5）。

1. ICD-11 关于双相及相关障碍诊断标准较 ICD-10 有较大变动，更接近于 DSM-5 的诊断标准，见表 2-7-1。

2. DSM-5 关于双相障碍的诊断标准

（1）双相 I 型障碍：①至少一次符合躁狂发作的诊断标准；②这种躁狂发作或抑郁发作的出现不能用分裂情感性障碍、精神分裂症、精神分裂症样障碍、妄想障碍或其他特定的或未特定的精神分裂症谱系及其他精神病性障碍来更好地解释。

表 2-7-1　ICD-11 双相及相关障碍诊断标准

| 诊断 | 诊断要点 |
| --- | --- |
| 双相Ⅰ型障碍 | 一类发作性心境障碍,定义为至少 1 次躁狂发作或混合发作。虽然仅需躁狂或混合发作即可诊断为双相Ⅰ型障碍,大部分情况是抑郁发作和躁狂或混合发作在病程中交替出现 |
| 双相Ⅱ型障碍 | 一类发作性心境障碍,定义为至少出现 1 次轻躁狂发作,同时至少出现 1 次抑郁发作。不能仅有一次轻躁狂发作就予以诊断,一定要求曾出现重性抑郁发作 |
| 环性心境障碍 | 表现为持续性(至少 2 年)的心境不稳定,并且在多数时间存在轻躁狂症状及抑郁症状。轻躁狂症状群可满足或不满足轻躁狂发作的定义性要求(见双相Ⅱ型障碍),但既往无躁狂或混合发作(见双相Ⅰ型障碍)。抑郁症状群的严重程度和持续时间不足以满足抑郁发作的诊断要求 |

　　(2)双相Ⅱ型障碍:①至少一次符合轻躁狂发作和至少一次抑郁发作的诊断标准;②从未有过躁狂发作;③这种轻躁狂发作和抑郁发作不能用分裂情感性障碍、精神分裂症、精神分裂症样障碍、妄想障碍或其他特定的或未特定的精神分裂症谱系及其他精神病性障碍来更好地解释;④轻躁狂和抑郁发作交替常不可预测,且抑郁症状已经引起主观的痛苦,并且导致社交、职业等重要功能的损害。

　　(三)鉴别诊断

　　1. 双相Ⅰ型与Ⅱ型障碍鉴别　双相Ⅱ型障碍病程中除抑郁发作外,只有轻躁狂而无躁狂发作。一旦躁狂症状及持续时间达到典型躁狂发作的标准,那诊断就应变更为双相Ⅰ型障碍。

　　2. 与抑郁症鉴别　抑郁症以单相抑郁发作为临床特征,从无躁狂发作或单独出现的轻躁狂。对于因抑郁发作而就诊的患者医生需要仔细询问病史,确定既往有无躁狂发作或轻躁狂的表现。其中轻躁狂时的轻度情感高涨、活动增加等表现因存在时间短容易被忽略,或者患者认为"那是一种好的状态,并不存在问题"而不会主动向医生提及,从而将双相Ⅱ型障碍诊断为抑郁症。

3．与精神病性障碍鉴别 伴有精神病性症状的双相障碍需要与精神分裂症等精神病性障碍鉴别。如伴有幻觉、妄想及行为紊乱的严重的双相Ⅰ型躁狂发作易与阳性症状突出的急性精神分裂症相混淆。两者在原发核心症状、情感与思维行为的协调性、疾病的转归等多方面区别明显。

4．与注意缺陷多动障碍(ADHD)鉴别 儿童青少年的ADHD因存在过度活动、言语语速增加、易冲动等症状容易被误诊为双相障碍。两者的鉴别要点在于:ADHD通常起病于7岁之前,而双相障碍常起病于青少年期或青春期后;ADHD的主要症状特点是注意缺陷,而双相障碍的主要症状特点是情绪不稳定;药物治疗方面中枢兴奋剂对ADHD有效,心境稳定剂对双相障碍治疗有效。

5．与物质使用障碍鉴别 物质使用障碍可出现躁狂或抑郁症状,如果此类症状出现在物质使用后的效应期内,随着效应期的结束症状也逐渐消失,则诊断考虑物质使用障碍;如果已经停止物质使用,而此类症状持续存在,则可诊断双相障碍。当然也需要关注两者共病的特殊情况。

6．与其他精神障碍鉴别 另外双相障碍需要和情绪不稳型人格障碍、焦虑障碍等多种精神障碍鉴别。情绪不稳型人格障碍起病于成年之前,呈持续性病程,有固定的情感和行为模式;而双相障碍呈发作性病程,缓解期社会功能可恢复至正常水平。

## 五、急诊处理及预防复发

双相障碍的治疗一般遵循综合治疗原则和长期治疗原则。综合治疗要求根据不同个体的病情,将药物治疗、物理治疗、心理治疗、危机干预等多种措施加以整合,制定个性化的治疗方案,以达到提高疗效、改善依从、减少复发、降低损害、尽可能恢复社会功能的目的。而双相障碍病程呈现反复发作、慢性迁延的特点,故需要贯穿整个病程的长期治疗原则。长期治疗包括急性期治疗、巩固期治疗和维持期治疗三个阶段,各阶段有着不同的治疗目的和治疗重点。急性期的治疗目的是快速控制症状、缩短急性期病程。治疗重点以药物治疗为主,辅以物理治疗等其他措施,充分治疗,使病情达到完全缓解,以免症状复燃或恶化。巩固期的治疗目的是防止症状复燃、促使已经受损的社会功能的恢复。治疗重点是维持主要治疗药物与急性期同等治疗剂量,配合心理治疗,提高患者对治疗的依从性,避免自行减药或停药。维持期的治疗目的是防止疾病复发,保持正常的社会功能,提高生活质量。治疗重点是在明确患者为第二次发作缓解后即可给予维持治疗,在密切观察下缓慢、谨慎调整药物剂量,同时配合心理治疗,去除潜在的不良社会心理因素,从而提高抗复发效果。

(一)急诊处理

双相障碍不管是躁狂发作、抑郁发作或是混合发作,都可能出现需要急诊处理的状况,常见冲动暴力行为、自伤自杀、兴奋躁动等。

1. 冲动暴力行为 急性躁狂发作患者因激惹性增高,在遭人非议、活动受限等情况下易出现冲动暴力行为。对于冲动暴力行为要迅速做出相应评估。首先要评估此行为发生的可能性,患者表现激越、敌意、多疑、口头辱骂威胁或是手持凶器预示风险增加,而有冲动暴力行为既往史是目前出现暴力行为风险的高危因素;其次要评估暴力意图的强烈程度和实施计划;再则要评估冲动暴力行为可能造成的后果,以便采取干预措施。干预措施分非药物干预和药物医疗干预。在劝阻患者停止冲动暴力行为无效时可予强制约束保护。药物医疗干预最常用快速镇静法,即在较短时间内给予一定剂量的抗精神病药物和/或苯二氮䓬类药物。目前较常用的方法是反复肌内注射氟哌啶醇或劳拉西泮或两者交替肌内注射。另外改良电休克治疗(MECT)也可快速控制冲动暴力行为。

2. 自伤自杀　双相抑郁患者出现自伤自杀行为时需要及时自杀评估和危机干预(详见相关章节)。

3. 兴奋躁动　又称精神运动性兴奋,躁狂发作患者言语活动显著增多,而且易怒好斗,整日忙碌,加之进食不规律,睡眠减少等原因过度消耗体力,容易出现身体内环境的紊乱,造成器官机能减退,严重者可危及生命。一般控制兴奋躁动状态选用镇静作用较强的抗精神病药物合并心境稳定剂,肌内注射氯丙嗪或氟哌啶醇可快速控制兴奋躁动。

## (二)一般治疗

1. 躁狂发作的药物治疗　临床上抗躁狂的药物主要是心境稳定剂和抗精神病药物,心境稳定剂包括锂盐和丙戊酸盐、卡马西平、拉莫三嗪等抗惊厥药。临床上碳酸锂是治疗躁狂急性发作和维持期巩固治疗的首选药。由于碳酸锂有效治疗的血药浓度和中毒的血药浓度比较接近,所以除了观察临床症状之外还需要严密监测血锂浓度,急性期治疗血锂浓度应控制在 0.8~1.2mmol/L,维持期控制在 0.6~0.8mmol/L。碳酸锂治疗一般 1~2 周起效,常用剂量急性期 0.6~2g/d,维持期 0.5~1.5g/d。第一代和第二代抗精神病药也常被用来治疗躁狂发作,研究发现氟哌啶醇、奥氮平、利培酮、喹硫平等治疗急性期躁狂疗效与锂盐相当,但起效更快。

2. 双相抑郁的药物治疗　心境稳定剂是治疗的基础,是否联合使用抗抑郁药,需要个性化的用药指导。如需合并使用抗抑郁药,则首选选择性 5-HT 再摄取抑制剂(除帕罗西汀外)和安非他酮。研究发现喹硫平、奥氮平等少数第二代抗精神病药物对治疗双相抑郁有效。

3．物理治疗　临床上常用来治疗双相及相关障碍的物理治疗有改良电休克治疗（MECT）和重复经颅磁刺激治疗（rTMS）。

（1）MECT：是在使用静脉麻醉剂和肌肉松弛剂的基础上给予短暂适量的电流刺激大脑皮质，诱发全面脑电发放而产生治疗效果的一种治疗方法，现已广泛用于躁狂发作和抑郁发作的治疗，尤其是出现患者有潜在生命危险的状况时，如极度兴奋躁动、极端耗竭状态、严重的自杀自伤或是危及生命的拒食拒饮等，能够快速起效，有效缓解症状，而对于不能耐受药物治疗的躁狂发作或抑郁发作的患者 MECT 是一种有效安全的治疗方法。

（2）rTMS：是利用放置在头部的特殊线圈产生的磁场，通过磁电效应在颅内产生感应电流，对大脑皮质神经细胞产生电刺激，从而产生治疗效应的治疗方法。目前临床上主要应用于抑郁发作的治疗。

（三）心理治疗

对于双相障碍的综合治疗，除了药物治疗，心理治疗也是不可缺少的一环。研究资料显示，与双相障碍复发密切相关的社会心理因素有：对疾病与治疗的认知不足；有效社会支持系统的缺失；情感高表达的家庭环境；个体负性的认知模式；自我调控能力不足；缺乏有效的应对方式和技巧等。各种心理治疗的运用可以有效地降低这些社会心理因素在双相障碍疾病过程中的负性影响。

1．支持性心理治疗　支持性心理治疗是一种基础性的心理治疗模式，需要治疗师与患者建立并保持积极信任的治疗关系，借助一定的治疗技术和治疗技巧，提高患者应对困难的能力，减轻患者的主观痛苦体验，改善人际关系，培养健康的防御机制，促进心理和社会功能的健康发展。常用的治疗技术和治疗技巧有：倾听、支持与鼓励、解释与指导、控制与训练、对应激的再认识和再评估等。

2. 认知行为治疗 认知行为治疗（CBT）是一种短程心理治疗模式，研究显示双相障碍患者 CBT 治疗可改善患者的总体功能，增加药物治疗的依从性，减少住院需求。

3. 人际心理治疗 人际心理治疗关注基于情绪障碍的人际关系紧张问题，通过指导患者与他人的交流方式，帮助其改善人际关系，缓解急性期症状，同时也帮助患者处理人际冲突，祛除与他人交往过程中存在的自卑感，降低疾病复发。

4. 婚姻及家庭治疗 不稳定的婚姻关系及高情感表达的家庭是双相障碍复发危险因素。通过婚姻及家庭治疗，可以稳定婚姻关系，对过度情感卷入的家庭减少情感表达，有助预防双相障碍的复发。

（四）预防复发

双相障碍患者经过药物治疗临床痊愈，停药后 1 年内复发率达到 40%，即使在坚持治疗的情况下 5 年内有接近 75% 的患者存在复发风险。长期随访研究发现绝大多数双相障碍患者在整个病程期间有多次复发。锂盐可有效预防躁狂或双相抑郁的复发，预防躁狂发作有效率达到 80% 以上。因此，有观点认为在过去 2 年内每年都有一次以上发作的双相患者应长期服用锂盐预防性治疗。

除了药物预防复发以外，必要的心理治疗和完整的社会支持系统可以有效地降低患者的心理压力，提高患者的抗压能力，帮助其解决生活及工作中遇到的困难，促进其很好的融入生活，对减少双相障碍的复发也起到同样重要的作用。

# 参 考 文 献

[1] 陆林. 沈渔邨精神病学 [M].6 版. 北京：人民卫生出版社，2018.

[2] 江开达. 精神病学 [M]. 北京：人民卫生出版社，2005.

[3] HUANG YQ，WANG Y，WANG H，et al. Prevalence of mental disorders in China: a cross-sectional epidemiological study[J]. Lancet Psychiatry,

2019，6（3）：211-224.

[4] 范肖东，等译. ICD-10 精神与行为障碍分类 [M]. 北京：人民卫生出版社，1993.

[5] 方贻儒，汪作为，陈俊. 中国双相障碍的研究现状与展望 [J]. 中华精神科杂志，2015，48（3）：141-146.

[6] 于欣，CORRELL CU，项玉涛，等. 非典型抗精神病药物治疗住院精神分裂症或双相障碍患者急性激越和敌对的疗效：一项系统综述的结果 [J]. 上海精神医学，2016，28（5）：241-252.

[7] 郭珍，陈发展，陆峥，等. 综合医院与精神专科医院双相障碍识别率及相关因素分析 [J]. 临床精神医学杂志，2014，（3）：163-166.

[8] 彭代辉，黄悦琦，江开达. 非典型症状与双相障碍 [J]. 上海精神医学，2016，28（3）：166-168.

[9] HU C，XIANG YT，UNGVARI GS，et al. Undiagnosed bipolar disorder in patents treated for major depression in China[J]. J Affect Disord，2012，140（2）：181-186.

[10] GEDDES JR，MIKLOWITZ DJ. Treatment of bipolar disorder[J]. Lancet，2013，381（9 878）：1672-1682.

[11] 王勇，赵雅娟，符浩，等. 双相障碍的诊疗现状及相关研究进展 [J]. 上海医药，2017，38（7）：3-6，20.

## 第八节　精神活性物质所致精神障碍

1996 年英国有一部非常受欢迎的电影——《猜火车》（Trainspotting），这是一部描写生活在苏格兰的吸毒青年生活点滴的电影。主人公马克·瑞登和一群朋友终日过着无所事事的日子，靠坑蒙拐骗来维持他们的吸毒生活。一次偶然的机会，他们开始共同抚养一个婴儿，本以为生活可以重新开始，可是某次吸毒的意外，婴儿死了，这对他们来说是个沉重的打击。之后马克和好友土豆抢劫被抓，土豆坐牢，马克勒令戒毒。戒毒成功的马克成为房地产经纪人,新生活正在向他招手。然而,他并没有摆脱过去的阴影,以前的朋友再次找到他,扰乱了他的生活,他感到忍无可忍,于是决定彻底摆脱他们⋯⋯

这是一部备受争议影片,有人说它"引人吸毒",影片对吸食海洛因后产生的快感进行了极为细致的描述,使得该影片一出炉便成为舆论的焦点,同时社会人群尤其是青少年的物质成瘾及滥用问题也再次引起社会的广泛关注。

物质(包括酒精与药物等)相关的成瘾问题是世界范围内的公共卫生和社会问题,根据公安部门公布的数据,截至 2018 年底,现有吸毒人员 240.4 万名,因毒品而消耗的社会财富巨大,吸毒使劳动力丧失、国民素质下降、HIV 等传染性疾病传播,已经成为危及我国人民身心健康及家庭社会稳定的公害。同时我国也是世界最大的卷烟生产和消费国,吸烟人数占世界吸烟者总人数的近 30%,位居首位。而酒精相关问题的形势也令人担忧。

## 一、概述

### (一)概念

成瘾性物质(substance)又称为精神活性物质(psychoactive substances)指能够影响人类的情绪、行为,并能改变意识状态,导致个体产生精神及身体依赖的一类化学物质。能够产生依赖的物质主要分为以下几大类:酒精、苯丙胺类药物、咖啡因、大麻、可卡因、致幻剂、吸入剂、尼古丁、阿片类、苯环已哌啶及类似物、镇静催眠剂等。通常大众所说的毒品是一个社会学概念,是指具有强成瘾性、法律禁止的、非医疗使用的化学物质,在我国,毒品主要指阿片类、可卡因、大麻、兴奋剂等。从医学角度出发,成瘾(addiction)与依赖(dependence)常常互用,美国精神疾病诊断标准 DSM-Ⅳ 将依赖定义为一组认知行为和生理症状群,指个体尽管明白使用成瘾物质会带来明显的问题,但还在继续使用,自我用药的结果导致耐受性增加、戒断症状和强迫性觅药行为。强迫性觅药行为是指使用者冲动性使用药物,不顾一切后果,是自我失去控制的表现,不一定是人们常常理解的意志薄弱、道德败坏的问题。同时 DSM-Ⅳ 中的滥用(abuse),在 ICD-10 分类系统中称为有害使用(harmful use),是指一种适应不良的方式,由于反复使用药物导致了躯体或心理方面明显的不良后果,如不能完成重要的工作、学业,损害了躯体、心理健康,导致法律上的问题等。一般来讲,成瘾更习惯指冲动性使用、渴求,依赖更强调的是躯体依赖,如耐受与戒断,而滥用则更多强调的是不良后果,在 DSM-5 中,将依赖与滥用合并,称之为物质使用障碍,认为滥用与依赖难以分开,只是严重程度不同而已。

（二）成因

一般来说,成瘾行为的发生和发展与生物、心理及社会均有密切的相关性。

1. 成瘾的神经生物学基础　尽管使用成瘾物质的个体有很多,但是并非所有的人都会成瘾,有研究表明,即使是使用成瘾性很强的物质,也仅有 16%～17% 的人在 10 年中会产生成瘾性。大脑中与成瘾相关的区域主要为犒赏中枢,它与犒赏、动机的识别、感受以及转化行为效应有关。犒赏主要涉及多巴胺系统及内源性阿片肽系统,前者与激活生物体、产生趋向性行为有关,而后者与行为后的满足有关。

2. 成瘾的心理学基础　成瘾性物质作用于脑内犒赏系统,具有比自然犒赏物更强的正性强化作用,也同样具有强大的负性强化作用。成瘾性物质反复使用后,对成瘾性物质的渴求的动机评价要优先于对自然奖赏物的寻求,为获取成瘾性物质不惜克服重重困难。个体使用成瘾性物质的动机是源于使用成瘾性物质的愉悦感,而成瘾性物质的使用会提高成瘾性物质的奖赏价值,可能会导致不假思索的自动性用药行为,此外也与期望、信念及自我效能及处理等认知过程有关。

3. 成瘾的社会学基础　社会环境对成瘾性物质的使用具有两面性，既具有危险性同时也具有保护性。一方面社会环境在成瘾性行为的启动、维持以及复吸中都发挥了重要作用，另一方面社会环境在阻止成瘾性行为、成瘾的治疗及成瘾性用药行为的长期戒除中也同样发挥着巨大的作用。引发成瘾性物质滥用的因素往往是多方面的，例如包括可获得性因素、家庭因素、同伴影响、社会压力、文化背景及社会环境等均可造成成瘾性物质的滥用。

（三）诊断

有关物质使用相关障碍的分类与诊断，如国外的 ICD-10，DSM-Ⅳ，DSM-5，国内的 CCMD-3 均有相关的诊断标准，但在不同的诊断体系中具有不同的名称及分类。ICD-10 中根据严重程度的不同及临床表现的不同，主要分为急性中毒、有害性使用、依赖综合征、伴或不伴谵妄的戒断状态、精神病性障碍、遗忘综合征等十大类。而与 DSM-Ⅳ 相比，DSM-5 有关成瘾的分类有着较多的变化，其中物质相关与成瘾障碍（substance-related and addictive disorders）包括物质相关障碍（substance-related disorders）与非物质相关障碍（non-substance-related disorders）两大类别，后者仅仅包括赌博障碍。而物质相关障碍又分为两类：物质使用障碍（substance use disorders）和物质所致精神障碍（substance induced disorder），后者又分为中毒、戒断与物质所致的其他精神障碍。

（四）治疗

基于成瘾治疗的主要目标，美国药物滥用研究所（National Institute on Drug Abuse）组织专家组讨论形成了成瘾治疗的基本原则。这些基本原则对现阶段各种物质依赖的治疗具有普遍的指导及参考作用。

1. 个体化治疗原则　物质依赖者具有不同的临床特点，并不是每种治疗都适合所有的患者，因此需根据每位患者所特有的问题和治疗需求，选择个体化的治疗方案，这对帮助患者恢复正常的家庭、工作与社会功能是非常关键的。

2．治疗的方便性与可及性　由于物质依赖者对是否参与治疗存在矛盾心理，利用一切可能的机会来让其接受治疗是非常关键的，对于有潜在治疗需求的物质依赖者而言，如果治疗需求不能立即得到满足或者是比较方便去获得治疗的话，很可能失去治疗这些患者的机会。

3．采取综合性治疗措施　成瘾物质不仅仅导致滥用与依赖问题，还可导致一系列心理、社会、职业和法律等方面的问题，为了使治疗更有效，治疗不仅仅是针对成瘾行为本身，还必须关注成瘾相关的其他问题，采用综合措施进行全面治疗对最终康复具有非常重要的意义。

4．治疗方案的灵活性　在治疗过程中需对治疗效果进行定期评估，并根据治疗效果及患者的需求修改治疗计划，确保治疗计划适合物质依赖者的需求变化。物质依赖者在治疗过程中将会需要多种综合服务和治疗计划，除了咨询及心理治疗，患者可能同时还需要药物治疗和其他医疗服务、家庭治疗、后代照顾、职业指导、社会救助以及法律服务等。

5．足够的治疗时间　对物质依赖者来说，其问题的性质与严重程度决定所需治疗的时间。有研究显示，对大多数患者来说，至少需要三个月的治疗时间，超过三个月的治疗效果会持续更长，许多人因过早脱离治疗而失败，确保足够的治疗时间是治疗成功的关键。

6．重视心理行为治疗　成瘾物质可导致系列心理行为后果，针对性心理行为干预非常重要。在治疗过程中，治疗师可帮助患者提高并保持治疗动机，学习相关的心理行为技巧应对使用成瘾物质的渴求，咨询可帮助依赖者学习替代性的具有建设性意义的活动与生活方式，增强解决问题、应对外在压力的能力。心理行为治疗还可帮助依赖者提高与他人沟通及人际交往能力,及早回归家庭及社会。

7.积极采取药物治疗 根据各种成瘾物质的特点,目前已有许多有效的药物治疗,如美沙酮等是治疗阿片类药物依赖者的有效方法。美沙酮维持治疗对患者减少使用海洛因或其他阿片类药物,稳定其生活及减少违法犯罪行为均具有积极作用。纳洛酮(naltrexone)也是一种对阿片类药物依赖有效的治疗药物。如果患者有适应证,应积极使用药物治疗,药物治疗与心理行为治疗相结合可发挥更有效的作用,心理行为治疗可增加患者治疗的依从性,提高治疗效果。

8.积极治疗共患的精神障碍 物质依赖者中共患心理问题及精神障碍者的比例较高,共病精神障碍的滥用或成瘾者,应同时对精神障碍及物质滥用进行整体的治疗。因滥用或成瘾同时并发精神障碍的极为普遍,故发现滥用或成瘾时,必须考虑到存在精神障碍的可能性,并进行相应诊断及治疗。

9.脱毒治疗只是治疗的第一阶段,完整的成瘾治疗应该包括急性脱毒、康复、预防复发与回归社会三个阶段。脱毒治疗只是药物依赖治疗的前提,脱毒治疗本身对戒毒最终疗效的影响很小,任何药物脱毒治疗只是起到辅助治疗的作用。

10.治疗并非需要自愿才有效,物质依赖者对治疗存在矛盾心理,治疗动机在治疗中起着重要作用,能够推动患者进入治疗。但研究显示成瘾治疗并非是自愿才有效,来自家庭、就业或司法系统的压力都能够显著增加患者的治疗参与率与保持率,并提高治疗效果。

11.定期监测成瘾物质使用 在成瘾治疗过程中可能会出现偶然使用成瘾物质的状况,因此在治疗中,应客观监测患者是否使用成瘾物质,如通过不定期尿检或者其他检测方法来了解成瘾物质使用情况,可帮助患者保持戒断状态,也为医生根据患者成瘾物质使用状态调整治疗方案提供依据,因此成瘾物质检测是治疗过程中的一项重要内容。

12. 艾滋病（HIV/AIDS）和其他传染病评估与咨询 物质依赖者中存在不洁注射及不安全性行为等高危行为，因此他们是艾滋病和其他传染病的高危人群。成瘾治疗应包括降低这些危险行为的策略，减少成瘾物质滥用导致的不良后果，心理行为干预是一种帮助患者降低艾滋病与其他传染疾病风险的有效方法，有助于帮助已经感染者更好地应对及治疗这些疾病。

13. 治疗的长期性 物质依赖的康复是一个长期的过程，与其他慢性疾病一样，通常需要经历多次治疗。在治疗的任何阶段，甚至在成功戒断成瘾药物较长时间后，复吸都可能发生，因此在治疗期间及戒断治疗完成之后仍然按时参加自助项目训练，有助于巩固治疗成果。

**（五）使用精神活性物质所致的精神和行为障碍的诊断标准**

可在检查报告、尿样、血样等的客观分析或其他依据（随身物品中混有药物样品、临床体征和症状以及知情第三者的报告）的基础上辨明所使用的精神活性物质，最好多方面寻找使用活性物质的有关确证。

1. 急性中毒的诊断要点 急性中毒往往与剂量密切相关。伴有某种潜在器质性状况者（例如肾或肝功能不全）可能例外，少量的活性物质即可使其产生与剂量不相称的严重中毒反应。社交场合出现的行为失控（例如在聚会或狂欢节时出现的行为失控）也应考虑在内。

2. 有害性使用的诊断要点 急性损害已经影响到使用者的精神或躯体健康。有害使用的方式经常受到他人的批评，并经常与各种的不良社会事件相关联；患者的某种使用方式或对某种特殊物质的使用遭到他人或文化环境的反对或导致负性社会后果，例如被捕或婚姻不和，以上事实本身不能作为有害使用的依据。

3. 依赖综合征的诊断要点 确诊依赖综合征通常需要在

过去一年的某些时间内体验过或表现出下列至少三条：

（1）对使用该物质的强烈渴望或冲动感。

（2）对精神活性物质使用行为的开始、结束及剂量难以控制。

（3）当精神活性物质的使用被终止或减少时出现生理戒断状态，其依据为：该物质的特征性戒断综合征，或为了减轻或避免戒断症状而使用同一种物质的意向；

（4）耐受的依据，例如必须使用较高剂量的精神活性物质才能获得过去较低剂量的效应（典型的例子可见于酒和鸦片依赖者，其日使用量足以导致非耐受者残疾或死亡）。

（5）因使用精神活性物质而逐渐忽视其他的快乐或兴趣，在获取、使用该物质或从其作用中恢复过来所花费的时间逐渐增加。

（6）固执地使用精神活性物质而不顾其明显的危害性后果，如过度饮酒对肝的损害、周期性大量服药导致的抑郁心境或与药物有关的认知功能损害，应着重调查使用者是否实际上已经了解或估计损害的性质和严重程度。

4．戒断症状的诊断要点　戒断症状的临床表现主要包括疼痛症状、神经精神症状、消化道症状、呼吸系统症状、自主神经系统症状、泌尿生殖系统症状以及心血管系统症状等。在急性戒断症状消失后往往会有一段时间残留部分症状，称为稽延症状。稽延症状也是导致复吸的重要原因之一。

5．精神病性障碍的诊断要点　精神活性物质所致的精神病性障碍表现多样，症状的差异受药物种类及使用者人格的影响。可卡因、苯丙胺这类兴奋性药物所致的精神病性障碍通常与高剂量和／或长时间应用药物密切相关。

## 二、阿片类物质相关障碍

【案例】

小刘成长在广州，家境殷实，父母忙于做生意，疏于对其管教。年轻的小刘认识了不少"会玩"的人。有的人总想找些刺激的东西来玩,一个认识了十多年的朋友在一次聚会的时候,就把海洛因带到了他的世界。

小刘 19 岁时,同他差不多年纪的孩子给了他一小袋海洛因让他试试,他就真的试了。但小刘并无朋友所说的快感,反而是极度痛苦的胃痉挛,整个胃像被人抓起来拧,继而发生呕吐和头晕,照镜子时发现视物重影、模糊,看不清自己的脸。第二天头晕仍然持续一天,什么都吃不下,连班都没上。小刘本以为自己会有所顾虑,不会再尝试了,但没想到经不住朋友们的劝,又接触海洛因,这正是坠入深渊的开始。家里也因为小刘吸毒变得鸡犬不宁,父亲在一次外出找寻连续几天不回家的小刘途中发生车祸,脑部严重受伤,一直在医院躺着,母亲也无心打理生意,家里的收入一下子少了很多。而此时小刘仍死性不改,像被毒品蛊惑,不惜偷家里的存款去购买毒品,原本富裕的家一下子变得连父亲手术费都需要变卖房产。母亲实在没办法将其送进了医疗机构进行戒毒治疗。经过几个月的脱毒治疗,小刘坦言:"现在整个人都轻松了,很后悔碰了这个东西,希望以后能一直坚持不再复吸。"

### 病因与发作机制

案例中使得小刘倾家荡产的毒品海洛因,其实是阿片类物质的一种。阿片类物质是指任何天然的或合成的、对机体产生类似吗啡效应的类药物,主要分为两大类:天然的阿片碱及其半合成衍生物,包括阿片、吗啡、海洛因、可待因等;人工合成的阿片类物质包括哌替啶、芬太尼、美沙酮等。阿片类物质使用障碍是全球性的公共卫生和社会问题。我国阿片类物质的滥用形势很严峻,阿片类物质使用障碍给个人、家庭和社会带来极大的危害。

阿片类物质具有镇痛、镇静、抑制呼吸中枢、抑制胃肠蠕动等药理作用,临床上可用于治疗中到重度疼痛、心源性哮喘、腹泻等疾病。但同时因其会影响脑内犒赏相关的神经环路，并且使细胞信号通路发生改变，最终经过不断地强化效应，使个体形成强迫性的觅药和摄药行为。阿片类物质具有较强的成瘾性和耐受性，滥用后极易产生依赖。

阿片类物质使用障碍所产生的戒断症状的程度会因使用的药物种类、使用剂量、使用途径、使用时间等因素的不同而不同。短效药物如吗啡等，戒断症状一般在停药后 12 小时出现，约 48～72 小时会达到高峰，大约持续 7～10 天。而长效药物如美沙酮等，戒断症状一般出现在停药后 1～3 天，3～8 天达到高峰，症状可持续数周。典型的戒断症状分为客观体征和主观体征两部分，客观体征包括血压升高、体温升高、脉搏加快、立毛肌收缩、瞳孔扩大、腹泻呕吐、流涕震颤以及失眠等；而主观体征则包括肌肉骨骼疼痛、腹痛、食欲差、疲乏感、不安感、打喷嚏、忽冷忽热、渴求药物等。在急性戒断症状消失后往往会有相当长的一段时间残留有部分症状，称为"稽延性戒断症状"，主要表现为躯体症状、焦虑情绪、心理渴求和睡眠障碍。稽延性戒断症状也是导致复吸的重要原因之一。

当阿片类物质使用的量超过躯体可承受的剂量时，会出现急性中毒症状，表现出以中枢神经系统抑制、呼吸抑制和瞳孔缩小为主要表现的中毒三联征。急性中毒者由于中毒程度不同，临床表现也不同。轻度且时间较短的中毒表现为安静嗜睡、呼吸缓慢、瞳孔缩小，这也被认为是阿片类物质中毒的特征性症状。而随着中毒程度的加深以及其他损害引起的附加症状的出现，临床表现会变得较为复杂。

阿片类物质使用障碍的诊断根据采集病史资料、躯体检查及实验室检查等均可以较为便捷地进行诊断，但需注意对阿片类物质中毒的临床评估及诊断。阿片类物质的治疗是一个长期的过程，需根据使用物质的种类、剂量、途径、既往戒毒治疗情况等确定其严重程度，再结合吸毒人员的个体情况选择治疗方法。目前对阿片类物质使用障碍的治疗包括脱毒治疗、脱毒后防止复吸和社会心理康复治疗,其中心理行为治疗主要针对患者的心理依赖及其他心理行为问题,心理行为治疗在对阿片类物质使用障碍的治疗中起到重要的作用,有助于预防复吸。目前常用的心理行为治疗包括动机强化治疗、认知疗法、预防复吸治疗、行为治疗、集体治疗以及家庭治疗等,通过上述综合干预,最终实现吸毒人员的康复和回归社会。

## 三、兴奋剂相关障碍

【案例】

晨晨(化名)从小学习刻苦,成绩优异,但因家境贫寒,无奈之下初中还没有读完,就被迫踏上了打工的路。起初晨晨很努力地边工作边学习,可是不久父亲便患上心肌梗死,需要尽快做心脏支架手术,手术费用是 3 万,这让晨晨原本的平静生活再次陷入危机。为了尽快挣钱为父亲看病,一次偶然的机会,晨晨第一次在娱乐场所开始了"陪溜",并拿到了 8 000 元的费用。这对晨晨来说是笔大数字,她觉得还挺不错,认为只要自己洁身自好就行了,等挣够了父亲的手术费,就再也不去碰冰毒。她仅仅用了半个月的时间,就凑够了手术的钱,但是却再也离不开冰毒了。晨晨经常五六天不想睡觉,上班没心思,夜校也不想去上,并且越来越离不开冰毒,于是她开始主动加入客人的吸毒派对。吸食冰毒后,原本乖巧可爱的晨晨,完全像变了一个人。晨晨回忆说:"吸食冰毒最明显的一个症状就是心瘾,我整天只想溜冰其他事情都不想做,而且很健忘、也很固执,想什么事情总是死脑筋想不开,悲观,整天闷闷不乐,班没心思去上,也没有经济来源,不敢接父母亲的电话,整天无所事事,一个人的时候孤单、寂寞、无助、想去死,想就此消失,永远也不再出现。"但是毒瘾一发作,她就不受控制地去找那些"陪溜"过的客人,满足毒瘾,成了她当时生活的唯一目标。久而久之,她身体也发生了变化，头发开始成块成块地掉，而且头皮非常痒，只要一痒就开始掉头发，并且身体上起脓包，长满了疙瘩。

为了挽救自己的孩子，晨晨的父母四处借钱将女儿送去精神卫生中心就诊。医生详细地询问了病史，结合体格检查、精神检查，以及尿液、毛发中甲基苯丙胺阳性的实验室检查结果，确诊晨晨存在兴奋剂依赖以及兴奋剂戒断的情况。经过几个月的住院戒毒治疗，晨晨的健康状况得到明显的改善。

### 病因与发作机制

如今像晨晨一样被冰毒摧残的年轻人越来越多，那么究竟冰毒是个什么东西呢？冰毒，即兴奋剂甲基苯丙胺，因其原料外观为纯白结晶体，晶莹剔透，故被吸毒、贩毒者称为"冰"(Ice)，由于它的毒性剧烈，人们便称之为"冰毒"。吸毒人员用"冰壶"来吸食冰毒的方法则叫做"溜冰"。除了冰毒之外，市面上流行的"摇头丸""浴盐"等也都属于兴奋剂类的毒品。这类毒品会对中枢神经系统产生明显的兴奋作用，吸食后很容易出现精神病性症状。尽管相较于其他类型的毒品，其戒断症状体征通常不明显，但其很容易引起急慢性的中毒，对身体的长期危害极大。目前对于兴奋剂类毒品的脱毒治疗尚无推荐的替代药物，通过戒毒治疗以及必要的对症处理，大部分患者可自行恢复，但仍需要一个长期的治疗过程，通过开展各种心理治疗，如动机强化治疗、认知疗法、行为治疗等，促进其心理康复，达到预防复吸的目标。

## 四、大麻相关障碍

### 【案例】

访谈对象为吸食大麻的高中生，男，18岁，性格孤僻且偏执，爱好电子、摇滚乐；父母离异，独生子女；周遭有滥用大麻的朋友圈，滥用大麻从未被发现过；其有较强的自我意识，标新立异，追求潮流。

访谈内容：

问：是否知道大麻是毒品？

答：知道。

问：对大麻是否有了解，如果有了解请大概介绍一下？

答：大麻属于二级软性毒品，而且它是纯植物的，有致幻的作用。

问：那么是否知道其危害？

答：当然，它最大的危害就是使大脑记忆及注意力减退，或者记忆混乱。这也是最明显的感受。

问：既然知道其危害也知道其是毒品为什么还要吸食？

答：我外国的朋友告诉我，在他们国家大麻是不列在毒品范围内，因为它不会使人上瘾。既然这样，我觉得也不必大惊小怪的。其次，吸食大麻的感觉让我很享受，让我能够放松，欣喜，且能拓宽感官，看见原来看不见的东西，能从不同的角度思考问题，这种过程感觉非常好。即使它有危害也在接受范围内，然后，吸食大麻还能让我觉得比别人看得远，自己与众不同，周遭的同学朋友都很幼稚。

问：那你第一次接触大麻是什么时候或者说有什么原因？

答：最开始也是因为喜欢听鲍勃•马利的歌，然后了解到其宗教、信仰，喜欢人民路上卖的各种代表拉斯塔法教的"红黄绿"，于是对大麻开始产生了浓厚的兴趣。认识了许多的外国人，他们也跟我一样喜欢雷鬼音乐，鲍勃•马利。于是就开始和他们一起吸食大麻。

问：你有吸食大麻的朋友或同学吗？

答：有。

问：那你知道他们为什么吸食大麻吗？

答：可能是因为现在比较潮。

问：你们一般都在哪里吸食大麻，是一个人吸食还是朋友约着一起？

答：我们都在，一般来说几乎都是一群人一起，这样比较 high。

问：那你的大麻是从哪里获得的？

答：第一次是朋友给的，之后一般都是自己去山上找的，都是野生的，期间自己也种过。

问：那你的种子又是从哪里获得的？

答：用麻子种的，还有一些也是可以买到的。

问：那你们去找大麻有特定的地方吗？

答：没有，随便一座山上都有好多，野生的比家养的要好多了。

问：除了大麻，你对其他毒品感兴趣吗？

答：不！除了大麻别的毒品坚决不碰，这是底线。

### 病因与发作机制

上述访谈中的男孩比较详细地描述了自己吸食大麻的经历。大麻又称火麻或者胡麻，属荨麻目大麻科大麻属植物，其主要有效化学成份为四氢大麻酚。大麻是全球滥用最为广泛的成瘾物质，在美国，青少年吸食大麻的人数竟然超越了吸食香烟的人数。在我国滥用大麻的人数相对较少，主要存在于云南、新疆等地区。大麻使用障碍主要表现为耐受性的增加以及停止使用后的戒断症状的出现。相较于其他成瘾物质而言，大麻的成瘾性相对较低。但吸食大麻会改变人的意识状态，对心血管、注意力、记忆力等都会产生影响，长期使用后在心理行为方面最常见的是引起人格的改变，躯体方面则会伴发慢性支气管炎等慢性呼吸道疾病，甚至会增加呼吸道癌症的风险。有关大麻使用是否合法各国规定不一，尽管相关人员对大麻合法化给予了相关论证，但大麻合法后所致的滥用或过量吸食，以及其长远不良后果仍应引起关注。

## 五、致幻剂相关障碍

### 【案例】

小刚（化名）是一个 19 岁的男孩，傣族，居住在中国云南省，大专三年级学生。一年前开始吸食大麻，吸食后曾出现乱叫乱跑，说有人要杀他，行为紊乱，当时被送至派出所，一天后恢复正常。此后他经常跟朋友一起吸食一种新型的口含式毒品"贴邮票"，吸食后出现话少，发呆，并伴有明显的精神异常，表现行为紊乱，自言自语，乱说乱讲，一会儿认识母亲，一会儿又说母亲是妖魔鬼怪，动手打母亲，到处乱跑，说有东西粘在他身上，说有人放虫咬他，说自己要去西天，有大师在等着他，无故哭笑，夜间睡眠差，进食量明显减少。在一次大量吸食后小刚开始乱砸东西，拿鞋子用力打自己，用脚踩烂玻璃柜子，把脚划伤。家人觉其精神行为有异常，故送至医院就诊治疗。经过医生的病史询问以及体格检查、精神检查后，确诊其为使用致幻剂所致精神和行为障碍。经过住院脱毒治疗，小刚的病情得到了控制，整个人也恢复了往日的朝气。

### 病因与发作机制

究竟什么是"贴邮票"呢？为什么含了所谓的"邮票"后就会毒品成瘾了呢？其实此类"邮票毒品"中添加的是麦角二乙酰胺（lysergic acid diethylamide，LSD），是一种强烈的半人工致幻剂，其毒性是一般摇头丸的 3 倍，是世界最强致幻剂，几微克就足以让人产生幻觉。使用后通常会心跳加速、血压升高，躯体的感觉会被歪曲成一种痛苦的体验，个体有时候会感到自己游离于躯体之外。此外服用 LSD 可出现感知觉障碍，最常见的是强烈的错觉和幻觉，造成极大的心理落差，LSD 同时会引发妄想、自杀或者杀人的冲动，给身心造成极大的危害。

对致幻剂成瘾的治疗是一个长期治疗的过程，除了单纯的对症及支持治疗外，还需要社会心理干预，例如认知行为治疗、

行为治疗、躯体治疗、家庭治疗等,以减轻心理及生理上的依赖,防止致幻剂复吸及复用。

## 六、氯胺酮相关障碍

【案例】

小彭(化名),28 岁,大学毕业后通过自己的努力,事业慢慢开始发展。随着业务的繁忙以及应酬的增多,小彭身心俱疲,更患上了高血压和糖尿病。不堪工作压力和病痛的小彭为了放松身心,经常出入酒吧,结识了一群不务正业的朋友,并逐渐开始吸食 K 粉。刚接触 K 粉时,小彭就看见了彩色的幻觉,觉得自己全身都轻飘飘的,身体好像飘浮在空中,感觉到大脑莫名地开始亢奋。这种不切实际的兴奋和幻觉,使得小彭难以自拔。他并不知道,这种感觉其实是毒品对大脑中枢神经产生的毒害作用,通过损伤神经和脑细胞,让人出现错误的感觉,并让人依赖上这种欣快感,产生精神依赖。于是,每当小彭试图停止吸食 K 粉后,都会有各种极其不舒服的感觉,精神状态越来越差,整天昏昏欲睡,除了睡觉什么事都不想干;上厕所次数增多,但每次上厕所又上不出来,尿频尿少;头部有剧烈疼痛感觉,似乎有钻头在大脑中不停折磨自己。小彭备受毒品的煎熬,精神接近错乱,日常的生活都无法正常进行,最终辞去工作,事业的发展戛然而止。

眼看自己的生活一塌糊涂,小彭企图用疯狂抽烟和大量饮水来转移注意力,戒除毒瘾,可惜毫无成效。此后小彭的情绪变得更加焦躁不安,在家又吵又闹,对父母亲人发脾气,不受任何人控制,性格变得残暴,身体也被严重摧毁。无奈之下,家人决心将小彭送进医院进行戒毒治疗。经详细地检查,医生发现小彭吸毒后产生的幻觉、妄想等已经非常严重。即使是在医院封闭的环境中,小彭还能听见没在身边的哥哥和嫂子在自己的耳边告诉他,老婆出车祸了,他本人对此深信不疑,并认为是家人杀了人才把自己关在医院里陷害自己,整天疑神疑鬼,认为有人要害自己,不断听见有陌生声音在教自己怎么逃出医院,失去了正常的判断能力和常识,存在明显的被害妄想,每天都活得很惶恐惊慌。所幸的是经过几个月的戒毒治疗,小彭从身体上和心理上都逐渐摆脱了毒品的纠缠,但今后防止复吸及复用,仍需要更多的努力。

**病因与发作机制**

俗称"K"粉的物质,其实是氯胺酮。临床上,氯胺酮注射液用作手术麻醉剂或者麻醉诱导剂。因其具有致幻作用及较轻的躯体戒断症状,吸毒者通过鼻吸或溶于饮料后食用等方式进入体内后会产生快感。氯胺酮滥用可导致许多临床问题,如急性中毒、成瘾、产生各种精神病性症状及躯体并发症等。氯胺酮滥用不仅严重损害身心健康,可能还会引发艾滋病等性传播疾病。同时,还引起各种家庭和社会问题,目前已成为我国物质滥用的主要问题之一。使用氯胺酮后很快会发生急性中毒反应,连续使用数天会出现精神症状,对认知功能损害明显,较难逆转,会出现依赖综合征的表现,同时对泌尿系统及呼吸道系统的损害也尤为明显。

氯胺酮依赖的治疗主要以预防为主,采用个体化和综合治疗的策略。对于戒断症状、冲动行为、谵妄状态以及精神病性症状等均需给予相应的处理,同时认知行为治疗、放松疗法、家庭治疗等方法也可起到一定的辅助治疗作用。

## 七、镇静、催眠、抗焦虑药物滥用

本节所述镇静、催眠药物及抗焦虑药物主要指我国第二类精神药品,包括巴比妥类、苯二氮䓬类及非苯二氮䓬类中多种用于治疗焦虑症状、应激及睡眠障碍的药物,临床上均属处方药,具有中枢抑制作用。如果未在医生指导下使用或增加剂量可能会带来比较严重的不良反应,过量时可能出现呼吸抑制,或导致意识水平降低,重者可危及生命。长期大量使用有产生依赖的风险,突然停药则可能出现显著的戒断症状和/或癫痫发作。尽管静脉用药多见于阿片类药物,但巴比妥类及苯二氮䓬类药物也可采用静脉用药方式,这可能导致注射局部损害及血行感染,最严重的并发症是 HIV 感染和肝炎。

巴比妥类药物是临床上使用最广泛的镇静催眠药,但因其治疗浓度窗过窄,很容易发生中毒,导致昏迷、呼吸抑制、肾损害伴发心血管休克的后果,近年来随着使用量的减少,其滥用及依赖现象亦已减少。

苯二氮䓬类药物的高成瘾性及其相对于巴比妥类药物的安全性(通常过量也不致有生命危险)使其成为最容易发生滥用的药物之一。在使用治疗剂量超过 6 个月以上的患者中,1/3可能会出现依赖性。一般此类药物成瘾的危险因素为:超过四周的持续性使用,大剂量使用,使用短效苯二氮䓬类药物,有成瘾性人格特点和滥用倾向的人。其依赖的形成存在相当的医源性因素,故其预防的一大重点在于限制处方。

非苯二氮䓬类药物临床常用的主要有扎来普隆、唑吡坦、佐匹克隆、右佐匹克隆。尽管具有相对的安全性,但应用本类药物仍然可能出现记忆及精神运动性受损表现。动物实验表明,相对于苯二氮䓬类,唑吡坦较少出现耐受和依赖。

## 八、酒精相关障碍

【案例】

冯先生,48 岁,自 16 岁开始喝酒,起初喝啤酒,后一直喝白酒,现在白酒能喝最大量至 1 250g/d。10 年前因工作、家庭问题开始间断酗酒,一年醉酒 5~6 次。近两年来,醉酒频次增加,诉心情不好就找酒喝,不喝心里就难受。9 个月前家属发现患者酗酒频次增加,不能正常务工,工作两小时后诉头痛回家,休息好后就出去找酒喝,每天醒了就喝酒,不吃饭,喝醉了就睡，醒了再找酒喝，每当家人阻止或者无酒饮时，就感觉头痛、恶心，冒冷汗，心情烦躁，跟家人找茬，千方百计去寻酒喝。重新开始饮酒后，之前的不舒服感就会消失。曾因酗酒后头痛在某医院就诊，考虑诊断"酒精中毒"，予以补液治疗，曾在补液期间2次拔针出去找酒喝，家人也难以制止。尽管曾经多次因为大量饮酒而不得不就诊治疗，但冯先生仍然无法控制自己不去饮酒，妻子和父母不停劝说都无法帮到他，他仍然连续饮酒，每天至少250g以上，饮酒后便觉头痛，两侧太阳穴跳动明显，在一次大量饮酒后突然昏迷，家人忍无可忍，在其身体状况稳定后，将其送至精神卫生中心进行戒酒治疗。

**病因与发作机制**

类似冯先生这样的问题，在我国是非常常见的。酒精是早已公认的成瘾物质。酒滥用和酒依赖是当今世界严重的社会问题和医学问题，而我国酒精相关问题的形势也非常令人担忧。我国酒精饮料消费增长速度比世界上其他任何地区都快，酒精相关的伤害随着经济的发展，进一步加剧。

酒精的基本药理作用是抑制中枢神经系统，一般来说，首先抑制皮质，然后皮质下的结构，最后为脑干。酒精的作用具有量效关系，饮酒后通过血液吸收进入脑内，其代谢过程中会产生一系列不良后果，包括缺氧、乙醛及活性氧簇等加合物的形成等等，对人体都具有非常大的伤害。普通人群饮酒通常包括四个阶段，分别是社交性饮酒、酒滥用饮酒、危害性饮酒及酒依赖。前三个阶段虽然都有不同程度的醉酒，但饮酒者还可以控制自己的言行，一般不足以构成疾病，且酒后不产生危害家人和社会的行为。而"酒依赖"阶段则已经形成一种疾病，不饮酒就等于断了他们的"食粮"。酒依赖者与吸毒者具有相似的症状，如缺酒时浑身哆嗦、萎靡不振、脾气暴躁、思想无法集中，严重者会导致消瘦、营养不良、肝硬化、腹水、胃食管静脉曲张等。其原因是酒精进入人体后分解为乙醛，损伤肝脏功能并刺激胃黏膜,造成胃黏膜充血、糜烂及溃疡。对于这一阶段的人群最危险的事情不再是酒精对身体的危害,而是突然中断喝酒所产生的戒断反应。因此要想根治疾患,除了取决于医生的临床治疗之外,更加需要的是酒依赖者的毅力和决心,需要尽可能地回避饮酒场合乃至饮酒话题。

酒依赖的诊断通常根据相关的病史、体格检查及精神检查等得以明确诊断,但是其治疗则是一个长期而艰难的过程。酒依赖的治疗除积极治疗原发病和并发症、加强营养之外,对于急性酒中毒的患者可以使用阿片受体拮抗剂纳洛酮进行救治,同时需要特别注意震颤谵妄、酒精性幻觉症妄想症等的治疗。对于慢性酒依赖的患者,在急性期脱毒治疗后,也可使用纳洛酮进行替代治疗,但总体来说,酒依赖原因复杂,不能靠任何单一手段来解决。对于患者来说,戒断动机是第一需要的,但戒断动机可能在不同的阶段有不同的变化,如患者可能在压力增加或遇到应激时戒断动机就会降低。所有能够增强戒断动机的各种措施都应该贯穿整个治疗之中。除此之外,就像其他任何成瘾性疾病一样,酒依赖的复发往往不可避免,患者似乎一直在酗酒—戒酒—再喝酒—酗酒的循环中。但是,患者能够从上述往复循环中明白导致复发的社会、心理原因,学到如何应对这些问题,在社会、心理的支持干预下,有不少患者能够从这些循环中返回到主流社会中。

## 九、烟草与尼古丁滥用

吸烟成瘾问题在青少年当中日益突出,背后也折射出烟草对于整个家庭、社会的巨大危害。烟草危害是当今世界最严重的公共卫生问题之一,是人类健康面临最大的但又是可以预防的危险因素。目前吸烟者的吸烟动机主要归因于吸烟成瘾。吸烟者一旦成瘾,每隔一段时间就需要吸食,否则就会感到烦躁、恶心、头痛等不适并渴求吸食。约有 80% 的吸烟者在戒烟的第一个月内尝试复吸,只有约 3% 的吸烟者能够坚持成功戒烟 6 个月。

吸烟成瘾可以看作是一类受生物、遗传、社会环境、行为、心理等因素影响的复杂疾病。目前针对吸烟成瘾的物质基础进行的研究发现,尼古丁是烟草所致依赖的主要成分,烟草成瘾者在无烟可吸时,与其他成瘾者一样,对烟草有强烈的渴求感,并出现戒断症状,如头痛、心率血压下降、唾液分泌增加、失眠、易激惹等。对于吸烟成瘾的治疗多种多样,主要包括药物治疗、心理和行为治疗、中医中药治疗等。但不管何种治疗,戒烟后复吸的问题一直是戒烟最大的挑战,除识别那些可能不利于成功戒烟的因素外,还要以治疗慢性病的心态治疗戒烟,否则会减少吸烟者的戒烟治疗积极性,使其对戒烟望而却步,甚至绝望。

# 参 考 文 献

[1] TURK D, 胡晶琼. 成瘾的精神与社会原因 [J]. The Chinese-German Journal of Clinical Oncology, 2000, 17(2): 56-58.

[2] 杨波, 秦启文. 成瘾的生物心理社会模型 [J]. 心理科学, 2005, 28(1): 32-35.

[3] 梅松丽, 张明, 刘莉. 成瘾行为的心理学分析 [J]. 医学与社会, 2006, 19(10): 38-40.

[4] LESHNER AI. Addiction is a brain disease, and it matters[J]. Science, 1997, 278(5335): 45-47.

[5] 陆林. 沈渔邨精神病学 [M].6 版. 北京: 人民卫生出版社, 2018.

[6] KOOB G F, MOAL L M. Neurobiological mechanisms for opponent motivational processes in addiction[J]. Philosophical Transactions of The Royal Society B, 2008, 363(1507): 3113-3123.

[7] 中华人民共和国国家卫生和计划生育委员会. 阿片类药物依赖诊断治疗指导原则 [EB/OL]. (2009-11-26) [2020-01-31]. http://www.nhc.

gov.cn/bgt/s10695/201001/89a46f3cfdca4e5db002a2fe65fe4f3d.shtml.

[8] 国家禁毒委员会办公室. 2018 年中国毒品形势报告 [Z/OL]. (2019-06-18)
[2020-01-31]. https://www.mps.gov.cn/n6557558/c6535096/content.html.

[9] 胡建, 陆林. 中国物质使用障碍防治指南 [M]. 北京：中华医学电子音
像出版社, 2015.

[10] JENNIE L W, MARK A C, DEANNA K, et al. Withdrawal assessment
following subchronic oral ketamine administration in cynomolgus macaques[J].
Drug Development Research, 2014, 75（3）：162-171.

[11] 李俊旭. 致幻剂 [J]. 中国药物依赖性杂志, 2007（04）：249-254.

[12] 余波, 王雪. 吸烟成瘾机制概述 [J]. 中国药物滥用防治杂志, 2013,
19（05）：275-278.

# 第九节　中　毒

## 一、概述

急性中毒（acute poisoning）通常指短时间内或一次超量暴露于某种化学物质所致人体器官器质性损害，起病往往急骤，病情相对凶险。一般来说具有明确剂量 - 效应关系，抢救不及时则会导致死亡。抢救步骤为：①尽快明确诊断，即刻终止毒物接触，评估中毒程度；②尽量排除尚未吸收的毒物；③对已被人体吸收的毒物，应迅速采取排毒和解毒措施；④积极对症支持治疗。

### （一）诊断

部分急性中毒，可由知情人提供病史，继而明确诊断，但有些则须深入探讨，获取诊断依据。询问病史应涵盖起病过程、既往身体状况、职业、饮食习惯及服药史等等。必要时可调查中毒现场，寻找毒源与疾病因果关系的证据；疾病发生、发展过程中急性中毒的规律；临床症状与毒物的靶器官毒性作用相吻

合；病情严重程度与评估吸收毒物的剂量一致。再由中毒者的面容、呼出气体、分泌／排泄物、特殊体征等，综合分析，给出判断。反复呕吐者，应考虑强酸、强碱、金属或药物过量（如非甾体抗炎药、化疗药）等中毒；惊厥者，需排除中枢兴奋剂如樟脑等中毒；昏迷或嗜睡者，需警惕镇静催眠类或抗精神病药物过量；瞳孔放大者，需怀疑阿托品、可卡因或麻黄碱中毒；瞳孔缩小者，高度怀疑吗啡、有机磷农药等中毒；皮肤黏膜发绀伴呼吸困难，可能为亚硝酸盐类等所致的高铁血红蛋白血症；皮肤黏膜樱桃红色则常为急性一氧化碳中毒的表现；颜面潮红者，常见于阿托品、河豚毒中毒。在治疗时，尽早采集标本，如血、尿、呕吐物、腹泻物、剩余毒物等，并及时送检鉴定。以下疾病导致的昏迷，如：脑血管意外、脑膜炎、脑外伤、癫痫发作后、低血糖昏迷、糖尿病酮症酸中毒／高糖高渗状态、肝性脑病或尿毒症性昏迷、电解质紊乱等，与急性中毒昏迷容易混淆，应加以鉴别诊断。急性中毒伴深度昏迷、心律失常、呼吸功能衰竭、肺水肿、吸入性肺炎、少尿或肾功能衰竭、高血压或过低血压、高热或过低体温、精神行为异常、癫痫发作、抗胆碱能综合征，均应视作危重病例。

（二）应对处理方法

根据毒物进入人体内途径的迥异，应采用对应的排毒措施。如呼吸道吸入有毒气体（氯气、氨气、一氧化碳等），应迅速撤离中毒环境，加强通风，改善呼吸功能，尽可能排除气道内残存毒气；如毒物通过皮肤、黏膜吸收（有机磷农药等），应立即脱除污染衣物，以大量微温水冲洗受污染皮肤、黏膜，不应遗漏毛发、指甲等部位。对不溶于水的毒物，可用相应溶剂，例如用聚乙烯乙二醇（PEG400 或 PEG300）冲洗酚类时，可在水中加入适当解毒剂冲洗；毒物污染眼内，必须即刻以生理盐水或清水冲洗，至少 10 分钟。大多中毒者为经口摄入，最直接的排毒方法是催吐、洗胃，具体如下：

1. 催吐　催吐对意识清晰者最简单的方法是用压舌板等刺激咽后壁加以催吐。如因毒物过度黏稠,不易呕出时,可嘱其先喝适量盐水或微温清水,再催吐。如此反复,直至吐出的洗涤液变清为止。药物催吐:阿扑吗啡为一种有效的催吐剂,皮下注射,成人剂量为 0.1mg/kg,约 3～5 分钟后即可呕吐。阿扑吗啡不良反应较多,注射后要观察患者血压、呼吸、心率等生命体征变化,但对于中枢神经阻滞剂中毒或处于休克、昏迷者禁用。服用腐蚀性毒物及惊厥未控制者,不宜催吐。

2. 洗胃　当催吐无效患者意识清晰,且毒物为水溶性,洗胃最为适宜。患者取坐位,危重者可取平卧位,头部偏向一侧。洗胃过程中,密切观察患者反应,以免窒息或胃内容物误吸入肺。操作要轻巧迅速,以免部分胃内容物进入小肠,影响洗胃效果。每次灌洗液体量为 300～400ml(神志不清者可减为 100～300ml)。反复灌洗,每次胃内容物要尽量抽净,直至洗出胃液清晰为止。成人通常需洗胃液 5～10L。灌洗液要稍加温(37℃为宜),防止洗胃后导致体温过低和水中毒,以免患者出现阵挛性抽搐。洗胃过程中,万一患者突发惊厥或窒息,应立即停止洗胃,并予相应支持治疗。

常用洗胃液有以下几种:

(1) 钙剂(10% 葡萄糖酸钙或 5% 氯化钙)稀释 5～10 倍,用于氟化物或草酸盐中毒,使沉淀为氟化钙或草酸钙。

(2) 氧化镁(氢氧化镁)可中和酸性物质如阿司匹林、硫酸、草酸等物质。

(3) 淀粉溶液(米汤、面糊、1%～10% 淀粉)对中和碘有效,用其彻底洗胃,直至洗出液清晰,不呈现蓝色为止。

(4) 氯化钠 1%～2% 溶液常用于毒物不明的急性中毒。生理盐水可用于砷化物及硝酸银中毒,与后者可形成腐蚀性较小的氯化银。

(5) 活性炭混悬液(0.2%～0.5%)为强力吸附剂,可阻滞毒物吸收，适用于有机和无机毒物。在洗胃结束后，即将活性炭稀释搅拌后由胃管内灌入（1～2g/kg），但对氰化物无效。

（6）高锰酸钾为氧化剂，可与各种有机物相作用，能较好中和毒扁豆碱、士的宁、奎宁及烟碱等化学物质。由于高锰酸钾本身有腐蚀性和刺激作用，其浓度以 1:5 000～1:10 000 为宜。切勿使高锰酸钾直接接触口腔黏膜以免发生糜烂。

（7）牛奶与水等量混合可缓和硫酸铜、氯酸盐等化学物质的刺激作用。鸡蛋清可吸附砷，并沉淀汞。

（8）2%～5% 碳酸氢钠溶液可沉淀生物碱，也可结合某些重金属及降低有机磷农药杀虫剂的毒性。

（9）鞣酸治疗浓度为 30～50g 鞣酸溶解在 100ml 水中，以沉淀阿扑吗啡、士的宁、藜芦碱、辛可芬生物碱、铝、铅及银盐等。

洗胃禁忌证：①深度昏迷，洗胃时可导致吸入性肺炎；②评估服毒时限 4 小时以上者，此时胃内容物极少，洗胃意义不大，除非为抗胆碱能药物中毒，因此类毒物可延迟胃内容物进入小肠；③休克患者血压尚未纠正者；④强腐蚀剂中毒，可能引起消化道穿孔；⑤挥发性烃类化合物（汽油等）口服中毒，如返流入肺，可引起类脂质性肺炎。

上述禁忌证都不是绝对的，应根据具体情况，酌情处理。例如三氧化二砷呈颗粒状，易渗入胃肠皱襞，4 小时后可能还有残留在胃内；镇静和麻醉药物均可减少胃肠蠕动，使毒物在胃肠停留时间延长。昏迷患者如必须洗胃，取头低位，左侧卧位，用细胃管自鼻腔插入，用注射器抽取吸出胃内容物，再注入少量液体（100～300ml），反复灌洗。

3. 导泻　导泻或灌肠部分毒物可由小肠、大肠吸收，并引发肠道刺激症状。所以除了催吐和洗胃外，仍需进行导泻、灌肠，尽可能使进入肠道的毒物全部排出。但对于极度虚弱患者或腐蚀性毒物中毒者，导泻和灌肠为禁忌证。导泻药物以硫酸钠为宜，通常剂量为 15～30mg/ 次，加水 200ml 口服；也可用甘露醇或山梨醇口服导泻。油剂导泻药物可溶解某些毒物(酚类),故不应使用。当毒物已引起严重腹泻时,不必导泻。

灌肠适用于毒物已服用数小时,而导泻尚未起效。对抑制肠蠕动的毒物(吗啡类、巴比妥类等)或重金属所致的中毒,灌肠尤为重要。灌肠时可用 1% 微温肥皂液 5 000ml,作高位连续清洗。另外,在灌肠液中加入活性炭,可协同促使毒物吸附后排出。

4. 利尿 部分吸收的毒物可由肾脏代谢。因此积极、合理利尿是加速毒物排泄的重要手段。通常有以下几种方法:①积极补液是促进毒物随尿液排出体外最简单的措施。补液速度为 200～400ml/h。先以 5% 葡萄糖水 500ml 静脉滴注,继之以 5% 葡萄糖生理盐水和 5% 葡萄糖水 500ml 交替静脉滴注,补液内可适量加入氯化钾,避免低钾诱发心律失常、肠麻痹等。同时可静脉注射呋塞米 20～40mg。经过补液和利尿治疗后,水溶性、与蛋白结合很弱的化合物(锂剂、苯巴比妥、苯丙胺等)很容易从体内排出。②碳酸氢钠与利尿药合用,可碱化尿液(pH>7.5,使有些化合物(水杨酸盐、巴比妥酸盐、异烟肼等)离子化而不易在肾小管内重吸收。③加用维生素 C 8g/d,使尿液 pH<5,或氯化铵 1.0～2.0g/ 次,每 6 小时口服或静脉滴注,酸化体液,加快促使有些毒物(苯丙胺等)排泄。

5. 血液净化 血液净化疗法为中毒的重要治疗措施之一。适应证有:①该毒物或其代谢产物能被透析清除出体外者;②发生急性肾衰竭者;③估计中毒剂量大,预后严重者。应争取在中毒后 8 小时～16 小时内进行,疗效更佳。相对禁忌证为:①严重心功能不全;②有严重贫血或出血;③高血压患者收缩压大于 220mmHg。

目前常用血液净化方法有以下几种:

(1) 透析器进行透析或超滤,适用于水溶性、不与蛋白或其他成分结合的分子量 <500 的小分子和部分中分子毒物,如对

乙酰氨基酚、水杨酸盐、锂剂、砷、铁、钾、钡、非那西汀、苯巴比妥、甲丙氨酯、水合氯醛、海洛因、甲醛、乙醇、乙二醇、溴剂、异丙醇、苯丙胺、异烟肼、苯妥英钠、四氯化碳、硼酸盐等。脂溶性毒物的透析效果差，如抗精神病药（氯氮平）等。与蛋白紧密结合的毒物，如短效作用的巴比妥类、吩噻嗪类药物、阿米替林等抗抑郁药及安定类药物等疗效也欠佳。

（2）血液灌流疗法：将体内血液由体外直接流经活性炭、氧化淀粉、树脂等吸附剂，将血液中的毒物吸附，以达到血液净化的目的。本疗法对祛除脂溶性或与蛋白结合率高的毒物，效果较好。活性炭和中性树脂对有机磷和有机氯农药、苯酚、甲醇、乙醇、巴比妥类、安定类等都有很好的亲和力，可达到较好的清除作用。血液灌流时，血液中的血小板、葡萄糖、二价阳离子也可被吸附破坏，故在操作过程中应严密监测生化指标，并给予适当补充、纠正机体内环境稳态。

（3）血浆置换：将血液引入血浆交换装置，在废弃大量血浆的同时，回输大量新鲜血浆或血制品，以达到净化的目的。本法可用于血浆蛋白结合率＞60%的毒物中毒。此法较为安全，但需要消耗大量血浆和血浆制品，并有传播病毒性疾病（如肝炎病毒、艾滋病病毒等）的危险，限制了它在中毒临床中的应用。

（三）拮抗排毒

在进行排毒的同时，应设法尽快采用有效的拮抗剂和特效解毒剂。指征、剂量、用法和作用机制见表2-9-1。

（四）支持治疗

很多毒物迄今为止尚无特效拮抗剂和特异性解毒剂，抢救措施主要依靠明确诊断、及早排毒、积极对症支持治疗。维持患者生命仍是急性中毒的救治基础。患者一旦出现呼吸、心脏停搏，必须立即进行复苏。否则，再有效的解毒药也无济于事。急性中毒常用的支持疗法及其处理原则有以下几点：

表 2-9-1 常用解毒药物作用、剂量一览表

| 药名 | 作用机制 | 用途 | 用法 | 备注 |
|---|---|---|---|---|
| 二巯丙醇(BAL) | 含活性巯基，夺取已与酶系统结合的金属，形成无毒络合物，由尿排出 | 对急性汞、砷中毒有效，对锑、铋、镍、铬、镉、铜、金、中毒也有效。慢性中毒疗效不佳 | 第1日：2.5~3mg/kg肌内注射，每4~6小时1次；第2~3日，每6~12小时1次；随后每12小时1次，共10~14日 | 有血压升高、心悸、恶心、呕吐、流涎、腹痛、视力模糊、手麻等不良反应，对肝、肾功能有损害 |
| 二巯丁二钠(Na₂DMS) | 同上 | 对铅的解毒作用较BAL大10倍；铅中毒疗效与CaNa₂EDTA相似；汞中毒疗效与二巯丙磺钠相似；对砷、锑、镉、铜、镍也有作用 | 每日1~2g，静脉滴注或肌内注射，3~5日为一疗程，间隔3~4日，可重复使用 | 可有口臭、头痛、乏力、四肢酸痛、心动过速，与注射过速有关 |
| 二巯丁二酸(DMSA) | 同上 | 对多种金属有促排作用，主要用于铅、汞、砷中毒 | 1~2g口服，每日3次，3日为一疗程 | 同上，但轻微 |
| 二巯丙磺钠(Na-DMPS) | 同上 | 对砷、汞中毒效果好，对铜、铬、铋、锑、²¹⁰钋中毒也有效，疗效较BAL好 | 5%溶液2~3ml肌内注射，以后每次1~2.5ml，4~6小时1次，1~2日后，每次2.5ml，每日1~2次，共1周 | 可有恶心、心动过速、头晕等，但很快消失；个别有过敏反应 |

续表

| 药名 | 作用机制 | 用途 | 用法 | 备注 |
|---|---|---|---|---|
| 青霉胺（二甲基半胱氨酸） | 对某些金属有较强的络合作用 | 对铜、汞、铅等重金属有较强的络合作用，但不如 CaNa₂EDTA 和二巯丙磺钠 | 每次 0.2g～0.3g 口服，每日 3 次，3d 为一疗程。同敏 3d～4d 后重复治疗，共 1～3 个疗程 | 发热、皮疹、白细胞减少等不良作用；长期服用可导致视神经炎、肾病综合征；口服前需行青霉素过敏试验 |
| 同一二巯基琥珀酸 | 络合作用 | 驱汞 | 每次 0.5g，口服；每日 3 次，疗程 5 日 | |
| 对氨基水杨酸 | 同上 | 驱锰 | 每次 2～3g，每日 3～4 次，口服，疗程 3～4 周；或 6g 加入 5% 葡萄糖液 500ml，静脉滴注，疗程 3 日 | |
| 依地酸钙钠（乙二胺四乙酸钙二钠，Ca₂EDTA） | 与多种重金属结合成稳定的络合物，随尿排出 | 对铅中毒有特效；对钴、镍、锰、镉、铜也有效；用于放射线核素（镭、钚等）反应也有效 | 每日 1g 静脉滴注，或 0.25～0.5g 肌内注射，每日 2 次，3～4 日为一疗程，间隔 3～4 日可重复使用 | 头晕、恶心、关节酸痛、乏力等不良作用；大剂量可损害肾小管 |

续表

| 药名 | 作用机制 | 用途 | 用法 | 备注 |
|---|---|---|---|---|
| 巯乙胺（盐酸半胱胺，β-巯基乙胺） | 解除某些金属对细胞内酶活力的抑制；应用本药后，接受放射剂量可产生游离氢基（-OH），有抗氧化作用 | 用于急性四乙铅中毒，效果好；也用于放射性核素、溴甲烷、氟乙酰胺、对乙酰氨基酚等中毒 | 静脉注射盐酸盐每次0.1～0.2g，每日1～2次，症状改善后减量；也可加入5%～10%葡萄糖液中静脉滴注；治疗慢性中毒，每次肌内注射0.2g，每日1次，共10～20日为一疗程 | 注射过快，可出现呼吸抑制；注射时宜平卧；肝肾功能不良者忌用 |
| 盐酸L-半胱氨酸 | 参与细胞的还原过程和肝内的磷脂代谢核性射性核素反应 | 锑中毒 | 肌内注射每次0.1～0.2g，每日1～2次 | |
| 硫酸钠 | 与钡盐作用后，产生不溶于水的硫酸钡 | 急性可溶性钡盐中毒 | 洗胃后将10%硫酸钠150～300ml内服或灌入胃内，1h后可重复1次；中毒严重者可用10%硫酸钠10ml缓慢静脉推注或1%～2%硫酸钠500～1 000ml缓慢静脉滴注，连续2d～3d | 同时纠正低钾血症，并补液、利尿，保护肾脏、防止肾小管阻塞 |

续表

| 药名 | 作用机制 | 用途 | 用法 | 备注 |
|---|---|---|---|---|
| 去铁胺 | 与铁有络合作用 | 铁中毒的有效解毒剂，慢性铁蓄积性疾病 | 肌内注射：首次 1.0g，以后每 4 小时 1 次，0.5g/次，2 次注射后，每 4～12 小时 1 次，1 日总量不超过 6.0g；静脉滴注剂量同上，速度保持在每小时 15mg/kg | 视力模糊、腹痛、腹泻、腿肌震颤、腹部不适、静脉给药偶见低血压、心悸、休克 |
| 羟乙基乙二胺络合剂 | | 促进体内铜铁排出 | 每次 1.0g 口服，每日 3 次 | 不良反应同依地酸二钠 |
| 二乙基二硫代氨基甲酸钠 | 是与镉、镍结合的络合剂 | 治疗急性烷基镍中毒和慢性镉中毒有显著效果 | 每次 0.5g，每日 3～4 次，口服 | 与等量碳酸氢钠同服，可减轻胃肠道反应 |
| 氯化钾 | 纠正可溶性钡盐引起的低血钾 | 急性可溶性钡盐中毒 | 每日静脉补钾量可达 6～10g，危重者可超常规剂量使用 | 使用时严密监测心电图和血钾 |
| 碘解磷定（吡啶-2-甲醛肟碘甲烷） | 在体内与磷酰化胆碱酯酶中的磷酰基结合，将胆碱酯酶游离，恢复其水解乙酰胆碱的活性 | 对内吸磷、对硫磷、对美曲膦酯，敌敌畏解毒效果好；对乐果、马拉硫磷复能差；对乐果、马拉硫磷解磷酶恢复无效。对慢性中毒无效 | 根据中毒程度，予以 0.4～1.6g 静脉滴注，必要时 2～6 小时后重复静脉滴注给药维持，每小时 0.4g，共 4～6 次 | 注射过速有恶心、呕吐、心率加快、视力模糊、眩晕，心动过缓。严重者有阵挛性抽搐和呼吸抑制 |

续表

| 药名 | 作用机制 | 用途 | 用法 | 备注 |
| --- | --- | --- | --- | --- |
| 阿托品 | 为抗胆碱药，能解除平滑肌痉挛，抑制腺体分泌，兴奋呼吸中枢 | 治疗有机磷农药杀虫药中毒，以对抗乙酰胆碱的毒蕈碱样作用 | 1~2mg，皮下注射，每1~2小时1次；重度中毒2~10mg，立即静脉滴注，以后1~5mg静脉滴注，每10~30分钟1次，直至阿托品化 | 与胆碱酯酶复能剂合用，有协同作用 |
| 长托宁（盐酸戊乙奎醚） | 新型抗胆碱药拮抗M1、M3受体，N受体和中枢症状，对M2受体拮抗作用弱 | 治疗有机磷农药中毒 | 轻度中毒每次2mg；中度中毒每次4mg；重度中毒每次6mg肌内注射，1小时后可重复1/2量 | 与胆碱酯酶复能剂合用，有协同作用，增加心率，不扩大瞳孔 |
| 亚甲蓝（美蓝） | 在辅酶Ⅱ-高铁血红蛋白还原酶作用配合下，使高铁血红蛋白复原为正常血红蛋白 | 用于治疗亚硝酸钠、硝酸甘油、苯胺、硝基苯、三硝基甲苯、硝酸银、苯醌、间苯二酚等中毒引起的高铁血红蛋白血症 | 60~100mg缓慢静脉滴注，如效果不明显，可在30~60分钟后重复1次 | 过量可引起恶心、腹痛、眩晕、头痛及神志不清等 |
| 亚硝酸钠 | 本品可使血红蛋白氧化为高铁血红蛋白，与氰离子形成氰化高铁血红蛋白，使细胞色素氧化酶活性暂时不受影响 | 氰氢酸及氰化物中毒 | 3%溶液10~20ml（6~12mg/kg）缓慢静脉滴注（按2ml/min的速度推注） | 静脉注射过快，可引起血压骤降。本品仅用于现场紧急抢救 |

续表

| 药名 | 作用机制 | 用途 | 用法 | 备注 |
|---|---|---|---|---|
| N-乙酰半胱氨酸 | | 对乙酰氨基酚中毒 | 首次 140mg/kg 口服, 继之 70mg/kg, 每 4 小时 1 次 | 16 小时内内最有效 |
| 鱼精蛋白 | | 肝素过量所致出血 | 首剂 20mg/min, 静脉滴注, 2h 内不宜超过 100mg, 注射速度不宜过快, <50mg/10min | 与肝素类与头孢菌素类存在配伍禁忌 |
| 氨基己酸 | | 链激酶致出血 | 5g+5%GS 500ml, 静脉滴注 (1mg 约对抗 100 单位肝素), 继之 1.25mg/h | 维持量 <30g |
| 葡萄糖酸钙 | | 维拉帕米中毒 | 10% 10ml~20ml, 静脉滴注 5min 以上 | |
| 纳洛酮 | 化学结构与吗啡相似, 对阿片受体亲和力比吗啡大 | 阿片碱类解毒剂, 急性酒精中毒 | 肌内注射或静脉滴注, 0.4~0.8mg/次, 必要时每 15~30 分钟重复一次 | 具有促醒、抗休克保护脑细胞等作用, 也用于脑外伤、脑梗死、休克、呼衰等病症中 |
| 维生素 $K_1$ | 促使凝血时间和凝血酶原时间正常化 | 抗凝血杀鼠剂中毒 | 10~20mg 肌内注射, 每日 1~3 次, 严重者可 120mg 加入补液中静脉滴注, 日总量可达 300mg | 监测凝血时间和凝血酶原时间 |
| 氟马西尼 (flumazenil) | 是特异性苯二氮䓬类受体拮抗剂, 能快速逆转昏迷 | 苯二氮䓬类中毒 | 首剂 0.2mg, 以后每隔 1 分钟可追加 0.1mg, 总量不超过 1mg | 同时有三环类抗抑郁剂过量患者, 可能引起癫痫发作 |

1. 高压氧治疗　　高压氧治疗在超过 101.33kPa（1 个标准大气压）的环境下吸入纯氧，称为高压氧治疗。通常在高压氧舱内进行。高压氧治疗的基本原理是提高血氧张力，增加血氧含量，进而提高组织内氧的弥散和有效弥散距离，提高组织氧代谢。当组织发生水肿，毛细血管与周围组织间距离增加，高压氧通过提高血氧张力，增强从毛细血管中的氧向远处细胞弥散的能力。

高压氧治疗已广泛用于急性中毒，一般用压力 254kPa（2.5 个标准大气压）面罩间歇吸氧 20 分钟，吸空气 10 分钟，交替 4～6 次。每日 1～2 次。主要适应证有：①急性一氧化碳中毒，高压氧加速碳氧血红蛋白解离和清除，具有解毒和治疗的双重作用；②急性硫化氢、氰化物中毒，纠正缺氧，改善脑水肿；③急性中毒性脑病，利用高压氧在组织中弥散，增加脑部供氧，并可使脑血管收缩，有利于脑水肿消退。

2. 肾上腺糖皮质激素　　肾上腺糖皮质激素可增强机体应急储备能力，改善毛细血管通透性，减少液体渗出，抑制神经垂体分泌抗利尿激素，增加肾血流量和肾小球滤过率，以及稳定细胞膜和溶酶体，减少细胞损伤。用于中毒性脑病、肺水肿、急性呼吸窘迫综合征、中毒性肝病、肾功能衰竭以及化学物所致溶血性贫血。治疗原则是早期、足量、短程。常用的有地塞米松 20～60mg/d 或氢化可的松琥珀酸钠 200～600mg/d，加入 5% 葡萄糖内静脉滴注，近年来，甲泼尼龙的应用日益增多，可予 200～500mg/d。

3. 其他对症支持治疗　　按症状分别阐述如下：

（1）低血压：常见于镇静药、催眠药、抗精神病药及抗抑郁药中毒，其作用机制是综合性的，均应予以积极调整，如中心静脉压偏低时，充分补液是最好的治疗方法；由中枢抑制药物引起的休克，血管活性药物常有效；吩噻嗪类药物可阻滞 α- 肾上腺素能神经，导致周围血管张力降低而引起低血压，应使用 α- 肾上腺素能药物(如去甲肾上腺素或去氧肾上腺素),较为有效。

(2)心律失常:有些毒物影响心肌纤维的电生理,或由于心肌缺氧、或引起代谢紊乱而发生心律失常。

(3)心脏骤停:除因严重缺氧外,也可能为某些毒物的直接心脏毒性作用,引起阿 - 斯综合征,如急性有机磷杀虫剂或有机溶剂中毒。氯仿、氟乙酸、氟乙酰胺等严重中毒时,也可因直接作用于心肌细胞,诱发心室颤动而致死;汽油、苯等化学物刺激 $\beta$- 肾上腺素受体,能突然导致原发性心室颤动而致死;可溶性钡盐、氯化汞等可引起低血钾,诱发严重心律失常而猝死;高浓度氯气吸入,可增强迷走神经反射而导致心脏骤停。心脏骤停时应迅速施行心肺脑复苏,复苏开始迟早与复苏成功率的关系甚为密切。

(4)急性呼吸衰竭:毒物抑制呼吸中枢而导致肺换气功能障碍和二氧化碳潴留,也可因中毒后呼吸肌麻痹或肺水肿而导致急性呼吸衰竭。中毒性肺水肿多由肺毛细血管内皮细胞与肺泡上皮细胞受刺激性气体损伤所致。因麻醉剂过量而抑制呼吸中枢,可用纳洛酮 0.4mg 静脉滴注。抢救中毒性肺水肿,应积极氧疗,配合加压辅助呼吸及大剂量肾上腺糖皮质激素注射。

(5)中毒性脑病:主要由亲神经毒物引起,如四乙基铅、锰、有机汞、砷、苯、一氧化碳、二硫化碳、麻醉剂、催眠药、镇静药以及其他中枢神经系统抑制药物。有脑水肿、昏迷时,应积极应用脱水疗法,以甘露醇快速静脉滴注及地塞米松静脉推注最为快捷。尚可用强力利尿药以及降温疗法。纳洛酮在酒精中毒、脑外伤、呼吸衰竭等病症中被广泛应用,具有促醒、抗休克、保护脑细胞等作用。高压氧治疗急性一氧化碳中毒性脑病,疗效显著。惊厥为中毒性脑病的常见表现,但必须与吩噻嗪药物过量引起的张力障碍及锥体外系不良反应相鉴别。张力障碍可经肌内注射苯海拉明 25mg 纠正。抗抑郁药及吩噻嗪类药物均能直接引起惊厥;此外,常见的还有一氧化碳、氰化物、印防己毒素、樟脑、士的宁、异烟肼及有机磷杀虫剂中毒。肌内注射苯妥英钠为药物中毒所致癫痫最理想的药物，一般情况下，安定、苯巴比妥不用于昏迷患者，因其可进一步加重中枢神经系统的抑制作用。

（6）抗胆碱能综合征：阿托品、毒蕈碱、抗精神病类药物、抗抑郁剂、抗组胺药中毒时，患者可出现抗胆碱能综合征：意识障碍、皮肤黏膜干燥、发热、发红、尿潴留、心动过速及轻度血压升高；并可有情绪激惹、行为怪异、视力模糊、瞳孔散大，甚至惊厥、昏迷等。此类药物亦可引起房性及室性心律失常，并伴有传导阻滞，类似奎尼丁样作用。水杨酸毒扁豆碱为胆碱酯酶抑制剂，可用于暂时性逆转抗胆碱能药物所致的周围及中枢神经系统以及心脏方面的毒性作用，但水杨酸毒扁豆碱自身有一定毒性，宜谨慎使用；注射过快也可引起惊厥，哮喘患者为禁忌证。

（7）高热：以高热为主要表现的化学物中毒有抗精神病药物（氟哌啶醇、氯氮平）、三环类抗抑郁剂（如阿米替林）、水杨酸盐、五氯酚钠及二硝基苯酚等。它们可直接作用于下丘脑体温调节中枢，而引起中枢性发热。此类高热必须用物理降温，如无禁忌，可同时使用氯丙嗪、异丙嗪等药物降温。

（8）急性肾衰竭：约 20% 中毒性肾病可诱发急性肾衰竭，而乙二醇、氯化汞、四氯化碳、砷化氢、铋、铀等急性中毒所致急性肾衰竭的发生率更高。主要治疗措施是血液或腹膜透析。此外，控制水分、电解质平衡、纠正酸碱紊乱、处理氮质血症以及预防继发感染等都极为重要。

## 二、常见精神科药物中毒

### （一）阿片类药物中毒

阿片（opium）类药物是从罂粟中提取的生物碱及体内外的衍生物。吗啡是最具代表的阿片类衍生物，尚有海洛因、可待因、罂粟碱、复方樟脑酊等，为止痛、止泻、止咳、麻醉、解痉的有效药物。阿片的主要有效成分为吗啡，约占 10%，进入体内后，大部分经肝脏代谢，24 小时内大部分由肾脏排泄，48 小时后尿中仅有微量残留。吗啡对中枢神经系统的作用是先兴奋后抑制，以抑制为主。该类药物在中枢神经系统内刺激特异性阿片受体，抑制大脑皮质高级中枢，随后累及延髓、抑制呼吸中枢，兴奋催吐化学感受器，引起镇静及呼吸抑制。吗啡使脊髓兴奋性增强，提高胃肠道平滑肌及其括约肌张力，降低肠蠕动，对支气管、胆管、输尿管平滑肌也有类似作用。大剂量吗啡可抑制延髓血管运动中枢和释放组胺，使周围血管扩张，导致低血压和心动过缓。吗啡的中毒量成人为 0.06g，致死量为 0.25g。可待因中毒剂量为 0.2g，致死量为 0.8g。长期应用吗啡能引起欣快症状，伴发觅药行为，最终成瘾。原有慢性疾病如肝病、支气管哮喘、肺气肿、甲状腺或慢性肾上腺皮质功能减退、贫血等患者更容易发生中毒症状。与酒精同服时，即使治疗剂量吗啡，也有可能发生中毒。巴比妥类及其他催眠药与吗啡均有协同作用，应谨慎联用。

1. 临床表现

（1）急性中毒：过量使用后出现强烈兴奋，情绪暴躁不安，行为紊乱，暴力行为，急性焦虑发作和恐怖性反应。中毒性精神病：产生幻觉、错觉及妄想，发作可持续数小时至数天。过量使用：主要表现为昏睡或昏迷。有吸食或注射毒品史；血液或尿液吗啡试验阳性，有助于诊断。

（2）慢性中毒（阿片或吗啡瘾）：表现为食欲缺乏、消瘦、便秘、衰老及性功能减退。药物戒断后出现精神萎靡、呵欠、流泪、冷汗、失眠，甚至虚脱等表现。

2. 治疗　首先确定进入途径，以便尽快排除毒物。中毒较久的口服患者，由于幽门痉挛，导致少量药物长时间残留在胃内，应及时洗胃，但禁用阿扑吗啡催吐。兴奋状态：适当保护性约束,给予氟哌啶醇或安定类药,适当补液纠正脱水及电解质紊乱。焦虑、恐怖反应:给予安定类药如劳拉西泮 2mg~4mg,并给予支持治疗。中毒性精神病:采取适当保护性约束,防自伤、伤人。给予小到中等剂量的抗精神病药如氟哌啶醇或氯丙嗪。注意不要将抗胆碱能作用强的抗精神病药用于致幻剂中毒者(如颠茄样的毒品),以免加重意识障碍。对症支持治疗。吸毒过量:①洗胃:口服者应彻底洗胃,注射者则不必。②拮抗剂:静脉注射纳洛酮,首剂 0.4mg/kg,每 10~15 分钟给药一次,直至患者清醒。随后改为每 1~3 小时 1 次。约需 1 天或更久。也可将 4mg 纳洛酮加入 1 000ml 生理盐水中,静脉滴注维持 8~12 小时。③对症和支持治疗:如预防肺水肿,纠正水、电解质紊乱等。补液速度不宜过快,以防发生脑水肿。积极防治并发症:如肺炎、脓毒血症等。

### (二)急性巴比妥类药物中毒

本类药物系巴比妥酸的衍生物,常用于催眠,也可抗癫痫及麻醉诱导作用。过量吞服,可引起急性中毒。临床表现以中枢神经系统抑制为主。

各种巴比妥类药物作用机制基本相似,根据它们活性和半衰期长短,分为长效类(苯巴比妥等),作用时间维持 6~12 小时;中效类(异戊巴比妥),作用时间维持 3~6 小时;短效类(司可巴比妥),作用时间维持 2~3 小时;超短效类(如硫喷妥钠),作用时间小于半小时。口服巴比妥类,由肠道快速吸收。其中脂溶性高者(如司可巴比妥)容易进入脑组织,因而作用速度快;脂溶性低者(如苯巴比妥)则作用缓慢。中效和短效巴比妥类药物主要经肝脏代谢,维持时间短。苯巴比妥主要经肾脏代谢,排泄较慢,作用时间持久。发生毒作用时血内药物浓度:中、短效为 30mg/L,长效为 80~100mg/L。一次摄入本类药物 5~6 倍剂量,即会引起中毒;实际吸收的药量超过其本身治疗量 15~20 倍,即可致死。苯巴比妥的口服成人致死量约 6~

10g；司可巴比妥则约为 1～5g。本类药物导致大脑神经元活性普遍抑制，干扰丙酮酸氧化酶系统，从而抑制神经细胞兴奋性；阻断脑干网状上行激活系统的功能，使整个大脑皮质发生弥漫性抑制；与巴比妥受体相互作用，使 γ- 羟丁酸介导的氯电流增强，引起突触抑制，从而起到催眠和较弱的镇静作用。剂量稍大则影响条件反射、非条件反射和共济协调等。大剂量巴比妥类可直接抑制延髓呼吸中枢，导致呼吸衰竭；抑制血管运动中枢，使周围血管扩张，发生休克。

1. 临床表现　口服苯巴比妥 2～5 倍催眠剂量可引起中毒。患者出现嗜睡，反应迟钝、情感淡漠、言语不清、定向力障碍。当服用 5～10 倍催眠剂量后，患者进入昏迷状态，不能言语，随即又入睡，呼吸减慢，眼球震颤。如口服苯巴比妥达 10～20 倍催眠剂量，则患者深度昏迷，呼吸浅而慢，有时呈潮式呼吸。动脉血气分析可证实呼吸抑制。短效类巴比妥类药物中毒偶可出现肺水肿，吸入性肺炎较为常见。患者脉搏细速，血压下降，严重者发生休克。由于药物可影响下丘脑 - 垂体系统，导致抗利尿激素分泌增加，出现尿量减少。皮肤受压部位可出现表皮水疱。昏迷早期有四肢强直，腱反射亢进，锥体束征阳性；后期则全身弛缓，瞳孔缩小，反射消失。低温在中毒后的深昏迷患者中非常常见。

患者长期应用本类药物后停药，可出现撤药反应。

血液、呕吐物及尿液的巴比妥类药物测定，有助于确立诊断。

2. 治疗　重点在于维持呼吸、循环和泌尿系统功能。应彻底洗胃，活性炭可由鼻饲管反复灌入。必要时可行气管插管，正压辅助通气。尽快纠正低氧血症和酸中毒，以利于心血管功能的恢复。静脉补液，每日 3 000～4 000ml（5% 葡萄糖和生理盐水各半），同时密切观察尿量。予以 5% 碳酸氢钠 250ml 静脉滴注碱化尿液，有利于毒物排出。静脉滴注呋塞米，每次 40～80mg，要求每小时尿量在 250ml 以上。对严重的中效类药物中毒或肾功能不全者，可考虑血液透析疗法，以促使体内过多毒物排出。对短效类药物中毒，利尿和透析的效果不理想。病情严重或有肝功能不全时，可试用活性炭、树脂血液灌流。当血苯巴比妥浓度达到 80mg/ml 时，应予以血液净化治疗。中枢兴奋药如尼可刹米、戊四氮等不宜作为常规使用。有以下情况之一时，才考虑酌情使用苏醒剂或中枢兴奋剂：①患者有深度昏迷，处于完全无反应状态；②有明显呼吸衰竭；③积极抢救 48 小时，患者仍不醒。纳洛酮已被列入急性巴比妥类药物中毒（acutebarbi-turatestoxicity）的抢救主药之一。一般剂量为 0.4～1.2mg，肌内注射，继之 4mg 加入补液中静脉滴注。

**（三）苯二氮䓬类抗焦虑药中毒**

苯二氮䓬类药物，包括有地西泮、氯硝西泮、阿普唑仑、艾司唑仑、劳拉西泮等。本类药物主要作用于边缘系统（尤其是杏仁核），其次是间脑，抑制神经递质 γ- 氨基丁酸，引起脊髓反射和脑干网状上行激活系统的全面抑制，大剂量可导致昏迷和呼吸抑制。临床上主要用于镇静、催眠及抗癫痫。这类药物的中毒剂量和治疗剂量比值非常高，地西泮的成人最小致死量约 1g。

1. **临床表现**　药物过量的不良反应有嗜睡、眩晕、运动失调，偶有中枢兴奋、锥体外系障碍及一过性精神行为障碍。老年体弱者易发生晕厥。口服中毒剂量后尚可有昏迷、血压降低及呼吸抑制。长期应用本类药物可有食欲和体重增加，久用可成瘾。大剂量持续服用数月，易产生依赖性，突然停药可出现抑郁、情绪激动、失眠以及癫痫发作。地西泮偶可引起中性粒细胞减少。

2. **治疗**　苯二氮䓬类抗焦虑药中毒的特异性解毒药是氟马西尼，是特异性苯二氮䓬受体拮抗剂，能快速纠正昏迷。静脉给药，首剂推荐为 0.2～0.3mg。如果在 60 秒内未达到所需的清醒程度，可重复使用直至患者清醒或总量达 2mg。如果再度出现昏睡，可静脉滴注 0.1～0.4mg/h，滴速应根据临床需要进行调整。血液透析和血液灌流疗法不能净化血液中的本类药物。

### （四）吩噻嗪类抗精神病药物中毒

吩噻嗪类抗精神病药物按侧链结构不同分为三类：①脂肪族类：如氯丙嗪；②哌啶类，如硫利达嗪；③哌嗪类：如奋乃静、氟奋乃静、三氟拉嗪等。该类药物被广泛用于治疗精神障碍，抑制躁动不安。自杀时过量服用是较为常见的，但由于本类药物具有高的毒性和治疗比值，急性过量引起死亡并不多见。本类药物口服后肠道吸收不稳定，有抑制肠蠕动作用，在肠内可滞留很长时间。吸收后分布于全身，以脂肪组织、脑和肺组织中含量最多，主要经肝脏代谢，大部分以葡萄糖醛酸盐和硫氧化合物形式排泄。此类药物体内容积分布大，故清除半衰期较长。

吩噻嗪类药物主要作用于下丘脑上行网状激动系统，可缓解幻觉、妄想及病理性思维等精神病性症状。阻断中枢神经系统多巴胺受体；又能抑制脑干血管运动中枢和呕吐中枢，以及阻断 α1- 肾上腺素能受体，并具有抗组胺、抗胆碱能作用和奎尼丁样作用。

1. 临床表现　本类药物过量引起死亡的情况不多，而疗程中的不良反应则较多，最常见有以下四类：①类帕金森综合征；②静坐不能；③急性张力障碍，如斜颈、吞咽困难、牙关紧闭、行动迟缓等；④迟发性运动障碍。亦可有心动过速、直立性低血压、口干、无汗、尿潴留发生。大量服用时发生急性中毒：低温或高温、血压下降甚至休克、昏迷、呼吸停止、心律不齐及癫痫发作。心电图上常见 Q-T 间期延长、ST-T 波改变，偶见 QRS 增宽。

对氯丙嗪类过敏者，服药后可致剥脱性皮炎、粒细胞缺乏症及胆汁淤积性肝炎而死亡。

用本药治疗的慢性精神病患者可能发展到抗精神病药所致的恶性综合征（NMS）：主要表现为高热、强直、昏迷，伴大量出汗、乳酸酸中毒及横纹肌溶解。

2.治疗　吩噻嗪类抗精神病药物中毒无特效解毒药,以对症支持治疗为主。

(1)催吐:服温水 500ml 左右后,再刺激咽后壁或舌根催吐,或服 1% 硫酸铜或硫酸锌 100ml 催吐。意识障碍者禁止催吐。

(2)洗胃:催吐后,服温水或 1∶5 000 高锰酸钾溶液洗胃,至洗出液清亮为止,务求洗胃彻底。

(3)吸附:洗胃后,从胃管注入 10～20g 调成糊状的活性炭,使之吸附残留胃内的药物。

(4)导泻:从胃管注入 20～30g 硫酸钠,使吸附药物的活性炭等尽快排除体内。

(5)促排:同时可配合补液,利尿排泄。总量可达 4 000ml,也可加入 5% 碳酸氢钠 100～200ml 碱化尿液促排。酌情使用利尿剂(呋塞米,20mg 静脉注射),可重复追加。

(6)低血压处理:应积极扩容,补充血容量。如升压效果不佳,可加用多巴胺 20～60mg,间羟胺 20～40mg 或去甲肾上腺素 2～4mg 加入 10% 葡萄糖 500ml 静脉滴注,使血压维持在 90/60mmHg,同时监测心功能(心力衰竭),关注尿量(不低于 30ml/h)。禁用肾上腺素(翻转效应)。

(7)癫痫处理:地西泮 10～20mg 缓慢静脉滴注,需注意呼吸道监测。

(8)中枢兴奋剂使用:使用中枢兴奋剂目的在于保持和恢复个体反射功能,防止机体衰竭。故仅在深度昏迷而又呼吸抑制时考虑使用,不宜常规使用。

1)深昏迷者,慎用。

2)呼吸抑制者可选用:①洛贝林:9～15mg 加入 10% 葡萄糖 250～500ml 持续静脉滴注;②尼可刹米:1.125～1.875g 加入 10% 葡萄糖 250～500ml 持续静脉滴注;③哌甲酯:40～100mg 肌内注射,或 10mg 加入 5%～50% 葡萄糖 20ml 静推,必要时 30～60 分钟重复 1 次。

（9）透析治疗：严重中毒者最有效的治疗措施。

（10）对症和支持治疗：纠正休克（扩容，升压），预防脑水肿和肺水肿（甘露醇、利尿剂等，适当控制补液量、补液速度）。呼吸抑制者应给予吸氧，必要时请麻醉科、呼吸科等会诊，行气管切开，呼吸机辅助通气治疗。有感染者应积极抗感染治疗。

（11）护肝：葡醛内酯 600～800mg、大量维生素 C 以解毒保肝。

### （五）三环类抗忧郁药中毒

三环类抗忧郁药品种繁多，有阿米替林、丙咪嗪、多塞平、氯米帕明、马普替林等，主要作用于间脑（特别是下丘脑）及边缘系统，在这个被称为"情绪中枢"的部位，发挥调节作用。主要用于对抗情绪低落、忧郁消极及解除抑制。它们具有抗胆碱能作用及抑制神经元摄取儿茶酚胺，引起心动过缓和轻度高血压；阻断周围 α- 肾上腺素能神经而致血管扩张；具有奎尼丁样的膜抑制作用，引起心肌抑制和心脏传导紊乱。本类药物的抗胆碱能作用，可延迟药物在胃内的排空；与组织和血浆蛋白广泛结合，体内半衰期长，有的活性代谢产物也有毒作用；治疗量和中毒量接近，<10 倍每日治疗剂量即可引起严重中毒。一般摄入 10～20mg/kg 可能就有生命危险。血中本类药物治疗浓度 <0.3mg/L、药物原型加代谢物的浓度 ≥1mg/L 时，常提示严重中毒。

1. 临床表现

（1）抗胆碱能作用：谵妄、昏迷、瞳孔扩大、眼压升高、视物模糊、皮肤黏膜干燥、出汗减少、体温升高、心动过速、肠鸣音减弱或消失、尿潴留，可出现肌肉阵挛或肌颤。

（2）心血管毒性：血压先升高后降低，可突然虚脱或心脏搏动停止。典型心电图改变为窦性心动过速伴 P-R、QRS 及 Q-T 时间延长、各种房室传导阻滞和 / 或多型性室性心动过速。可因心室颤动而发生猝死。缓慢性心律失常表明严重的心脏毒性作用。严重低血压往往起因于心肌功能抑制,部分患者可发生进行性不可逆性心源性休克而导致死亡。

(3)癫痫发作:常见,且顽固而持久。患者肌张力升高,出汗减少,可致严重高热、横纹肌溶解、脑损伤、多系统功能衰竭而死亡。

2. 治疗 由于本类药物可使胃排空延迟,故摄入后 12 小时仍有积极洗胃和灌肠的必要。无特效解毒药,以对症支持治疗为主。有心律失常者应进行心脏监护。严重室性心律失常时,首选注射利多卡因,首次剂量为 50～75mg 静脉注射。然后以 1～4mg/min 的滴注速度维持,不宜用普鲁卡因胺,因可能加重心脏毒性。有 QRS 期间延长或低血压的患者,可给予 4%碳酸氢钠静脉滴注,维持动脉血 pH 在 7.45～7.55 之间,血钠达到 145～150mmol/L,通过增加细胞外 $Na^+$ 浓度和提升 pH 在快速钠通道上的直接作用,来逆转膜抑制作用。毒扁豆碱不应常规用于三环类抗抑郁药中毒患者的抗胆碱能作用,因可能加重传导阻滞,引起心肌收缩不全,进一步损伤心肌收缩力,加剧低血压和促使癫痫发作。用晶体或胶体溶液静脉滴注扩张血容量,以纠正低血压,拟交感神经药物应尽量避免使用,必要时可用重酒石酸去甲肾上腺素,该药主要兴奋 α-肾上腺素能受体,具有很强的血管收缩作用,而对心脏影响小。对缓慢性心律失常和高度房室传导阻滞,应及早考虑临时心脏起搏。癫痫发作时,可用苯妥英钠治疗,避免应用西泮类及巴比妥类药物。对危及生命的严重中毒患者,可考虑应用树脂血液灌流联合血液透析。

## 三、案例分析

【案例分析一】

一名 53 岁妇女于换药后第一天出现发烧及意识障碍,随即转介急诊科。患者罹患继发性多系统萎缩、帕金森病、神经源性膀胱功能障碍，合并抑郁症病史 5 年。既往曾有几次发作尿路感染。她的药物治疗包括帕罗西汀 20mg/ 次、每日 1 次，司来吉兰 5 mg/ 次、每日 2 次，甲氧安福林 2.5mg/ 次、每日 2 次，比哌立登 2mg/ 次、每日 3 次，银杏黄酮 40mg/ 次、每日 2 次。因为治疗效果欠佳，在入院前一天，予以吗氯贝胺（150mg/ 次、每日 3 次）代替帕罗西汀。患者早上服用帕罗西汀，午餐和晚餐后服用吗氯贝胺。她服完第二顿吗氯贝胺后数小时出现僵硬、共济失调和出汗。之后 2 小时，出现体温升高和意识模糊。随即被送到急诊科就诊，表现为定向力障碍、自主活动减少、情绪烦躁不安，偶有数次尖叫。Glasgow 昏迷评分为 E1V2M5。体格检查为：体温 39.7℃，血压 154/74mmHg，脉搏 132 次 /min，呼吸频率 20 次 /min；瞳孔放大，肌阵挛，出汗，四肢震颤，颈强直，四肢肌张力增高，腱反射亢进，左侧巴宾斯基征阳性。实验室检查：白细胞计数为 $13.2×10^9$/L（中性粒细胞 82%，淋巴细胞 15%）；葡萄糖水平 169mg/dl；尿液分析正常；血液和尿液培养。脑部计算机断层扫描显示轻度脑萎缩；脑脊髓液分析显示：细胞数量、蛋白质和葡萄糖正常，微生物染色和葡萄糖阴性；胸片检查正常；心电图示窦性心动过速。此刻，高度怀疑 5- 羟色胺中毒。停用上述药物后，患者接受了静脉注射治疗液体和支持性护理。24 小时内患者生命体征逐步恢复到正常水平，3 天治疗后基本好转。

上述案例呈现了 5- 羟色胺中毒的典型临床特征，神经肌肉过度活跃，如震颤、阵挛、肌阵挛和腱反射活跃、自主神经功能紊乱、心律失常、血压增高、呼吸增快、精神状态改变（如兴奋不安、精神混乱）。

患者服用了 3 种具有增加 5- 羟色胺浓度的药物，即帕罗西汀、吗氯贝胺和司来吉兰。帕罗西汀是一种选择性 5- 羟色胺再吸收抑制剂（SSRI），有效治疗剂量范围为每天 60mg，半衰期为 15～22 小时，在老年患者中明显延长。观察到相当大的主体间差异,如 3.8～65 小时的半衰期。帕罗西汀药效在 SSRI 类药物中是最强的。帕罗西汀代谢产物与氟西汀不同,不具有活性。帕罗西汀和氟西汀对 CYP2D6 的抑制作用最强。如果患者对帕罗西汀没有反应,在开始 MAOI 治疗前应间隔 2 周。该患者在服用司来吉兰和帕罗西汀之前没有出现副作用,因为吗氯贝胺比其他不可逆单胺氧化酶抑制剂(MAOI)更安全。有研究表明,当从 SSRI 转换到吗氯贝胺治疗时,洗脱期是不必要的。但在易受感染的患者中,治疗剂量的司来吉林、帕罗西汀和吗氯贝胺联合使用,则可能会诱发 5- 羟色胺毒性显著增加,产生中毒症状。要诊断 5- 羟色胺毒性,临床医生必须保持高度怀疑,排除其他医学和精神疾病。5- 羟色胺毒性是一种严重的,有时是致命的不良反应。因此,应避免任何 MAOI 联合治疗,包括吗氯贝胺和其他任何 SSRI。如果患者对 SSRI 没有反应,需要调整药物时,在开始 MAOI 治疗前等待 2 周(氟西汀治疗 5 周)的洗脱期。5- 羟色胺毒性不应被视为一种特殊的反应,而应被视为一种可预测的反应,其发生和严重程度在患者之间存在差异。临床医生应该能够预测和避免处方药之间可能发生的这种药效学介导的相互作用。

【案例分析二】

一名 17 岁女性因故意服用过量锂元素而被送往急诊科。她服用了数量不详的锂剂来获得"快感"。她自述服用了"一小把"药丸(120 片,300mg/ 片的锂剂)。在此次之前,她已停药 7 个月。她最初症状是腹痛、恶心、呕吐、烦躁不安、情绪低落,否认腹泻、胸痛、头晕或颤抖。她将这种腹部疼痛描述为无辐射的抽筋,并将其严重程度定为"7 分(满分 10 分)"。查体:意识清醒,定向力完整,皮肤、黏膜干燥,口唇无发绀,体温37.1℃,心率 118 次 /min,血压 118/83mmHg,呼吸 20 次 /min,血氧饱和度为 98%;弥漫性腹痛,肠鸣音 12 次 /min,对光反射存在,无垂直或水平眼震,四肢活动自如,双上肢细颤,膝腱反射活跃,轻度共济失调,病理征未引出。

患者曾因双相情感障碍接受锂盐治疗,但在过去几个月里,她一直没有服药。她自述吸食烟草、酒精和大麻,但否认使用任何其他非法药物。急诊给予心脏监护,吸氧。心电图显示 V3、V4 导联窦性心动过速伴 T 波正负双相,V5、V6 T 波低平。予静脉注射 0.9% 生理盐水,每次 500ml,每小时 100ml;昂丹司琼 4mg 静脉注射。最初血常规显示,白细胞计数为 $12.3 \times 10^9/L$;肝功能、肾功能均在正常范围内;锂浓度 1.0mmol/L,在正常范围内。乙酰氨基酚、水杨酸盐、酒精水平均为阴性。胸片检查无异常。

考虑到震颤和共济失调,考虑患者为急性锂中毒的症状和体征,因此转至重症监护病房进一步治疗。患者随后出现恶心、呕吐。再次使用昂丹司琼 4mg 静脉注射。复查心电图与之前心电图相似。患者继续诉说腹部绞痛,伴有恶心和呕吐,神情烦躁不安,并有恐惧感。神经系统检查:震颤、共济失调,反射亢进。此时慎用丙嗪,以免过度镇静。经综合考虑,使用最大剂量 4L 聚乙二醇电解质溶液 2L/h 全肠道灌洗,直至大便澄清。由于患者恶心,不愿意服用聚乙二醇,故留置胃管。静脉滴注 0.9% 生理盐水至 150ml/h。总计服用了 3.7L 聚乙二醇。最后,经过 3 次解便直至大便澄清。复查锂离子水平升高至 1.9mmol/L。钠浓度升高至 148mmol/L,但肾功能仍然正常。

锂剂是治疗急性躁狂和双相情感障碍的主要药物。尽管其临床使用历史悠久,但由于治疗窗较窄,在临床实践中,应频繁监测血清锂水平,并将其维持在 0.8~1.2mmol/L 之间。血清锂浓度 3.0mmol/L 可导致严重中毒,超过 5.0mmol/L 可致人死亡。

急性锂中毒是指因身体原因不服用锂的人服用过量锂剂。通常情况下,急性锂中毒的症状相对慢性锂中毒要轻,因为未摄入个体的锂半衰期较短,降低了细胞内锂积累的可能性。由于该患者已超过 6 个月不遵医嘱,其服药过量将被归类为急性中毒。急性中毒常伴有恶心、呕吐、腹痛,有时腹泻。症状进展可能包括神经系统改变,如震颤、肌张力障碍、反射亢进和共济失调等。

　　慢性锂中毒发生在服用锂剂量增加和 / 或肾功能下降。与急性锂中毒相比,它与细胞内锂积累水平较高有关,其症状主要为神经系统疾病,包括癫痫发作、精神状态改变,甚至昏迷。在临床实践中,假设任何长期服用锂剂治疗的患者出现新发癫痫发作或精神状态改变,都应该评估其毒性,监测血锂浓度。精神状态的改变,从意识模糊到昏迷,往往是逐渐发展的。这可能是由于血脑屏障对锂的渗透性降低,导致脑内锂含量增加的延迟。对于迅速摄入大量锂的患者,即使其血清锂水平远远高于治疗剂量,其神经系统症状出现也可能延迟。这是因为长期接受锂治疗的患者,其脑组织中的锂含量虽然具有治疗性,但已经有所提高。

　　综上所述,锂中毒是一种临床较为少见的情况,但可以发生在服用该类药物治疗以及意图过量服用的患者身上。任何服用锂剂的患者,如果出现与锂中毒有关的神经系统异常,如精神状态改变和癫痫发作,需高度警惕。此后,保持气道通畅、监测呼吸、优化循环至关重要。临床健康宣教也十分重要。另外,患者既往有无药物滥用、双相情感障碍、分裂情感障碍和过量服药等情况均需详细询问、证实。

**【案例分析三】**

　　患者 24 岁,男性,罹患双相情感障碍三年。他的疾病开始于躁狂症状,表现为对睡眠和休息的需求减少,过度活动,过度健谈,过度修饰,增加自尊,浮夸的想法,易怒,去抑制性行为,自理能力差,生物社会职业功能障碍。在他患病最初两年里,他有 4 次躁狂发作,每次持续 2～3 周,会自然恢复。在这期间,他有过几次抑郁发作情绪低落,丧失兴趣和乐趣,精力减少,活动减少,睡眠和食欲紊乱。患者接受住院治疗,最初使用奥氮平 10mg/d，后来逐渐增加到 20mg/d。患者接受 20mg 奥氮平 /d 治疗后出现高热症状，四肢僵硬，持续高热，肌肉强直，伴震颤，感觉器官改变，故立即停用奥氮平。体格检查：昏睡，皮肤多汗，体温 39.4℃，心率 122 次 /min，血压 158/92mmHg，呼吸 26 次 /min，对光反射迟钝，腱反射减弱，肌张力增高，病理征未引出。立即开通静脉通路，予充足水化，维持和监测生命体征。实验室检查：血清 CPK 显示为 32 725IU/L。血常规显示，白细胞计数为 $15.2 \times 10^9$/L，中性粒细胞百分比为 77.3%。患者诊断为恶性综合征（NMS），并以其特有的临床症状、体征得以确诊。

患者持续出现上述症状，CPK 水平升高。尽管使用了足够的镇静剂，患者仍躁动不安，眼神呆滞，过度尖叫，语无伦次，不停挥舞手臂，不能配合口服液和进食，并有睡眠障碍。当时考虑了电休克治疗（ECT）。患者在接下去两周内情况有所好转，开始能够对答，接受进食，睡眠质量提高，尖叫等异常行为明显减少；肌张力增高也明显减轻，开始自行走路。

NMS 是一种对神经抑制剂药物的特殊反应，其特征是发热、肌肉僵硬、精神状态改变、自主神经功能障碍、血清 CPK 升高和白细胞增多。NMS 的病理机制迄今尚不十分明确。主要观点有：骨骼肌障碍假说、多巴胺功能不足假说、多巴胺 P5- 羟色胺（DAP5-HT）平衡失调假说、GABA 假说、横纹肌溶解等。引起 NMS 的主要药物以抗精神病药最为常见，其他还有锂剂、抗癫痫药、抗抑郁剂等。抗精神病药物中几乎所有的药物均可引起 NMS，尤其是高效价低剂量抗精神病药物，其中以氟哌啶醇、氯氮平尤甚。新的抗精神病药物，如氯氮平、利培酮和奥氮平均可引起 NMS。

1960 年，Delay 等人首次描述 NMS 后，报告了许多 NMS 病例。病例系列和病例回顾研究发现，在西方国家，服用神经阻滞剂的患者 NMS 发生率平均为 0.2%；Chopra 等报道发病率为 0.14%。Hermesh 等人于 1987 年首次描述了一个对 ECT 有治疗应答的 NMS 病例。Scheftner 等报道，NMS 病例在首次 ECT 后 72 小时内出现临床应答；Trollor 等人发现，NMS 经过几次（一般可达 6 次）ECT 治疗可有明显改善。既往研究提示 ECT 治疗 NMS 是相对安全、有效的。

本例患者不配合口服用药、明显的情绪、行为异常，并有睡眠障碍，以及 NMS 的神经系统改变等。故考虑电休克治疗，在第二次 ECT 治疗后临床症状开始出现改善。

ECT 治疗 NMS 是相对安全的，但应考虑心血管并发症的风险。由于 ECT 相关麻醉在 NMS 患者中尚未见报道，因此琥珀酰胆碱在这些患者中得到了安全的应用。该患者在接受琥珀酰胆碱电休克治疗后没有发生恶性高热，也没有发生心律失常。

NMS 诊断尚无统一标准。在临床工作中，常采用下述诊断标准：

1. 发病 7 天之内应用了抗精神病药物（应用长效注射抗精神病药物为 4 周之内）。

2. 高热，体温≥38℃。

3. 肌肉强直。

4. 具有下述症状之中的 3 项或 3 项以上：①意识改变；②心动过速；③血压上升或降低；④呼吸急促或缺氧；⑤ CPK 增高或肌红蛋白尿；⑥白细胞增高；⑦代谢性酸中毒。

5. 以上症状不是由全身性疾病或者神经系统疾病所致。

在 NMS 治疗中应及时停用原药物；通常使用多巴胺类药物治疗，如溴隐亭、金刚烷胺和丹特罗林钠；恰当及时地补液治疗、维持内环境稳态、预防并发症，减低病死率。一些非药物治疗方法，如电休克治疗、血液净化法等非药物治疗也可用于 NMS 的治疗。

# 四、结语

由于各种因素,药物中毒在临床上还是较为常见。在治疗过程中,需要积极进行排毒治疗,密切监测患者生命体征、实验室检查变化,预防、控制(晚期)并发症。另外,通常患者精神状态也是需要关注的。中毒患者存在意识障碍时,往往伴随一些情绪症状、精神病性症状,如精神运动性兴奋,表现为动作和言语明显增加,烦躁不安,可伴发视幻觉、被害妄想等,常因缺乏自我保护导致外伤、或出现扰乱他人的行为,此种状态会导致体力消耗过度,加之饮食和睡眠不足,容易导致脱水、电解质紊乱或继发感染,甚至全身衰竭。当然,有些患者也会出现精神运动性抑制,表现为言语和动作明显减少、减缓,神情淡漠,违拗等,此种状态下需警惕消极行为。在诊疗过程中,专业护理也显得极为重要。

## 参 考 文 献

[1] 林果为,王吉耀,葛均波. 实用内科学 [M]. 15 版. 北京:人民卫生出版社,2018.

[2] 菅向东,杨晓光,周启栋. 中毒急危重症诊断治疗学 [M]. 北京:人民卫生出版社,2009.

[3] 贺礼佳,蔡焯基. 血液净化与精神药物中毒 [J]. 国际精神病学杂志,2006,33(4):225-228.

[4] 史志澄. 急性药物中毒 [J]. 中国工业医学杂志,2003,16(5):311-315.

[5] 魏方. 643 例急性中毒临床分析 [J]. 世界急危重病医学杂志,2007,4(3):1850-1851.

[6] 陆林. 沈渔邨精神病学 [M].6 版. 北京:人民卫生出版社,2018.

[7] Kent R. Poisoning and drug overdose[M]. 6th ed. California:Simon Schuster Company,2011.

[8] 任引津,张寿林,倪为民,等. 实用急性中毒全书 [M]. 北京:人民卫

生出版社,2003.

[9] MCLEAN M M,SHERWIN H,MADABHUSHI V,et al. A 17-Year-Old Female Patient With a Lithium Overdose[J]. Air Medical Journal,2015, 34(4):162-165.

[10] ALI M,DAS S,THIRTHALLI J,et al. Olanzapine induced neuroleptic malignant syndrome,treated with electroconvulsive therapy(ECT)-A case report.[J]. Asian Journal of Psychiatry,2017:230-231.

## 第十节 儿童急诊心理问题

### 一、引言

儿童医院急诊主要负责急危重症患儿的接诊和抢救,相对于成人急诊,儿科急诊具有就诊率高、陪诊人员多以及起病急、变化快、发展迅猛和高风险等特点,往往需要儿科急诊医护人员及时准确地把握病情的同时,安抚患儿及家属的情绪心理反应,防止激烈的冲动行为导致延误急救。对儿科急诊病例的精准判断,除了需要接诊医护人员具有扎实的专业技能,还需要通过对大量临床病例进行分析,进而了解儿科急诊病例的分布情况,及时安抚患儿及家属的紧张焦虑和恐惧。首先,了解儿科急诊病例的分布情况,我国南京市儿童医院近3年儿童急诊疾病前十的大类系统疾病(占所有患儿的92.8%)中以呼吸系统及神经系统所占比例最高(34.0%和29.0%),其次为消化系统(6.6%)、血液系统(5.2%)、异常症状(4.6%)、中毒和意外损伤(4.2%)、外伤(3.4%)、心血管系统(2.6%)、风湿性疾病(1.6%)和变态反应性疾病(1.6%),如图2-10-1。儿科急诊工作主要包括各种儿科急危重症抢救和后续处理,以抢救生命、降低死亡率为目标。在儿科急诊过程中儿童语言发育不完整,家长及患儿在急诊过程中都处于急性应激状态,故掌握儿科急诊中常见的特点特征、常见类型、家长及救助者的心理特点、急救应对心理策略对儿科急救工作意义重大。

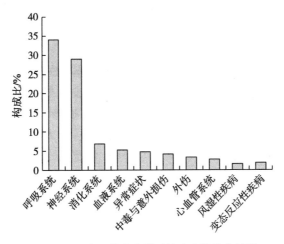

图 2-10-1　患儿前十大类系统疾病的分布情况

## 二、儿科急诊常见类型

根据儿童青少年患儿的年龄特点，将其分为新生儿（出生后满 28 天内）、婴儿（出生 1 个月到 1 周岁）、幼儿（1～3 岁）、儿童（3～7 岁）、少年（7～14 岁）共 5 个年龄段，年龄阶段不同儿科急诊疾病主要类型分布不同。

### （一）儿童急诊常见类型

掌握儿童急诊最常见类型对于快速诊断治疗儿科疾病、安慰焦虑应急情绪的家长和儿童非常重要。呼吸系统疾病是所有患儿的主要疾病，在新生儿和婴儿中位居第一、在其他年龄段患儿中位居第二。在呼吸系统疾患中肺炎无疑是最多见的，尤其在新生儿和婴儿中十分明显，分别占了该系统疾病的 70.6% 和 40.8%；幼儿及以上年龄段患儿中，急性上呼吸道感染也非常突出，此外，儿童和少年还有近 1/4 的发热待查。神经系统疾病在幼儿、儿童和少年患儿中位居第一、在婴儿和新生儿中分别位居第二和第四。神经系统的前三位疾病集中表现为抽搐待查、神经系统感染和癫痫，其中抽搐待查最为突出，在婴儿和幼儿中占了80%以上，在儿童和少年中也超过了一半。

儿童好动、活泼，罹患呼吸、神经系统疾病后，情绪、生理状态改变较大，加之儿童容易出现意外，若在跌倒、惊厥、高热等突发情况后出现呕吐、抽搐，甚至昏迷，此时帮助儿童和家长合理的调节情绪，防止过度的惊恐、喜悲与盛怒等情绪，针对年龄稍高的儿童，应采取针对性言语、适当肢体、人文物质的心理干预，增强治愈信心促进其身心健康，帮助急诊医生尽快明确病因意义重大。

### （二）消化系统的儿童急诊特点

湘雅医学院一项儿童急诊外科调查显示，幼儿多在 23：00～2：59 点间入院，如图 2-10-2，且以 7～8 月份最多。住院患儿疾病构成中，图中列举了前 5 位的疾病系统分别为消化系统、损伤和中毒、泌尿生殖系统、先天性畸形、变形和染色体异常以及肿瘤，不同性别和年龄段的疾病顺位有所不同。

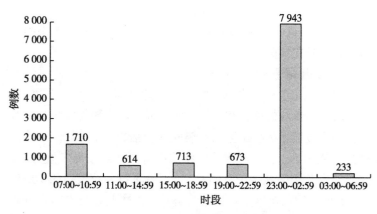

图 2-10-2　急诊外科住院患儿入院时段分布

国内河北地区儿科急诊研究显示,儿科急诊患儿的年龄主要在 1～5 岁。可以看出居第一位的是呼吸道系统疾病,第二位是消化系统疾病,其他依次是神经系统疾病、传染病、意外伤害及其他疾病。病毒性肠炎在 3 个月～3 岁婴儿的发病率高,临床表现为呕吐、腹泻等,呕吐、腹泻还会导致不同程度的脱水,当患儿出现严重脱水时,临床应采取及时口服或静脉补液急救措施。此时患儿出现精神倦怠、胃纳差、精神运动迟缓、烦躁等生理心理情绪,家属往往容易过度紧张或忽略,医护人员保持冷静的头脑、及时给家属患儿清晰诊治流程,一定的言语人文关怀,及时把控现场氛围,对于家属、患儿稳定自身情绪阐明疾病病因、发展十分重要。

### (三)中毒、意外伤害的儿科急诊特点

目前,随着社会工业化的发展,中毒已经成为现今社会较为突出的问题,中毒人数逐年增加。儿童中毒是仅次于窒息、溺水、车祸原因造成的小儿意外死亡,在儿科急诊中较为常见。其中,较多中毒患儿由于误服药物导致的中毒现象较为多见。2013 年 6 月 29 日,全球儿童安全组织与某制药公司联合发布的《儿童药物中毒专题报告》显示:在家中发生的儿童药物中毒概率达到 86.4%,其对孩子造成的生命威胁程度仅次于烧烫伤,在威胁孩子生命的伤害榜中排名第二。

意外伤害包括车祸、坠落伤、意外窒息、溺水、药物及毒物误服等。在美国,每年超过 150 万儿童受到外伤,约 60 万儿童住院,1.5 万～2.0 万儿童死亡。意外事故已被国际学术界认为是 21 世纪重要的儿童健康问题。近年来,随着社会和家庭安全意识的加强,多项保护儿童立法的增加,因意外伤害致死儿童数量减少,但仍占一定比例,仍需要全社会广泛关注。意外伤害的患儿和家属来急诊患儿意识和躯体情况危急,一些患儿甚至意识不清生命垂危。除了积极抢救同时,在场除了急救人员应有维持现场和支持家属的医护人员,协助急救医生稳定家

属情绪,共同问清楚患儿意外的原因和经过。

　　一项中国疾病预防控制中心的调查研究显示(图 2-10-3),0～17 岁儿童门急诊伤害的前五位发生原因依次是跌倒 / 坠落、道路交通伤害、钝器伤、动物伤和刀 / 锐器伤。跌倒 / 坠落是最主要原因,占病例总数的近一半,城市地区病例中跌倒 / 坠落伤所占比例甚至超过了 50%。近 95% 的 0～17 岁儿童门急诊伤害为"非故意伤害",伤害意图为"暴力"的病例所占比例仅为 4.5%,"自残 / 自杀"所致伤害所占比例更低,不到 4.5%,城乡病例各类伤害意图的构成比基本一致。

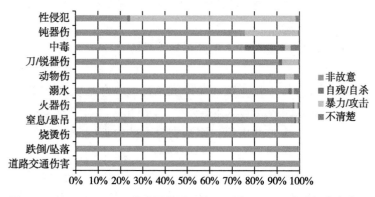

图 2-10-3　2006—2014 年全国监测系统不同原因 0～17 岁病例伤害意图

### (四)儿科急诊死亡特点

　　死亡是每个急诊不愿意看到的结局,家属在门急诊更加是难以接受,面对突如其来的恶化结局,医护人员需要训练规范告知流程和寻找适当的告知方法,如挑选家属中情绪较稳定、保持冷静的家属沟通,给予家属适当的反应时间,面对情绪难以接受的家属给予适当的场合和医疗支持准备。首都医科大附属北京儿童医院一项调查显示,2012 年 1 月—2014 年 12 月死亡原因为:先天性疾病 138 例(37.2%),感染性疾病 75 例(20.2%),意外伤害及中毒 47 例(12.7%),血液肿瘤疾病 41 例(11.1%),其他心脑疾病 70 例（18.8%）。年龄＜1 个月、1～6 个月、7～12 个月的患儿死亡原因主要为先天性疾病，分别为 33 例（55.9%）、64 例（46.0%）、36 例（40.4%）；年龄 13 个月～6 岁、＞6 岁的患儿死亡原因主要为意外伤害及中毒，分别为 18 例（31.6%）、9 例（33.3%）。371 例死亡患儿中，院前死亡 128 例（34.5%）、院内死亡 243 例（65.5%），放弃治疗 248 例（66.8%）。儿科急诊死亡多发生于＜1 岁者，死亡原因多为先天性疾病，＞1 岁者多为意外伤害及中毒。

在 2006—2014 年我国儿童伤害的调查中，绝大部分病例的结局是"治疗后回家"，其次是"观察准转院"，"死亡"病例比例很低。随着年龄增长，"治疗后回家"的比例有所降低，相应的"观察准转院"的比例有所升高。"死亡"的比例在 0～2 岁组比其他年龄组稍高，如图 2-10-4。

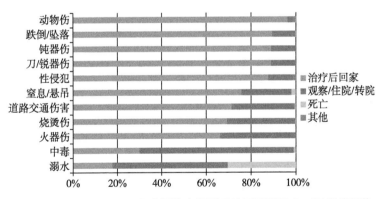

图 2-10-4　2006—2014 年全国伤害监测系统不同原因 0～17 岁病例伤害结局

### 三、儿童急诊精神心理常见类型

儿童精神心理方面急诊疾病往往让综合性医院急诊医生措手不及，我们先看上海某综合医院的一个案例。木木（化名）

今年三岁，幼儿园小班，父母心急如焚的来到了门诊，爸爸叙述孩子已经停课一周了，经常晚上哭闹，激动纠缠大人第二天不要送自己去幼儿园，甚至每天早晨在幼儿园大门口哭闹到呕吐早餐，在综合性医院急诊门诊血常规、胸片、胃镜检查了一遍，询问孩子原因，孩子反复只有一句话"妈妈，我不要去幼儿园"，最终来到儿童心理咨询门诊。治疗师通过三次沙游摆盘，木木在沙盘游戏过程中逐渐讲述了自己在幼儿园的不适应和恐惧，并在首次沙游摆盘当晚安稳睡眠，本案例结案后没有发生过呕吐、哭闹事件，逐渐适应了幼儿园生活。类似案例综合性医院儿科急诊应该屡见不鲜，故本章节就此急诊常见的精神心理疾病总结。

### （一）儿童焦虑症

上海某地区 2017 年 6 月调查了 1 513 名 3～6 岁的在园儿童，结果得到儿童广泛性焦虑、社交焦虑和分离焦虑得分以及总焦虑得分均是流动儿童显著高于户籍儿童。总体焦虑症状的阳性检出率为 2.77%（42/1 513），流动儿童高于户籍儿童。广泛性焦虑、社交焦虑和分离性焦虑的症状阳性检出率分别为 3.16%、3.82% 和 3.89%。其中，分离性焦虑症状的阳性检出率，流动儿童高于户籍儿童。结果显示，日常陪伴、育儿支持可减少学龄前儿童的焦虑症状，而惩罚可增加儿童焦虑症状。儿童类型与家长养育行为的交互作用也与儿童焦虑水平密切相关从而得到结论高质量的日常陪伴、增加家庭成员之间的育儿支持，减少惩罚，可降低学龄前儿童焦虑的症状水平。

此外，儿童学校恐怖症是由多种因素所致，其临床表现以躯体症状及焦虑情绪为主，儿童恐怖症就诊人数日前也有增多趋势，其中儿童学校恐怖症就诊于国内精神科门／急诊的人数也在日渐增多。广州一项研究对 31 例学校恐怖症儿童进行了评估，结果分析显示，父母情感温暖因子与患儿的焦虑情绪呈负相关，而父母亲的严厉惩罚因子、拒绝否认因子和母亲干涉保护因子则是患儿焦虑情绪的主要影响因素（P<0.01），学校恐怖症患儿存在广泛的焦虑情绪，不良和矛盾的养育方式是患儿焦虑情绪的来源之一。另一项山东精神卫生中心的调查显示，儿童学校恐怖症患儿发生因素主要为患儿自身因素、家庭及学校因素，其临床特点主要表现为躯体症状并伴发焦虑情绪等。针对性对其实施药物及心理护理干预可使89.06%的患儿重返学校。

### （二）儿童抑郁症

河南省一项研究针对2008年9月至2012年10月收治的43例抑郁症患儿的研究显示，患儿的发病年龄为9～15岁，急性起病6例，亚急性起病12例，慢性起病25例。其中首发症状情绪低落、兴趣降低、信心缺乏、语言减少（35例），上课注意力不集中、发呆、学习成绩下降（26例），自我感觉差（20例），其他如睡眠障碍（5例），消极意念、焦虑紧张（18例），自责、自杀企图和行为、强迫症状（各3例）。临床治愈30例，好转10例，无效3例。结论显示抑郁症患儿多为在校学生，年龄常见于11～15岁，学习和生活压力相对较大，临床表现多样，多为慢性起病，合理的心理支持和药物治疗对于抑郁症的治疗具有积极意义。另一项研究选取了2017年2月至2017年12月苏州市广济医院儿童精神科收治的73例抑郁症儿童患者，研究分析显示单亲、父母婚姻状况、直系亲属抑郁症患者、生命质量、自尊评分以及家庭功能评分与患者发生儿童抑郁症有关，可采取针对性的预防措施。

此外还有儿童注意力缺陷症、儿童孤独症、自闭症、儿童精神发育迟滞、儿童睡眠障碍、儿童进食相关障碍等相关儿童精神科急诊就诊常见类型，详见本书其他章节。

## 四、儿童急诊常见困难和应对技巧

儿科急诊的治疗和护理特点是急、忙、杂，是病人家属投诉和纠纷高发的科室。分析原因有以下几点：

## （一）医护工作人员方面

1. 工作强度大　紧急情况及突发事件多，工作氛围紧张，工作压力大。急诊医疗的突发性、紧迫性、复杂性和不可预测性，决定了急诊护士工作的高强度、高水准和高效率。尤其是儿科急诊，小儿发病季节性强，急、危、重症患者较多，抢救和管理任务重。就诊高峰期，输液量增多，危重抢救也增多，造成人员相对不足。儿科急诊护士长期处于紧张的工作环境，面对不同病种、不同素质的人群，经常碰到情绪激动，甚至面对工作人员有过激言行的家属，常担心遭受暴力行为，因此精神高度紧张。

2. 队伍年轻化　低年资医生与护士面对紧张的工作环境，心理承受能力较差，进行静脉穿刺时信心不足，家长稍有质疑，就会精神紧张，导致穿刺时手部颤抖，进针位置、角度不当，造成穿刺失败。年轻护理工作如果缺乏临床经验，不能及时发现病情变化而延误抢救，或对抢救仪器操作不熟练，都是引起护患纠纷的原因。此外，语言生硬，服务不主动，不能耐心听取和回答病属的疑问，缺乏沟通，也可导致病属的不信任和不满意，而引发医疗护理服务的纠纷。

## （二）患儿与家属方面

1. 表达欠佳　患儿起病急，言语表达尚不完善，家属心情急，到达急诊希望立即得到医生、护士的关注。家属对缓解症状和稳定病情期望值较高，由于缺乏疾病知识，家属易担心和焦虑，往往不能正确判断病情的严重程度，因此，护士应该多关心患儿，以减少其恐惧和家属的心理压力。

2. 检查、治疗、输液等难度大　小儿输液难度较大，尤其是病情危重、脱水及年龄较小的患儿，遇到紧急呼吸骤停的患儿医生进行心肺复苏、气管插管等治疗，家属在旁极度恐惧、焦虑，反而阻碍正常治疗检查。同时患儿的穿刺难度更大，家属希望能一针见血，减少患儿痛苦。由于对小儿输液的过于紧张,输液过程中患儿好动,造成输液外渗、回血或穿刺针脱出等情况,家属易紧张和不满。

3．环境嘈杂　儿科急诊环境嘈杂,工作忙乱,家属希望有一个安静、清洁的就医环境,就诊高峰等候时间长,家属易情绪激动、紧张和激惹。

### (三)疾病特点方面

前文已做总结,参考同前。

### (四)儿科急诊心理应用干预策略

面对儿科急诊各种危重疾病,如果早期识别不足或管理不到位将直接影响到患儿预后效果及家属满意度,也容易导致各种医疗纠纷的出现。但因为家属患儿不稳定、激动情绪影响诊断,甚至误诊,造成损伤的事件屡有发生。因此在儿科急诊方面医护人员应该具备一定面对患儿和家属的心理策略和技巧。

1．合理、简洁和规范的就诊流程是减少患儿和家属的重要制度保障。建立儿科急诊预检分诊、会诊流程对于减少急重症的精神应激意义重大,在患儿入院之后,按照患儿实际情况分为一般急诊和危重急诊。对于危重急诊患儿,直接开辟绿色通道。对于一般急诊患儿,进一步细分为急诊和亚急诊及非急诊。在候诊期间对其进行儿科评估三角(PAT)法则评估,按照评估结果进行二次分诊,划分为急诊和亚急诊及非急诊。对于危重急诊患儿,及时开辟绿色通道。提高与急诊精神科、心理科共同会诊制度,适当应急处理合理规范使用降低焦虑、抑郁、恐惧、惊厥等苯二氮䓬类、调节多巴胺、五羟色胺等精神类药物,待急诊患儿家属病情、情绪稳定后,及时转介精神科、心理科同步身心治疗。

2．完善的儿科身心预检评估是缓解患儿和家属就诊应激的重要过程。儿科评估三角(PAT)是由美国儿科学会制定的,用于快速评估急诊儿科患儿病情的简单有效的评估工具,目前该评估方法已成为美国儿科教育及院前教育的基础课程内容,其可帮助接诊者及时对患儿作出初步评估,再予以相应分级诊治,效果显著,目前已被国外广泛应用于儿科急诊分诊中。利用 PAT 法则对患儿进行评估,快速询问患儿病史,检查患儿的基本情况。并按照准则进行快速评估,结合评估结果划分不同急诊类型。对于危重急诊患者,直接开通绿色通道送至抢救室。对于不同的类型的患儿,分别实施直接开辟绿色通道或者进行二次分诊等。其次,注意利用 PAT 法则对患儿进行客观评估,并及时筛选儿科急诊潜在危重病患儿。

3. 筛选儿科急诊潜在危重病患儿是保障全面身心健康的有力屏障。急诊医务人员借助自身的各种儿科危重病识别经验,对患儿进行细致观察。检查各项要点,并结合实验室检查等,及时发现各种危重病的第一临床征象,实现对各种危重病的早期准确识别。针对急诊患儿病情变数较大的情况,密切观察患者的临床表现,确保候诊期间患儿的安全。儿科急诊医护人员也要加强儿童心理发展和疾病时期的心理学科的掌握,在治疗躯体疾病时增强与患儿、家属对待疾病的情绪共情,尽量减少因急性应激条件下情绪引起的躯体恶化,与心理咨询、精神科共同协作及时做好告知、安慰及解释的工作。

4. 加强儿科急诊 - 心理 - 精神科多团队医护合作是增进儿童急诊的重要衔接。急诊危重症患儿的具体情况和需求千差万别,这些均需要急诊、心理、精神科医护团队在工作中相互依赖、相互支撑,以团队的工作形式,在团队精神的激励下共同努力及时快速地作出反应。在患儿度过急重症阶段后,也可在相应科室场地设立专门心理咨询诊室,由儿科、急诊、心理、精神科团队接待相对稳定、治疗阶段、疾病预后、康复预防等需求的患儿和家属的咨询。

5. 常见急诊疾病类型预防措施与策略

(1)不同的疾病类型,应采取不同的策略:①对于高热惊厥的患儿和家属:应同时进行物理降温及药物降温干预为患儿有效降温；对已经出现过高热、惊厥的患儿，应该加大健康教育的宣传。预防上呼吸道感染是防止高热惊厥的重中之重，如果发现患儿出现高热，应该及时实施降温措施。在临床治疗过程中，提前采取降温处理措施可以明显降低高热惊厥发生率。②针对过敏：国家药监局必须加强药物监管的力度，严格禁止各种不合法药物进入医院或药店，以便降低患儿药物过敏的发生；强调健康知识教育，防止医生抗生素的滥用现象，隔离患儿尽可能应用口服药物，提高药物应用的安全性；应该加强过敏原的寻找，尽可能使患儿远离过敏原。③针对新生儿窒息：加强孕妇产前的常规检查，加大新生儿窒息复苏技术的应用、推广，增强临床医务人员的抢救能力；增强对新生儿的动态监护，产妇哺乳期的动态监护，指导产妇正确的哺乳姿势，避免出现窒息现象。④对于创伤：应督导患儿家属对患儿的监护，防止患儿接触具有危险性的物品。⑤对于中毒：患儿家属应妥善监护患儿，把家中的药物妥善管理好，放置在患儿接触不到的地方；农药管理部门必须增强对农药的管理。

（2）急诊患儿心理健康素养预防干预：美国国家医学研究所和卫生公众服务部门认识到低健康素养的不利影响，认为应将其作为患者安全的一个重要考虑因素。研究显示，儿科急诊中48%的患儿家长健康素养水平低，可引起更多的不良结果，如增加急诊和住院治疗频次，影响对患儿诊治疗过程和随访等问题的理解。约1/3的患儿家长存在低健康素养，因此影响了患儿家长医疗决策、处理和理解等的能力；家长低健康素养与患儿急诊就诊率增加有关；针对低健康素养患儿家长的干预可减少急诊就诊率，降低医疗费用支出，能使患儿家长获得照护患儿的能力，提供患儿健康水平。另外医护人员掌握适宜的沟通对策，适时对患儿家长进行健康素养相关干预渗透，这对提高国民健康至关重要。儿科门诊的家属以及患者的情绪非常难以受控制，儿童病情自身表达不明确，家属紧张急迫的心情很容易造成医患纠纷；现如今医疗技术的飞速发展，患者对护理的服务质量的要求也在增加，患者家属非常渴望了解有关健康方面知识，保证患者能够被有效的进行治疗，还要注重对患者以及家属的健康教育，这样可以缓解患者以及家属的紧张情绪，使患者能够配合治疗，节省宝贵的时间，也增强了患者对医护人员的满意度与信任度：常见措施有：①常规教育：针对患者的病情进行大概的口述的用药指导，用药名称，药物作用，饮食和自我保健指导。②科普教育：张贴宣传海报，影音视频等资料，张贴宣传画刊，具体示教等形象教育。对文化程度高、理解能力较强者，则采取赠送宣传册，图片，张贴宣传画刊等方式让其阅读，使其掌握疾病的相关知识。③示范教育：为了更好的配合治疗与护理，在健康讲解时，可进行动作性的实际操作指导。④召开公休座谈会：每月定期举行座谈会，要求病情允许，可以活动的患者以及家属都可参加。⑤人文关怀：儿童是比较特殊的弱势群体，人文关怀可在心理治疗环境等各方面做出调整，使患儿能够适应、配合治疗，最大程度地满足患儿及家属的生理及心理需求。

（3）对全体急救人员进行心理知识的培训：组织团体（小组）访谈，由资深心理辅导师组织团体心理治疗，在急救人员自愿的基础上，根据要解决的心理问题的不同组织多个心理治疗小组。在心理治疗师的辅导下，可解决主要心理影响因素及积压较深层的心理问题，在小组内提供一个开放、接纳、尊重、共情的氛围，帮助急救人员提高认识、安全宣泄、相互支持、共同成长。必要的沟通技巧，学会处理各种人际关系，包括医患关系、与患者家属之间的关系、医护关系等。

（4）急诊儿科医护人员的心理咨询与团体治疗：值得一提的是，急诊儿科专业人员工作任务重、时间紧迫、工作时间不规律，加之医务人员自身对心理咨询与治疗缺少了解与接纳，因此寻求专业的心理咨询及心理援助对急诊专业人员的心理问题的解决至关重要。①个别访谈；②针对团体治疗：目前证明易操作、效果好的团体治疗，值得应用与推广的有巴林特小组。

## 参 考 文 献

[1] 彭明琦,张译文,孙真真等. 南京儿童医院近 3 年急诊患儿发病情况分析 [J]. 现代医学,2015,43(2):139-144.

[2] 周永东,梁冰,许震宇. 儿科急诊 6463 例疾病谱特征调查分析 [J]. 临床急诊杂志,2013,14(3):123-127.

[3] 韦祁山,汪玉堂. 妇幼保健院儿科住院患者疾病谱分析 [J]. 中国社区医师:综合版,2007,9(17):163.

[4] 李廷玉,丁宗一,杨锡强等. 儿童是世界的未来——第 24 届国际儿科大会简介 [J]. 中华儿科杂志,2004,42(12):942-944.

[5] 李哲成,吴卓敏. 近五年专科医院住院急诊患儿疾病特征分析 [J]. 中国当代医药,2016,23(26):153-159.

[6] 唐玉峰. 儿科急诊临床疾病种类及临床特征分析 [J]. 临床合理用药杂志,2016,9(26):157-158.

[7] 黄伟. 小儿急性中毒的临床分析 [J]. 吉林医学,2010,10(3):448.

[8] BERNARD G, MARY AF, DONNA MS, et al. Annual summary of vital statistic strends in the health of Americans during the 20th century[J]. Pediatrics,2000,106(6):1307-1317.

[9] 段蕾蕾,刘明禹,张睿. 三城市儿童意外伤害住院情况调查分析 [J]. 中国社区医师,2007,23(8):477.

[10] 汪媛,段蕾蕾. 2006-2014 年我国门急诊儿童伤害病例分析 [J]. 伤害医学,2016,5(3):22-28.

## 第十一节 神经认知障碍

神经认知障碍（neurocognitive disorders，NCD），在 DSM-Ⅳ和 DSM-Ⅳ-TR 中被称为"痴呆、谵妄、健忘症和其他认知障碍",是指先前已获得的认知功能水平的下降,并且可能具有潜在的脑部病理学基础。虽然许多精神障碍,例如精神分裂症、双相情感障碍、抑郁症和强迫症,都存在认知障碍,但它不像阿尔茨海默病或创伤性脑损伤一样,认知障碍被视为这类疾病的本质特征。术语"认知"在心理学中被广泛用于指代思维和多个思维相关的过程,而神经认知障碍中的"神经认知"一词用来强调认知症状是由于神经基质被破坏所致,并且在大多数情况下,这种破坏可被可靠地测量。神经认知障碍的特征还在于障碍的"获得性",指的是先前已获得的认知功能水平的下降,而不是出生或早年存在的神经发育障碍。

诊断神经认知障碍时,描述可能受损的认知功能领域是很重要的。认知功能领域包括记忆、注意、思维、知觉和社会知觉。DSM-5 提供了每个认知领域的相关症状和观察示例,以及客观评估每个认知领域的方法。特别值得注意的是新纳入的社会知觉领域,因为在一些神经认知障碍中,不当的社会行为可以表现为一个显著的特征。这些症状的表现形式可能是各种能力的降低,包括抑制不良行为、识别社交线索、阅读面部表情、表达同情心、激励自己,改变行为以回应反馈,或发展洞察力。社会知觉障碍在以前通常被称为人格改变。

神经认知障碍包括三种综合征,谵妄、轻度神经认知障碍(轻度认知功能障碍)和严重神经认知障碍(又称痴呆),每种综合征都有一系列可能的病因。

## 一、谵妄

【案例】

北京协和医院的刘晓红和王秋梅医师在中国医学论坛报上提供过一个病例,患者冯大爷,78 岁,因"发热、咳嗽 5 天,意识改变 2 天"入院。5 天前,患者无明显诱因出现发热(体温最高 39.6℃),咳黄痰,食欲缺乏。至医院急诊,查血常规示,白

细胞 $7.28 \times 10^9$/L，中性粒细胞百分比 86%；胸片示右下肺斑片影。予莫西沙星抗感染治疗 4 天。退热后第 2 天，患者出现睡眠倒错、烦躁、不认识家人，反复诉说有人要害他。入院当日，患者表现暴躁，拔输液管，四处涂抹排泄物。患者与老伴居楼房二层，有一儿子在别处居住，患者平日神志正常，可独立生活，大便正常，夜尿 3 次。体格及实验室检查：体温 36.8℃，脉率 84 次/min，呼吸 22 次/min，血压 130/80mmHg。患者问答切题，时间和空间定向力差，计算力下降。颈软，视力和听力尚可。右下肺可闻及少量湿啰音，心、腹查体未见异常。四肢肌力和肌张力正常，双下肢不肿。双侧巴宾斯基（Barbinski）征阴性。动脉血气分析：pH 7.521，氧分压（$PO_2$）66.2mmHg，二氧化碳分压（$PCO_2$）30.1mmHg，钠 130mmol/L；头颅 CT 示：腔隙性梗塞灶，双侧脑室周围脱髓鞘改变。既往史及用药情况：患者患高血压病 10 年，服用氯沙坦钾片和美托洛尔治疗，血压控制可。有睡眠障碍，长期服用艾司唑仑，近 5 日未服药。否认药物过敏史。诊断：社区获得性肺炎，谵妄，高血压病 3 级（高危），低钠血症。其中"肺炎、高血压病、低钠血症"大家都比较熟悉，那"谵妄"是一种什么情况呢？

谵妄是一种急性脑功能下降状态，伴有认知功能改变和意识障碍，也称急性意识混乱状态或代谢性脑病。尽管其发病率很高，但往往难以识别。谵妄对于老年人来说是严重的医学问题，是老年住院患者的最常见并发症，并且通常是致命的。与不伴有谵妄的住院患者相比，伴有谵妄的患者预后更差，并且发生长期认知功能下降的风险增加，导致额外的治疗费用，包括住院治疗、康复服务和家庭保健。谵妄通常是患者罹患急性和严重疾病的唯一迹象，并且最常发生于患有多种合并症的体弱老年人。

## （一）诊断评估

谵妄的识别依赖于有洞察力的临床判断以及全面的医学评估。临床医生应评估药物治疗方案的最新变化，新发感染或疾病,这些均可能导致谵妄。突然和急性发作、病程波动和注意力改变是谵妄的主要特征。因此,在考虑是否存在谵妄时,评估患者的基线认知功能水平和认知改变过程非常重要。在记录患者心理状态的变化时,对知情人(例如了解患者的家庭成员、护工或医疗专业人员)进行详细而深入的背景访谈是非常有价值的。谵妄的认知评估应包括以下领域:总体认知改变、注意力受损、思维过程混乱和意识水平改变。与谵妄相关的总体认知改变可以通过简单的认知测试来评估,并结合施测期间对其行为进行密切的临床观察,例如患者的灵活性以及完成任务的能力。正规的认知筛查测试问卷包括简易心智状态问卷调查表(short portable mental status questionnaire)、简易智力状态评估量表(Mini-Cog)或蒙特利尔认知评估(Montreal cognitive assessment)。如果时间非常有限,可以进行基本的评估,包括评估定向力和注意力,例如倒序列举一周的几天(1 个都不能错)或一年中的几个月(允许 1 个错误),连续减 7(5 次减法允许 1 次错误),或倒背数字广度(正常:倒背≥3 位)。

不要忽视谵妄病程的波动性,因为患者的清醒和症状逆转往往具有欺骗性。谵妄的一个标志性特征是注意力受损,临床表现为患者难以专注于手头的任务,难以维持对话,和／或难以转移注意力,因此注意力往往停留于前一主题或任务。当患者言语不连贯或混乱,以及患者表达想法不明确或缺乏逻辑时,就提示其存在思维混乱,这个症状类似于精神分裂症和其他思维障碍中出现的"词语杂拌"现象。意识改变跨度非常大,可以从激动或咄咄逼人的状态到嗜睡或昏迷的状态。其他的认知紊乱包括在认知评估中发现的缺陷,例如记忆缺陷、定向障碍、语言或视空间能力障碍,以及诸如幻觉(幻视、幻听或幻触)的感知障碍。与谵妄相关的其他临床特征包括精神运动性兴奋、偏执性妄想、睡眠 - 觉醒周期中断和情绪不稳定。临床上,谵妄主要表现形式有三种:活动抑制型、活动亢进型和混合型。在老年患者中常见的是活动抑制型,特征是昏睡和精神运动功能降低。与活动抑制型谵妄相关的患者活动水平降低通常归因于情绪低落或疲劳,这可能是导致误诊的原因。活动亢进型谵妄的特征是激动、警惕性高,并且经常伴随幻觉。活动亢进型谵妄很少被护理人员或临床医生所忽视。混合型谵妄的患者则在活动抑制型和活动亢进型之间波动。

评估谵妄的几个基本要点值得特别强调。通常,谵妄可能是潜在的危及生命的疾病例如败血症,肺炎或心肌梗死初始和唯一的迹象。老年人疾病的隐匿或非典型表现导致评估的复杂化。例如,患有心肌梗死的八旬老人经常出现谵妄,而不是诸如胸痛或呼吸短促此类的典型症状。因此,应对发生谵妄的患者进行急性生理紊乱筛查,例如低氧血症、低血糖和高二氧化碳动脉血症。

另一个重要原则是必须根据患者的病史和体格检查确定诊断评估方式。例如,超过 98% 的有明确医学病因的谵妄患者或既往患有痴呆的患者,应进行常规的脑部影像学扫描。

临床医生最重要和最困难的工作是将谵妄与痴呆区分开来。痴呆是谵妄的一个重要危险因素,能增加 2~5 倍的住院风险。合并谵妄的痴呆患者认知功能障碍进展更快,长期预后更差。有助于鉴别这两种情况的关键诊断特征是谵妄为急性和快速发作,而痴呆为渐进性进展。如果认知改变发生于几天以内,这往往提示是谵妄。如果认知改变发生于几个月到几年,这往往提示是痴呆。注意力的改变和意识水平的变化也指向谵妄的诊断。然而,如果没有基线认知数据或者知情人报告预先存在的认知缺陷,那么确定这些变化的发生会很困难。如果难以鉴别,那么鉴于谵妄危及生命的性质,患者应该被视为谵妄处理,直到证明不是。

### (二)谵妄的病理生理学

谵妄的基本病理生理机制仍不清楚,并且每次谵妄发作都有一组代表不同发病机制的独特诱因,因此谵妄不太可能存在单一病因或病理生理机制。越来越多的证据表明,几组生物因素相互作用并导致大脑中大规模神经元网络的破坏,能够导致急性混乱、认知功能障碍和谵妄。

虽然许多神经递质与谵妄有关,但接受度最高的谵妄机制是胆碱能系统功能障碍。乙酰胆碱在调节意识和注意力过程中起着关键作用。鉴于谵妄表现为急性混乱状态,通常伴有意识改变,因此很可能具有胆碱能的病理生理基础。胆碱能相关的证据还包括抗胆碱能药物可以诱导人和动物发生谵妄,以及谵妄患者的血清抗胆碱能活性增加。此外,在一些研究中已发现胆碱酯酶抑制剂可减轻谵妄症状。

由严重疾病、创伤或手术引起的慢性应激涉及交感神经和免疫系统激活,可能导致谵妄,这种激活可能包括增加下丘脑—垂体—肾上腺轴与高皮质醇的活动,释放改变神经递质系统的脑细胞因子,改变甲状腺轴,改变血脑屏障通透性。使用CT 或 MRI 的神经影像学研究已经证明谵妄患者的大脑结构异常,特别是在胼胝体、丘脑和右侧颞叶。先进的神经影像学技术可以发现谵妄患者大脑的整体和局部灌注异常。脑功能成像可以帮助鉴别结构损伤是由于谵妄发作导致还是早已存在。

### (三)危险因素及诱因

虽然单一因素可能导致谵妄,但在老年人中谵妄更常见的是多因素所导致的。为了及时有效的诊断和治疗谵妄,最重要的是明确各方面的致病因素。谵妄的发展涉及多种诱发因素之间复杂的相互关系,这些因素使患者变得脆弱,并暴露于有害侵袭或促发因素。例如,对于认知障碍患者或重病患者仅仅单次给予镇静药物就可能导致谵妄的发生。相反,没有严重疾病或认知障碍的患者对于谵妄具有更强的抵抗力,多次遭受有害因素侵袭如手术、麻醉和精神药物治疗才会发生谵妄。只消除一个诱因可能无助于改善谵妄,综合方法对预防和治疗才是最有效的。

谵妄常见的危险因素包括①有痴呆、脑器质性损害或卒中史，或出现抑郁状态；②高龄（>70岁），合并多种躯体疾病；③功能障碍，如视力障碍，活动不便或受限；④有酗酒史。

任何体内外环境的改变或不适均可促发谵妄，常见诱因：①药物：新加药物、原药物加量、药物间相互作用及酒精，具有抗胆碱能作用的药物，包括抗精神病药、抗组胺药、抗抑郁药、抗帕金森病药、抗惊厥药、利尿剂及消化系统药物（如西咪替丁、雷尼替丁和甲氧氯普胺等），通常也与谵妄有关；②电解质紊乱：因脱水、血钠失衡及甲状腺异常等引起；③药物用量不足：如停用长期使用的镇静催眠药或酒精，镇痛药物剂量不足（疼痛控制不满意）；④感染：以泌尿和呼吸系统感染多见；⑤感觉输入减少：如存在视力或听力障碍等；⑥颅内病变：包括颅内感染、出血及肿瘤等，较少见，仅在有新的局灶性神经系统表现或其他检查均阴性时才考虑；⑦排尿或排便异常：如尿潴留及粪嵌塞；⑧心肺功能异常：包括心肌梗死、心律失常、心衰加重，慢性肺病加重及缺氧等。

### （四）谵妄的诊断标准（ICD-10）

谵妄是一种病因非特异的综合征，特点是同时有意识、注意、知觉、思维、记忆、精神运动行为、情绪和睡眠 - 觉醒周期的功能紊乱。可发生于任何年龄，但以60岁以上多见。谵妄状态是短暂的，严重程度有波动，多数患者在4周或更短的时间内恢复，但持续达6个月的波动性谵妄也不少见，特别是在慢性肝病，癌症或亚急性细菌性心内膜炎基础上所发生的谵妄。有时人们将谵妄区分为急性和亚急性，这种区分的临床意义很少，应将谵妄视为病程易变，从轻微到极重，严重程度不一的单一性综合征。谵妄状态可继发于痴呆或演变成痴呆。

诊断要点：为明确诊断，应或轻或重地存在下列每一方面的症状：

1．意识和注意损害 从混浊到昏迷,注意的指向,集中,持续和转移能力均降低。

2．认知功能的全面紊乱 知觉歪曲,错觉和幻觉(多为幻视);抽象思维和理解能力损害,可伴有短暂的妄想;典型者往往伴有某种程度的言语不连贯;即刻回忆和近记忆受损,但远记忆相对完好,时间定向障碍,较严重的患者还可出现地点和人物的定向障碍。

3．精神运动紊乱 活动减少或过多,并且不可预测地从一个极端转变成另一个极端,反应的时间增加,语流加速或减慢,惊跳反应增强。

4．睡眠-觉醒周期紊乱 失眠,严重者完全不眠或睡眠-觉醒周期颠倒;昼间困倦;夜间症状加重;噩梦或梦魇,其内容可作为幻觉持续至觉醒后。

5．情绪紊乱 如抑郁,焦虑或恐惧,易激惹,欣快,淡漠或惊奇困惑。

### (五)预防及治疗

1．药物预防及治疗 尽管临床试验使用了多种药物治疗方法,但目前还没有令人信服的、可重复的证据表明这些治疗方法对于谵妄的预防或治疗是明显有效的。许多已发表的药物试验报告谵妄发生率无差异。在大多数显示对症药物治疗后谵妄发生率降低的试验中,对临床结局却没有相应的作用,如 ICU 或住院时间,住院并发症或死亡率,或未测量临床结局。因此,目前不建议采用药物进行预防和治疗。

当出现下列情况时可考虑进行药物干预(原则上尽量不用):①有妄想和幻觉,并引起患者极度恐慌;②患者有危险行为,危及患者自身或他人安全;③陪护或家属陪伴安抚和言语安慰无效。为避免药物加深意识障碍,应尽量给予小剂量的短期治疗。可以考虑使用副作用比较小的抗精神病药,比如氟哌啶醇的嗜睡、低血压等副作用较轻,可做首选。其他新型抗精神病药物如利培酮、奥氮平、喹硫平也可以考虑使用。但所有的镇静类药物包括苯二氮䓬类药物,都宜慎用。因为这类药物会加重意识障碍,甚至是抑制呼吸,并加重认知损害。建议与患者家人充分沟通,告知药物风险的情况下使用。

2.非药物预防及治疗　一级预防——即在谵妄发展前预防谵妄,是缓解谵妄症状的最有效策略。

对于谵妄,预防(即去除诱因)重于治疗。对于老年患者应该评估感觉缺陷,给予辅助设备(如眼镜和助听器)来纠正感觉缺陷。

此外,维持水电解质平衡,适当补充营养。在患者精神状态改变期间,建议家庭成员在旁陪伴以及适当的环境控制以给患者充分的支持。应当给予患者强烈的白天或黑夜的线索提示。在白天,应当保持灯亮着,并营造一个活动的环境;在晚上,灯光应暗淡一些,居室应安静柔和。以行为干预疗法(包括上述各项预防措施)为主,但须家属积极配合。值得强调的是,在与患者交流的过程中,要令患者有安全感,通过交流,使患者恢复定向力;尽量减少插管治疗;应尽量减少使用身体束缚,因为可能会延长谵妄时间,加剧躁动和增加窒息的风险。

## 二、轻度认知功能障碍

【案例】

张大妈,72岁,身体一直很好。退休以后也没闲着,帮助儿女照顾孩子之余,还能帮儿女做做家务、做做饭。可最近一年来张大妈感觉自己记性越来越差,说话前说后忘,经常忘记东西放在哪里,为提醒自己她会把要做的事情提前写到日记本上,但有时竟然找不到日记本。脾气也不像以前那么好了,动不动就着急发脾气。儿女也发现张大妈和以前不一样了,就带她到医院看病,检查后医生说她目前状况属于轻度认知功能障碍。张大妈还是第一次听说这个名词,那"轻度认知功能障碍"

到底是什么呢？

轻度认知功能障碍（mild cognitive impairment，MCI）首先由 Petersen 及其同事在 1997 年进行全面描述，通常是指认知功能障碍比与年龄相关的认知能力下降更加明显，但不足以导致日常功能明显受损。临床上，术语"与年龄相关的认知功能下降"与年龄增长或"正常衰老"时特征性记忆和认知的变化同义。虽然有 6 个主要的认知领域可能会受到影响（学习和记忆、社会功能、语言、视觉空间功能、复杂的注意力或执行功能），但"轻度认知障碍"一词通常指的是学习新知识或回忆储存信息的能力下降。此外，神经精神症状在 MCI 患者中也比较常见，这些症状包括抑郁（最常见），易怒，焦虑，激动，冷漠和妄想。MCI 可以进一步归类为"遗忘型"与"非遗忘型"。遗忘型 MCI 指的是仅仅提取存储信息的能力受损，而非遗忘型 MCI 指的是一个或多个其他认知领域受损，而记忆保持相对完整。非遗忘型认知衰退相对不太常见，并且通常比遗忘型 MCI 更难以诊断。

尽管早期版本未对其进行定义，但精神障碍诊断与统计手册第五版（DSM-5）将 MCI 归类为"轻度神经认知障碍"，并指出必须同时存在主观和客观的认知功能下降。6 个认知领域中的 1 个或多个领域受损，基本上不干扰日常生活，并且不是发生于谵妄或其他心理障碍的情况下。MCI 的常见定义没有列出高龄作为标准，尽管在该领域进行的大多数研究都发生在老年人群中。为了进一步完善这些定义，MCI 应该被认为是谱系的一部分，谱系的一端是正常的认知，另一端是痴呆。大多数人随着年龄的增长会经历一定程度的认知衰退，但 MCI 超过了与年龄相关的认知能力下降，但却不符合痴呆症的标准。并非所有 MCI 都是痴呆的前兆、都是进展性的。幸运的是，许多病例能够恢复到正常认知范围。虽然并非总能预测个体 MCI 的进程，但临床医生的主要目标应该是筛查和早期诊断，以便可以识别和治疗致病因素，理想情况是预防或推迟潜在的痴呆进展。

## （一）流行病学

已开展的研究数据显示，我国 MCI 患病率为 5.4%～25.0%，各研究结果相差较大。2017 年中华精神科杂志发表一篇 Meta 分析，结果显示 2001—2015 年我国 55 岁及以上社区人群 MCI 患病率为 14.5%（95%CI 12.8%～16.2%）。真正的患病率很难从研究中确定，因为用于确定 MCI 的"划界"尚未标准化，各个研究的定义也会有所不同。有几个风险因素会增加患 MCI 的风险，其中年龄是最大的风险因素。其他已确定的风险因素包括男性、载脂蛋白 E 等位基因的存在、认知障碍的家族史，以及高血压、高脂血症、冠状动脉疾病和脑卒中等血管危险因素的存在。有人研究多种常见慢性疾病共病和 MCI 的进展之间的关系，发现患有 4 种或更多慢性病的参与者，特别是有高血压、高脂血症、冠状动脉疾病和骨关节炎 4 种疾病中 2 种的患者，MCI 风险最高。其他慢性疾病，如慢性阻塞性肺病、抑郁症和糖尿病也是已知的危险因素。生活方式也起着重要作用，不动脑和 / 或身体久坐不动的人更容易患上 MCI。

研究发现最初被诊断患有 MCI 的患者中 30%～50% 在随后的随访中恢复到"正常"认知。研究发现有些因素与恢复正常认知相关，包括单领域损伤、抑郁症、抗胆碱能药物、载脂蛋白 Eε4 等位基因，神经影像学海马体积较大，认知测试评分至少 23 分。尽管有如此高的好转率，每年 MCI 患者中痴呆发病率仍达 5%～10%，远高于一般人群中每年 1%～2% 的发病率。

## （二）病理生理学

过去 MCI 被认为只是阿尔茨海默病的"前兆"或"无症状"阶段。虽然这可能是真的，但在许多情况下，MCI 不会进一步发展为痴呆，并且有许多已知的疾病与 MCI 呈阳性相关。这些疾病包括帕金森病、创伤性脑损伤、脑血管意外、亨廷顿病和人类免疫缺陷综合征。通常这些疾病过程的后期表现为认知障碍。在其他情况下，通常是主要影响认知的疾病，如阿尔茨海默病、血管性痴呆、路易体病、朊病毒病和额颞叶痴呆，认知障碍或行为症状在疾病过程的早期即表现出来。这类疾病大多数是进行性的，最终导致痴呆。一般来说，遗忘性 MCI，当其发展为痴呆时，往往会发展成阿尔茨海默病或血管性痴呆，而非遗忘型 MCI 更常发展为额颞叶痴呆或路易体痴呆。

### （三）诱发因素

影响日常认知功能的重要因素是多种药物的使用。许多常见的药物可对记忆产生微妙影响，包括阿片类药物、肌肉松弛剂、抗焦虑药、抗癫痫药和抗胆碱能药物，其中包括抗组胺药，抗抑郁药和抗精神病药。降压药物可能导致相对低血压和 / 或直立性低血压，这两者都可以减少脑血流量，并且可能使人难以清晰地思考。每种药物都有其自身的副作用，这些副作用可能会因各种药物之间的相互作用而增强或复杂化。

MCI 的另一个经常被忽视的诱因是抑郁症。抑郁症可能导致身体和认知功能受损，导致临床医生得出各种诊断。一旦抑郁得到解决和充分治疗，认知就会变好。研究还表明，抑郁症可加速 MCI 向痴呆的转化。甲状腺功能减退症、低血糖症和高血糖症、脱水和维生素 $B_{12}$ 缺乏等代谢缺陷都需要进行评估，并且可以很容易地纠正，从而提高认知能力。心房颤动可能导致小的、不可检测的栓塞事件，小中风或短暂性脑缺血发作可导致 MCI 并最终导致血管性痴呆。睡眠呼吸暂停是另一种可以治疗的疾病，在未经治疗的情况下可以引起白天疲劳和认知功能障碍。甚至感觉缺陷如视力和听力损失也可能导致认知障碍和认知测试表现不佳。大多数病例可以通过使用新眼镜、进行白内障手术或使用助听器得以改善。正常压力脑积水是大脑脑室系统中脑脊液（cerebrospinal fluid, CSF）的积聚，导致脑室扩大并最终导致脑损伤，可影响提取记忆的能力。正常压力脑积水三联征包括认知障碍、步态共济失调和尿失禁。如果在疾病病程早期检测和治疗，对认知功能的影响是可逆的。

### （四）筛查和诊断

与正常衰老一致的认知衰退或"健忘"与 MCI 的鉴别诊断较困难。通常，诊断是在患者或知情者对患者忘记重要事件、对话、日期或电话号码的主观抱怨之后进行的。然后，临床医生通常会进行客观测试并进行诊断。国际老年学和老年医学协会在 2015 年发布了共识，建议所有 70 岁及以上的人都应该进行年度主观或客观认知测试。对可逆性原因进行彻底的检查也很重要，包括筛查抑郁症和阻塞型睡眠呼吸暂停综合征，对可能影响认知的药物的评估，以及维生素 $B_{12}$ 缺乏和甲状腺功能减退的实验室评估。

在社区中认知障碍容易被初级保健医生漏诊和漏治。事实证明，在一定程度的认知能力下降的患者中，超过半数患者的初级保健医生不会对其认知障碍进行识别和记录。深入研究患者的认知衰退史，其中包括基线的认知水平、相继发生的变化以及当前的功能水平非常耗费时间。通常，需要来自家庭成员的补充信息来建立时间线，以便可以进行准确的诊断。

### （五）筛查工具

理想情况下，应在标准化认知评估后进行 MCI 的正式诊断。有许多筛选工具可供使用，但我们重点介绍圣路易斯大学精神状态检查（Saint Louis University Mental Status Examination test，SLUMS）、快速认知筛查和蒙特利尔认知评估。SLUMS 是一个总分 30 分的问卷，施测时间不到 10 分钟，并且在诊断 MCI 和痴呆方面得到高度验证。与以前常用的简易智力状态检查（Mini-mental State Examination，MMSE）相比，SLUMS 在检测 MCI 方面更敏感，并且评分标准也根据教育水平进行调整，因为受教育程度有限的人无法与受过良好教育的人一样，在认知测试中表现出色。此外，SLUM 已被翻译成 24 种语言并且可免费使用。快速认知筛选是一个从 SLUM 发展出来的问卷，总分 10 分，施测时间不到 5 分钟，便于在繁忙的临床环境中进行施测。它在检测 MCI 时可能不像 SLUMS 那么敏感，但可以在有时间限制时使用。

蒙特利尔认知评估与 SLUMS 类似，总分 30 分，施测大约需要 10 分钟，并且有多种语言版本。它最初被验证用于检测 MCI，并且在检出 MCI 时比简易精神状态检查更敏感（尽管不太具体）。

DSM-5 没有指定用于诊断的特定筛查测试，但一般来说，分数需要比已将年龄和教育进行调整的标准化认知测试低 1～2 个标准差，MCI 才被诊断。在许多情况下需要更多详细的神经心理学测试，并且可以描述受损的认知领域的具体细节，并且还可以量化认知障碍水平。神经心理学测试还可以帮助区分记忆障碍和正常衰老，并且在认知障碍非常细微的情况下特别有用。

（六）影像学研究及生物学标志物

目前，MCI 基本上是临床诊断，不能仅基于实验室测试或脑成像。专业测试和脑成像可以为临床评估提供支持并确定不同类型痴呆之间的鉴别诊断，可以提供更好的预后判断。在临床上可检测到的症状一般几年之前就已经出现，脑的解剖学和生理学的变化可能已经存在，但是由于成本高和缺乏标准化技术和措施，生物标记物和专业的成像研究没有作为常规筛查。因此，通常在疾病过程中，医生必须主要依靠临床的敏锐性。通常需要连续的临床评估来记录认知功能下降、预测认知下降速度。

（七）治疗

大多数专家建议继续观察和使用非药物治疗，如控制血管危险因素（如健康饮食、运动、戒烟）；冥想；认知刺激和认知康复。评估和治疗 MCI 的可逆性诱因将产生最积极的结果，并对认知产生最有益的影响。积极治疗抑郁症、甲状腺功能减退症、阻塞型睡眠呼吸暂停综合征、低血压，以及停用可能导致

MCI 的多种药物可能会有助于认知恢复。此外,消除高血压、高脂血症、心房颤动、吸烟和糖尿病等风险因素至关重要,可能减缓进一步的缺血性损伤有助于阻止 MCI 的进展。MCI 并不总是"可治愈的",如果认知障碍的进展得到减缓,即使没有得到逆转,也可以认为治疗是成功的。

目前,美国食品和药物管理局(Food and Drug Administration,FDA)尚未批准用于治疗 MCI 的药物,因此治疗的重点已转向饮食、运动和认知刺激等因素。多项研究发现胆碱酯酶抑制剂(即多奈哌齐,利凡斯的明,加兰他敏)对 MCI 无效,并且没有延迟痴呆的发展。并且这些药物可能会导致直立性低血压、跌倒、腹泻、恶心、疲劳和心动过缓等副作用。各种维生素(如维生素 $B_6$,维生素 $B_{12}$,叶酸,维生素 E),补充剂(如银杏叶)和非甾体抗炎药(NSAIDs,如罗非昔布,醋柳酸)也未被证实能够可靠地改善 MCI 患者的认知能力,或防止 MCI 转化为痴呆。

生活方式的改变,如饮食、锻炼和大脑训练,可以减缓 MCI 的进展。通过对 15 项队列研究的荟萃分析显示,体育锻炼对认知能力下降具有很强的保护作用,与久坐不动的对照组相比,体育锻炼的参与者认知能力下降的风险降低了 38%。这种风险降低背后的确切机制尚不清楚,但一般认为,运动刺激营养和富含氧的血液流向大脑,预防心脑血管疾病,减少压力和皮质醇水平,并刺激神经营养素的释放,促进神经健康。体育锻炼具有神经保护的作用,参与有意义的智力活动也可以延缓 MCI 的进展。有意义的活动包括做填字游戏、单词搜寻和猜谜,或拼图游戏、玩纸牌游戏、玩乐器或与他人交往。

## 三、重度神经认知障碍

【案例】

李阿婆今年 70 岁,是一位退休财务,平时性格温顺,做事井井有条。近两年家人逐渐地感觉其言行发生了些变化:常会手上抓着钥匙却四处寻找钥匙；出门买菜，付了钱，菜忘记拿就回家了；拿手小菜做得味道变差了，烧菜时不是多放了盐就是少放了调料，经常将菜烧糊，烧水忘记关煤气；有时刚讲的话转身就忘了，同一个问题会反复问家人很多次；对很久以前发生的事情都记得很清楚，常常拉着孙子唠叨她以前生活、工作如何艰辛；会计出生的她，平时在家中一直掌管着经济大权，最近一月来精干、温顺的李阿婆变得疑神疑鬼、脾气急躁。总是将自己的存折和钱财东塞西塞，但又经常找不到，便急的团团转。这时她会将矛头指向其老伴，认为是其拿走了，对其大声呵斥，闹得家中鸡犬不宁。一天晚上也因找不到钱财和家人吵架、发脾气。在翻箱倒柜时，人重心不稳，手掌撑地，造成手腕部骨折被送来了急诊室。

　　精干、温柔的李阿婆怎么会突然变了一个人？怎么又意外骨折了呢？像李阿婆一样的个案随着社会的老龄化，在我们身边听到的越来越多。经常听到有人在抱怨家里的老人是越来越怪僻：饭量大，不知饱；不肯洗澡，不肯换内衣内裤；经常丢三落四；脾气古怪，更有甚者会不顾危险做出冲动伤人及自伤的事情。对于老人的这些行为，较多的人都认为是年纪大，记性不好，老糊涂的缘故。得不到应有的重视和及时就诊。很多时候他们像李阿婆一样，因摔倒、骨折或因重大躯体疾病被送到综合性医院急救时才被联合会诊诊断为老年痴呆。

　　重度神经认知障碍，俗称痴呆（dementia），最突出的、最被人们熟悉的症状就是认知功能的下降，常常表现为记忆、语言、视空间、执行、运用、计算力、理解、判断等各认知域的功能障碍。还有就是日常生活能力的衰退，它的出现也是诊断痴呆的一个必要条件，只有患者的日常生活能力受到损害，才可以被诊断为痴呆。在病程某一阶段常伴有精神、行为和人格异常，通常发生于老年和老年早期，DSM-5 中痴呆被描述为"神经认知障碍"。ICD-10 中痴呆的诊断需根据病史询问及神经心理检查证实智能衰退。

痴呆的类型有多种，分类方法亦多样。若按照是否为变性病进行分类，可分为变性病痴呆和非变性病痴呆。其中，变性病痴呆主要包括阿尔茨海默病、路易体痴呆、帕金森病痴呆和额颞叶痴呆等。非变性病痴呆包括血管性痴呆、正常压力性脑积水以及其他病因如颅脑损伤、肿瘤、免疫、感染、中毒和代谢性疾病引起的痴呆。所有痴呆类型中以阿尔茨海默病、血管性痴呆、路易体痴呆、额颞叶痴呆和帕金森病痴呆较常见，其患病率在 3.6%～70% 不等。

## 四、阿尔茨海默病

阿尔茨海默病（Alzheimer disease，AD）最早在 1901 年由德国精神病学家 Alois Alzheimer 描述。随着人类寿命的延长，阿尔茨海默病逐渐吞噬老年人的记忆，记忆的丧失使很多老人生活质量下降，社会功能进一步衰退，与家人关系疏远，很难享受到天伦之乐。GBD 研究显示，2016 年痴呆是全球第 5 大死因，已经超过了肿瘤这一大众所熟知的死因，前 4 位死因分别为：缺血性心脏病、慢性阻塞性肺病、脑出血以及缺血性卒中。而对于 70 岁以上老年人，痴呆是这部分人群的第二大死因，仅次于缺血性心脏病。从 1990 年至 2016 年，死于痴呆的人数增加了 148%。

### （一）病因学假说

AD 虽然已经被发现一百多年，它的病理改变主要为神经原纤维缠结和 β 淀粉样蛋白斑块沉积；另外还包括颗粒空泡变性、平野小体、神经毡细丝、星形胶质细胞增生等。但其病因依然不甚清楚，目前研究表明主要和以下因素有关：

1. 遗传因素　家族聚集性是 AD 一大特征，流行病学报告表明，约 20% 的患者有存在家族史，AD 一级亲属患病率往往要高于正常人群。分子遗传学证实，在 AD 患者中第 21、19、

14 和 1 号染色体上存在异常基因位点，在翻译转录过程中，这些异常位点造成编码的蛋白质出现异常，例如：β 淀粉样蛋白（β-AP）、载脂蛋白 E（ApoE）、早老蛋白 -1（PS-1）和早老蛋白 -2（PS-2）。而这些蛋白恰好是 AD 病程发展过程中起关键作用的蛋白质（β 淀粉样蛋白由其前体蛋白异常分解而成，是脑内神经原纤维缠结及蛋白斑块形成的病理基础）。另外早老素 1（PS-1）、早老素 2（PS-2）基因突变在早发性阿尔茨海默病（EOAD）中起到非常重要的作用，APOE 基因也可以影响 Aβ 生成沉积及清除代谢等病理生理过程。因此，遗传基因在 AD 疾病的发生发展中扮演了重要的角色。

2. 神经递质学说　神经递质是一种蛋白物质，在神经系统中枢中起到改变突触前膜突触后膜理化结构而传递信号的作用，与 AD 相关的神经递质包括乙酰胆碱系统、单胺系统、氨基酸类和神经肽递质。其中乙酰胆碱（acetylcholine，Ach）类递质的减少或缺失是 AD 的重要原因。既往文献有报告，尸检发现 AD 患者大脑前额叶皮质以及海马部位乙酰胆碱含量较正常老年人降低，可能原因为 AD 患者脑内乙酰胆碱转移酶（choline acetyltransferase，ChAT）活性和胆碱酯酶（acetylcholinesterase，AchE）异常所致，直接影响了乙酰胆碱的合成和胆碱能系统的功能。另外，生长抑素、促肾上腺皮质释放因子及去甲肾上腺素等神经递质在 AD 病理进程中也会间接或直接导致多巴胺羟化酶活性降低，而引发疾病。

3. 病毒感染　病毒感染可能是 AD 发生的另一大影响因素：动物实验中，在小鼠脑内植入组织变形类病毒，切片发现该类小鼠脑内出现典型的老年斑块及神经原纤维缠结；疱疹病毒是一类具有包膜的 DNA 病毒，近期国外著名神经病学杂志 Neuron 有报道，AD 发病可能与疱疹病毒有关，研究团队在 AD 患者的尸检大脑内发现疱疹病毒（HSV-1 和 HSV-2）菌株存在的痕迹，推测其可能通过免疫抑制、炎症反应等病理过程介导神经元损伤和修复困难，而导致阿尔茨海默病发生发展。

4.金属作用　来自于加拿大医生的研究报告显示，AD患者发病率与脑内铝金属含量呈正相关，但目前很多研究报道未能重复出该结果，因此AD发病是否是金属铝所致，仍存在争议。目前可能肯定的是老年痴呆的发生存在大脑皮质萎缩和神经原纤维缠结，形成淀粉样蛋白的状况，而该病理进程可能会与脑内一些金属超标有关联，是否存在因果联系，尚需要更多研究来证实。

5.免疫功能紊乱，自由基损伤　近几年来，科学家发现人类大脑中也存在淋巴系统，即脑胶质-淋巴途径和以脑膜淋巴管为核心的脑淋巴系统，因此有学者提出中枢神经系统疾病可能是一种免疫应答紊乱所致的疾病。从病理损伤的角度来看，阿尔茨海默病与免疫应答（毒性蛋白的快速清除）、自由基损伤、氧化应激反应等因素密切相关。AD患者脑内Aβ蛋白沉积并缺乏有效的清除方式，自身抗体的产生可能进一步增加神经元的损伤，这些代谢产物、毒性蛋白的反复积累，对神经元的不可逆受损起决定性作用。

（二）临床表现

该病起病缓慢或隐袭，多见于70岁以上老人（男性平均73岁，女性为75岁），女性较男性多（女：男为3:1）。一般早期症状容易被家人忽视，早期轻微的记忆障碍不易察觉。

临床初期，普遍不认为患者为痴呆患者，这个时候患者自己可能感觉到自己的能力下降，但是很难判断是不是年纪大了造成的，而身边的人都会觉得患者很正常。

在接下来的早期阶段，患者身边人会发现患者的不正常，包括：短期记忆出现问题，对话的时候找不到要表达的词，组织计划能力下降，算不清楚简单的账单（比如水电费，买东西找零），情绪多变，无法完成做菜等需要安排先后的活。之后如果疾病发展到中期阶段，患者会表现出更严重的能力缺陷，比如分不清当下的时间、地点，无法自己穿衣，甚至简单的起居也需要人照顾，并且可能丧失自我意识以及发生人格变化（比如以前很大方的变得很小气起来）。最后到了疾病的晚期阶段，患者基本丧失了所有语言能力，无法和外界进行沟通，所有的生活行为都需要帮助，患者很容易死于并发症，比如肺炎、摔倒，以及吞咽困难。

除此之外，痴呆的精神行为症状（behavioral and psychological symptoms of dementia, BPSD）也是疾病进程中非常重要的一个表现，它可以出现在疾病的各个阶段，发生率可以达到50%～80%。患者经常出现紊乱的幻觉、思维内容、心境或行为等症状，它包括了抑郁、幻觉、谵妄、情感淡漠、激越、去抑制、REM期睡眠行为障碍等表现。有研究表明，AD中最常见的BPSD症状是激越，其发生频率可以达到70%～80%。BPSD的出现常常意味着病情的进展及加重，它的反复发作会加重患者认知功能的下降，BPSD症状往往也是患者前往医院就医的一个主要的原因。

（三）诊断

针对AD患者，则包括早期诊断评估、症状和治疗效果评估。有许多AD患者并未得到诊断，仅有20%～50%的痴呆患者在初级医疗机构中有相应诊断的记录，而在低收入国家，诊断率更低，而获得诊断的患者其诊断也往往延迟。这种诊断延迟有多种因素影响，比如人们认为痴呆的症状是正常衰老，有记忆力问题的患者倾向于隐瞒甚至否认他们的症状，以及医疗人员对于痴呆诊疗经验不足等。目前其诊断主要根据患者或家属提供的病史来判断，非血管性痴呆患者可能一般及神经系统体格检查无明显阳性体征，临床上常用的神经心理评估、智能测试以及实验室生化检查和影像学检查将为诊断提供一定参考价值，结果综合分析，排除其他原因引起的痴呆，才能诊断为AD。

1. 神经心理学测验　目前来说,评估 AD 病情的方法多种多样,神经心理学测验为 AD 诊断提供一定程度上客观量化的依据。测验可以评定患者是否存在神经认知功能损伤,并根据不同量表测验对各神经认知领域受损的严重程度进行更为细化的评定。

(1) 简易精神状况检查(mini-mental state examination, MMSE):临床上使用最多的评估智能损伤程度病情的量表,其内容简练,测定时间短,评估者接受一定训练后即可上手,对于被试老人,容易被接受,且具有一定准确性。该量表包括 7 个方面的测评:时间定向力,地点定向力,即刻记忆,注意力和计算能力,延迟记忆,语言功能,视空间功能,总分范围为 0～30 分,测验分数与受试者文化教育程度有很大关联,因此在标准化的界值划分中,我们往往采用不同文化程度的划分,即:文盲≤17分;小学程度≤20 分;中学程度≤22 分;大学程度≤23 分,则说明存在认知功能损害。

(2) 阿尔茨海默病评估量表认知分量表(alzheimer's disease assessment scale-cognitive subscale, ADAS-cog):该量表用于评估 AD 发生发展中认知功能变化,神经心理学测验包括 12 个方面:记忆力、命名物体、命令任务、执行功能、语言、运用和视空间能力等各项认知功能的评估。部分研究将 ADAS-cog 量表主要应用于 AD 治疗前后的疗效评估,作为重要的参考指标之一。

(3) Mattis 痴呆评定量表(mattis dementia rating scale, MDRS):该中文版量表由复旦大学附属华山医院郭起浩教授等人根据原版 Mattis 痴呆评定量表修订而成,包括注意力、起始与保持、概念形成、结构和记忆五个因子,分别评估受试者注意力、执行功能、语言流程功能、记忆功能等方面。

(4) 听觉语言学习测试(auditory verbal learning test, AVLT):该测试用于对受试者记忆功能进行细化评估,其中包括:即刻记忆、延迟记忆,在非言语测试 5 分钟、20 分钟后请受试者回忆词语是否学习过。该量表也是轻度认知功能受损检测的重要量表之一，按记忆受损程度来划分是否存在轻度损害：60 岁以下，5 分；61～69 岁，4 分，70～79 岁，3 分即认为存在轻度受损。

（5）多维度神经认知心理评估量表：上述量表主要用于 AD 的诊断评估及总体认知评估，另外针对各不同认知域，临床或科研中常用一些专门的量表评估测试，例如：画钟测试、连线测验、Stroop 色词测验、数字广度测验、语义相似性测验、复杂图形模仿测验等。

（6）日常生活能力评估（activity of daily living，ADL）：可用于评定患者日常生活功能损害程度，评估受试者 8 项基本生活能力和 12 项工作性日常生活能力，包括有：躯体生活自理能力量表（如穿衣、脱衣、梳头和刷牙等），工具使用能力量表（如打电话、乘公共汽车、自己做饭等）。其中日常生活能力可能更易受疾病早期认知功能下降影响。

（7）行为和精神症状（behavioral and psychological symptoms of dementia，BPSD）的评估：痴呆患者在其病程发展中往往会表现出淡漠、易激惹、抑郁、幻觉、妄想、激越等精神行为症状，使用相关量表进行评测可以了解其病情严重程度。较为常用的量表有阿尔茨海默病行为病理评定量表（BEHAVE-AD）、神经精神症状问卷（NPI）和康奈尔痴呆抑郁量表（CSDD）、Cohen-Mansifield 激越问卷（CMAI）等，这些量表据知情者提供的信息进行评测，不仅能够发现症状的有无，还能够定量评估症状频率、严重程度等重要信息。

2. 血液学检查　目前，阿尔茨海默病的血液检测主要用于发现存在的伴随躯体疾病或并发症、发现潜在的危险因素，并能够在一定程度上排除其他病因所致痴呆。临床上常常检测的项目包括血常规、血糖、血电解质包括血钙、肾功能和肝功能、维生素 $B_{12}$、叶酸水平、甲状腺素等指标。有时候，对于高危人群或提示有相关临床症状的人群，可进行梅毒、人体免疫缺陷病毒、伯氏疏螺旋体血清学检查,加以排除外源性物质引起的痴呆症状。

3．神经影像学检查　近年来,神经影像学的发展使得人们能进一步以无创的方式了解 AD 患者脑内病理生理变化,头颅 CT 和磁共振 MRI 检查,可发现大脑皮质萎缩明显,已有大量文献资料表明,AD 患者海马区域及双侧颞叶枕叶等区域存在灰质体积减小,影像学的发现可以进一步支持 AD 临床诊断。需要提出的是,与 CT 相比,MRI 对中枢神经病理变化更为敏感,空间分辨率更高,可以检测出皮质下白质灰质及血管的细微改变(例如关键部位梗死),而基于血流动力学 BOLD 信号的功能态磁共振(fMRI)的发展,也为 AD 的诊断提供更多依据。另外,正电子发射断层成像(PET)和单光子发射计算机断层成像(SPECT)可提高阿尔茨海默病诊断的可信度。研究表明:18F- 脱氧核糖葡萄糖正电子发射断层成像(18FDG-PET)显示颞顶和上颞/后颞区、后扣带回皮质和楔前叶葡萄糖代谢降低,揭示 AD 的特异性改变。18FDG-PET 对 AD 病理学诊断的灵敏度为 93%,特异性为 63%,目前已发展为一种实用性较强的工具。目前国内外学者认为除了遗传基因外,神经影像的特征也能作为 AD 早期诊断的生物学标志物之一,并且与疾病的干预治疗紧密相关。

4．脑脊液检测　专家认为,阿尔茨海默病诊断的金标准为患者脑脊液内发现中枢神经系统相关病理性改变,如 Aβ、Tau 蛋白的异常,AD 患者的脑脊液中 β 淀粉样蛋白(Aβ42)水平下降(由于 Aβ42 在脑内沉积,使得脑脊液中 Aβ42 含量减少),总 Tau 蛋白或磷酸化 Tau 蛋白升高。在国外研究中,这一诊断方法具有很高的灵敏度和特异性:Aβ42 诊断的灵敏度 86%,特异性 90%;总 Tau 蛋白诊断的灵敏度 81%,特异性 90%;磷酸化 Tau 蛋白诊断的灵敏度 80% 和特异性 92%;Aβ42 和总 Tau 蛋白联合诊断 AD 与对照比较的灵敏度可达 85%～94%,特异性为

83%～100%。但因为操作烦琐、有创,使得这一诊断方法在临床上并不常用,在一些特殊病例(如朊蛋白病)的鉴别诊断中,推荐使用该方法。

5. 基因检测 如前所述,AD 存在家族聚集性,基因检测在一定程度可为临床诊断提供参考。其中淀粉样蛋白前体蛋白基因(APP)、早老素 1、2 基因(PS-1、PS-2)突变在家族性早发型 AD 中占 50%。文献报道,载脂蛋白 APOE4 不同基因型,AD 或轻度认知障碍的发生率也不同,并且各认知域受损程度也不同,因此检测 APOE4 基因型可为 AD 病情评估提供的参考依据。

### (四)阿尔茨海默病的诊断标准

美国国立神经病语言障碍卒中研究所 AD 及相关疾病协会(NINCDS-ADRDA)规定的诊断标准。AD 的诊断标准:标准 A 加上一个或多个支持性特征标准 B、C、D 或 E。

1. 核心诊断标准 标准 A:出现早期和显著的情景记忆障碍,包括以下特征:

(1)患者或知情者诉有超过 6 个月的缓慢进行性记忆减退。

(2)测试发现有严重的情景记忆损害的客观证据:主要为回忆受损,通过暗示或再认测试不能显著改善或恢复正常。

(3)在 AD 发病或 AD 进展时,情景记忆损害可与其他认知功能改变独立或相关。

2. 支持性特征

标准 B:颞中回萎缩,使用视觉评分进行定性评定(参照特定人群的年龄常模),或对感兴趣区进行定量体积测定(参照特定人群的年龄常模),磁共振显示海马、内嗅皮质、杏仁核体积缩小。

标准 C:异常的脑脊液生物标记。β淀粉样蛋白 1-42(Aβ1-42)浓度降低,总 Tau 蛋白浓度升高,或磷酸化 Tau 蛋白浓度升高,或此三者的组合。将来发现并经验证的生物标记。

标准 D：PET 功能神经影像的特异性成像。双侧颞、顶叶葡萄糖代谢率减低。其他经验证的配体，包括匹兹堡复合物 B 或 18F-FDDNP。

标准 E：直系亲属中有明确的 AD 相关的常染色体显性突变。

3. 排除标准

（1）病史：突然发病；早期出现下列症状：步态障碍，癫痫发作，行为改变。

（2）临床表现：局灶性神经表现，包括轻偏瘫，感觉缺失，视野缺损；早期锥体外系症状。

（3）其他内科疾病，严重到足以引起记忆和相关症状：非 AD 痴呆、严重抑郁、脑血管病、中毒和代谢异常，这些还需要特殊检查。与感染性或血管性损伤相一致的颞中回 MRI 的 FLAIR 或 $T_2$ 信号异常。

（4）确诊 AD 的标准　有临床症状，且存在组织病理（脑活检或尸检）的证据，即可确诊 AD；另外，如有临床症状又有遗传学（1 号、14 号或 21 号染色体的突变）的 AD 诊断证据，两方面的标准必须同时满足。

（五）鉴别诊断

1. 轻度认知功能障碍（MCI）　轻度认知障碍（MCI）是痴呆疾病进展的前驱阶段，仅有记忆力障碍，无其他认知功能障碍，MCI 可分为遗忘型轻度认知障碍（aMCI）和非遗忘型轻度认知障碍（non-aMCI），研究表明，aMCI 是阿尔茨海默病的高危人群，老年人在经过 aMCI 阶段后极可能向 AD 转变。根据疾病的不同阶段特征表现可以加以渐变，AD 患者还伴有计算力、定向力和人格等障碍，这些功能缺损在 MCI 患者中很少见，并且早期 AD 患者可能伴随人格改变，行为异常等，MCI 中少见。

2. 谵妄　谵妄患者可出现认知功能下降，常表现为定向力差，理解能力、应答能力下降，使患者形似痴呆，但两者之间存在区别。谵妄起病较急，通常由系统性疾病或脑卒中引起，谵妄时可意识模糊,痴呆患者意识清楚。

3．老年抑郁症 老年抑郁症是临床上较为常见的老年精神疾病之一,患者核心症状为心情低落、对各种事物缺乏兴趣和高兴感,有罪或无用感,在此基础上存在认知功能损害。研究表明,其认知损害发生率可达 50%～75%。老年抑郁症与阿尔茨海默病存在相似临床表现,需进行鉴别诊断,前者认知损害的核心为信息处理速度以及执行功能,而后者认知损害核心为记忆功能,除此之外,临床上抑郁症样表现也是两者鉴别点之一。需要指出的是,目前也有学者认为老年抑郁症可能是阿尔茨海默病临床前期表现之一,因在时间点上无法准确区分两者,仍是 AD 研究领域难点之一。

4．皮克病(Pick disease) 该病表现为进行性智能障碍,早期即可出现人格改变、自知力差和社会行为衰退,遗忘、空间定向及认知障碍出现较晚。其主要病理改变主要发生在额叶、颞叶,CT 显示特征性额叶和颞叶萎缩,与 AD 的弥漫性脑萎缩不同。

5．血管性痴呆(VD) VD 患者多存在卒中史或心脑血管病高危因素,认知障碍多发生在脑血管病事件后 3 个月内,病程发展可以突然发生或呈阶梯样缓慢进展,并且在神经系统检查时能发现局灶性体征,CT 或 MRI 检查可显示多发梗死灶,除外其他可能病因。

6．帕金森病(PD)痴呆 PD 患者也常常出现智能损伤,类似阿尔茨海默病表现,临床统计其智能损伤发病率可高达 30%,表现为近事记忆稍好,执行功能差,PD 神经影像特征与 AD 相比不具有特异性,病理切片相比较,约 10% 的 AD 患者可发现Lewy 小体,20%～30% 的 PD 患者可见老年斑和神经原纤维缠结,Guamanian Parkinson 痴呆综合征患者可同时有痴呆和帕金森病症状,常在脑皮质和白质发现神经原纤维缠结。PD 痴呆患者会出现锥体外系症状,如静止性震颤、肌张力增高、运动迟缓等，另外执行功能障碍是 PD 痴呆患者核心认知损害症状。

7. 弥漫性路易体痴呆（dementia with Lewybody，DLB）表现为帕金森病症状、视幻觉、波动性认知功能障碍，伴注意力、警觉异常，运动症状通常出现于精神障碍后一年以上，患者易跌倒，对精神病药物敏感。

8. AD 尚需与酒精性痴呆、颅内肿瘤、慢性药物中毒、肝功能衰竭、恶性贫血、甲状腺功能减低或亢进、Huntington 舞蹈病、肌萎缩侧索硬化症、神经梅毒、CJD 等引起的痴呆综合征鉴别。

## （六）预后

阿尔茨海默病（AD）目前仍是一个无法逆转的疾病，尽管现有的治疗方法可以减缓疾病的进展，但终难阻止其进入严重痴呆状态，最后基本日常生活能力丧失以及过早死亡。在高收入国家，仅有 40%～50% 的痴呆患者得到诊断；在中低收入国家，诊断的覆盖率可能不超过 5%～10%。同时，即使患者经过诊断，其治疗也不规范。

## （七）治疗

迄今为止，仍没有能逆转或阻止阿尔茨海默病症状的药物，该病的治疗主要通过药物来改善患者的症状，药物治疗虽然不能逆转患者的认知功能，但可以减缓患者认知功能下降的速度，使早期阿尔茨海默病患者的预期寿命延长 3～5 年。

1. 益智药或改善认知功能的药

（1）胆碱酯酶抑制剂（ChEI）：多奈哌齐、卡巴拉汀作为胆碱酯酶的抑制剂，可能在发病机制中起到阻断神经原缠结、老年斑形成等病理过程，从而改善 AD 患者认知功能，部分国内外研究报道，这两种 ChEI 药物可能对中、重度 AD 也具有疗效。另外，该类药物对 AD 患者的兴奋、激越等精神行为症状有一定的效果。较为公认的停止药物治疗的时间是当患者病情进展到完全依赖他人的严重终末期。

（2）兴奋性氨基酸受体拮抗剂：该类药物代表为美金刚，对中、重度 AD 患者疗效确切，在治疗期内可有效改善患者部分认知功能以及个人生活能力，并且对于存在精神病性症状如妄想、激越等效果明显。美金刚耐受性良好，少量患者中出现有幻觉、意识模糊、头晕、头痛、疲倦等不良反应。联合用药获益更大。联合美金刚和胆碱酯酶抑制剂治疗比单用 ChEI 更具疗效，两者联合有相互增效的作用。

（3）其他：脑代谢活化剂（甲磺酰麦角碱混合物，如脑通、二氢麦角碱、尼麦角林等）及吡咯烷酮衍生物（吡拉西坦、茴拉西坦、奈非西坦、奥拉西坦）。该类药物的主要功效为通过增强脑细胞的新陈代谢增加脑细胞摄氧和葡萄糖的作用，改善脑代谢功能，营养神经细胞，并由通过调节突触前膜离子通道，促进神经递质传递，从而改善认知功能。因该类药物仅从改善脑代谢的角度治疗阿尔茨海默病，无法从本质上逆转 AD 病理性改变，临床研究多报道此类药物的"延缓"痴呆功效，因此在中、重度痴呆患者中，改善脑代谢类的药物疗效并不显著。

2. 控制伴发的精神病理症状　阿尔茨海默病患者伴随精神行为症状，应进行积极处理和持续干预，处理首先积极寻找精神症状的诱因或加重因素，在此基础上优先采用一些非药物/药物手段去除诱因，改变诱发环境、解决家庭冲突和改善社会支持，增加智能刺激，非药物干预方面可有多种形式，包括行为干预、音乐治疗、舒缓治疗、认知刺激治疗等。药物对症治疗方面，抗痴呆药物均有一定改善精神症状的作用，如多奈哌齐、卡巴拉汀、加兰他敏等，可在一定程度上改善患者幻觉、妄想、兴奋激越等症。如果改善认知的药物治疗后患者仍有较严重的精神症状，可考虑以下药物治疗。当症状改善后，宜及时停药。

（1）抗焦虑药：患者如出现焦虑、激越、失眠症状，可给予短效苯二氮䓬类药，如艾司唑仑、阿普唑仑、奥沙西泮（去甲羟安定）、劳拉西泮等，药物剂量应按老年人用药原则，即考虑小剂量且不宜长期应用。治疗过程中防止出现药物不良反应,例如过度镇静、嗜睡、言语不清、共济失调和步态不稳等。部分患者容易出现白天瞌睡、晚上失眠等睡眠节律紊乱症状,应增加白天活动时间,同时可尝试调节生物节律药物如褪黑素。积极处理可诱发或加剧患者焦虑和失眠的躯体病,如感染、外伤、尿潴留、便秘等。

(2)抗抑郁药:如前所述,老年抑郁症可能是 AD 病程的前期症状之一,量表评估显示,AD 患者中约 20%～50% 存在抑郁状态,因此正确使用抗抑郁药对于此类患者显得尤为关键。对于症状较轻且历时短暂者,应先尝试通过心理治疗、认知疗法、环境改善等方法进行干预。如病情严重者,可加用抗抑郁药。老年患者用药应尽量选择副作用小的新型抗抑郁药,如 5- 羟色胺再摄取抑制剂(SSRI)帕罗西汀、舍曲林口服。或去甲肾上腺素和特异性 5- 羟色胺能抗抑郁药(NaSSA)米氮平等口服使用,避免使用心血管副作用较大的传统三环类抗抑郁药。

(3)抗精神病药:循证医学疗效证据显示,第 2 代抗精神病药物利培酮、喹硫平、奥氮平的使用有助于控制患者的行为紊乱、激越、攻击性和幻觉与妄想,一些中重度痴呆患者精神行为症状严重并缺乏其他有效治疗方法时,可选用小剂量第 2 代抗精神病药物。使用过程中,根据治疗获益与不良反应时间进行权衡,严密观察患者临床症状,缓慢逐渐增量,一旦精神症状控制,建议逐步停药,以防发生药物副作用。

3. 认知干预　认知干预是药物治疗的有效补充。一方面,针对痴呆患者,特别是轻中度痴呆患者,联合应用认知干预和胆碱酯酶抑制剂可以为患者提供更多获益。另一方面,随着痴呆与认知障碍疾病干预的重点转移到痴呆前阶段,目前仍无有效的针对痴呆前阶段进行干预的药物,而认知干预,特别是认知训练,有望成为痴呆前阶段患者和痴呆风险人群的早期干预和预防手段。

认知干预（cognitive intervention）主要是指采用非药物干预手段对认知功能进行直接或间接治疗。认知干预分为三种类型，即认知刺激（cognitive stimulation）、认知康复（cognitive rehabilitation）和认知训练（cognitive training），其采用的干预方法、靶向治疗人群和治疗的目的各不相同。

认知刺激通常是指以团队活动或讨论的形式，采用非特异性的认知干预手段，如手工制作、主题讨论和数字迷宫任务等，以改善认知障碍患者的整体认知功能或社会功能，其干预对象主要为轻中度痴呆患者。

认知康复是指通过医生和照料者协作，采用个体化干预手段或策略，帮助认知障碍患者维持或改善某些日常生活能力或社会功能，如进食、服药和洗漱等。认知康复的实施通常是结合患者的日常生活，其主要目的不是提升患者的认知功能，而是维持和改善患者在日常生活中的独立性和关键个体功能，其干预对象主要为因认知功能障碍而导致日常生活能力或社会功能受损的患者。

认知训练是指通过对不同认知域和认知加工过程的训练来提升认知功能、增加认知储备。认知训练可以针对记忆、注意和执行加工过程等一个或多个认知域开展训练，可以采用纸笔式或计算机化的训练形式。随着计算机化训练方法的应用，认知训练可以针对被训练者的认知水平选择训练难度，并可根据训练表现进行动态调整，从而实现适应性的训练效果。目前认为，大多数的认知域具有可塑性，即针对一个认知域的训练，可以提升在训练任务和没有训练的同认知域任务上的表现。部分研究显示认知训练的效果具有迁移性，即针对一个认知域开展训练，可以同时提升本认知域和其他认知域的表现。

## （八）预防

随着人类社会医疗保健水平的提高，人类的平均寿命，意味着老年人群中患有阿尔茨海默病的人数也越来越多。目前全世界有三千五百万阿尔茨海默病患者。据估计这一数字将在2050年前突破一亿。遗憾的是,目前尚没有任何医学手段可以从本质上治愈AD,但研究已证实某些生活方式、环境因素与营养状态可以延缓AD的发病及病程进展。例如:地中海式饮食(多吃蔬菜、水果、鱼、海鲜、豆类、坚果类食物)可能与AD风险降低相关。行为因素方面,老年人参与社交活动,参加体育活动,以及有认知刺激的活动,均与AD的风险降低相关。

## 五、血管性痴呆

### 【案例】

66岁的王老伯,在他60岁退休单位体检时查出有高血压病、糖尿病、高血脂血症。生性乐观的他因自觉没什么不舒服,也未加以重视和治疗。爱吃美食的他,退休后便和爱人多处旅游、尝遍天下美食。但一天,他突然出现左侧手脚无力,后来逐步发展到一侧不能动,口齿也不清晰。被送至医院,头颅CT显示中脑脑桥部位有梗塞。经住院治疗后病情稳定下来,但遗留了一侧肢体活动,整天只能待在家中。这次大病后王老伯不敢再一意孤行了,降糖药、降压药、降脂药、抗凝药物均按规定服用。王老伯脑梗后虽然按时吃药,血压和血糖基本控制理想,但是他自觉脑梗后记性明显变差了,自觉吃过没吃过药老是记不住,要反复问爱人,在家中情绪波动较大,有时会为些小事骂个不停,时情绪低落认为自己快不行了向爱人交代身后事。家人发觉其异常来就诊,通过病史、体格检查、神经心理的检测,诊断王老伯患有血管性痴呆。

血管性痴呆(vascular dementia,VaD)的发病率仅次于AD,是痴呆的一大类型,约占全部痴呆的20%。ICD-10中定义了"血管性痴呆":包括多发脑梗死性痴呆,即一大类由于缺血性、出血性及急/慢性缺血缺氧性脑血管病引起的以高级认知功能受损为主的临床综合征,在起病、临床特点和病程上均与AD

不同,典型病例有短暂脑缺血发作病史,过后以记忆和思维损害成为临床上的突出症状,往往在某次短暂脑缺血发作后突然起病或逐渐起病,脑血管梗塞的影响可以累加。

VaD 的治疗主要包括针对原发性的脑血管疾病和促进脑功能恢复两方面的治疗。其治疗原则为防治卒中,改善认知功能,控制精神和行为症状以及伴随症状的治疗和康复治疗。

血管性痴呆的患者会出现易激惹、攻击等异常行为,可从以下几个方面应对行为改变。

1. 尽可能找到诱发行为改变的因素,尽量避免其再次发生。

2. 通过交谈和安抚来安慰患者,使其保持冷静。

3. 分散注意力是缓解不当行为的有效方法。

4. 不要惩罚患者,不要不予理睬。

5. 如果患者喜欢藏东西,应尽量找到规律,如喜欢藏什么,藏在什么地方等。

6. 如果患者有攻击行为,尽量不要责骂、侮辱或激怒他们,应站在患者的立场去思考,想象一下他们的感受以及他们想表达的意思。

7. 突发的攻击事件会令照料者感到痛苦和心力交瘁,尝试找一些方法来缓解照料者的情绪。

8. 就诊时告知医生患者这些异常的行为。

## 六、路易体痴呆

【案例】

患者于半年前无明显诱因出现动作缓慢、起床迈步转身费力,呈弯腰驼背姿势,时有肢体不自主抖动,以安静时为甚,并伴有反应迟钝,记忆力下降明显,常呆坐于家中,无法进行日常家务活动。曾就诊于某三甲医院,诊断为"帕金森综合征,焦虑伴抑郁状态可能",予"多巴丝肼、金刚烷胺、草酸艾司西酞普兰、阿普唑仑"等治疗后,患者动作缓慢、肢体抖动有所好转。3 个月前，无明显诱因患者出现明显视幻觉，经常称天花板上爬满各种动物，鞋子里有活虾在游动。

路易体痴呆（dementia with Lewy body，DLB）于 20 世纪 90 年代，首次被德国神经学家 Freiderich H. Lewy 发现。其主要病理表现为神经元胞质内发现 Lewy 包涵体，与阿尔茨海默病 Tau 沉积、神经原缠结等病理变化类似，DLB 中 α- 突触核蛋白（路易小体）存在异常沉积，由于蛋白表达或代谢途径异常，该核蛋白由可溶性变为不溶性而产生聚集沉积，并在脑内弥散分布，存在于大脑的不同区域。帕金森病患者脑中也被发现有路易小体的存在，其主要存在于黑质区；而 DLB 患者脑中的路易小体则遍布大脑皮质，从而影响各种高级神经信息加工与处理过程。虽然目前还不清楚路易小体是如何产生及进行各种生物学过程的，但因影响神经递质传递或神经元胞内物质代谢清除，使得 DLB 表现出与 AD 患者相似的临床症状，同样存在认知功能下降以及精神症状，不同的是 DLB 总体认知功能受损，突出表现为注意功能、执行功能以及视空间功能等障碍，与 AD 记忆障碍为主相区别，并且这种认知功能障碍呈波动性，例如在疾病早期，患者注意力障碍、断续言语等异常症状与正常情况交替出现。患者预后较差，病程 5～10 年，患者多死于并发症。

路易体痴呆的诊断标准：

1. DLB 临床诊断必备条件　包括进行性认知功能减退，影响社会及工作能力，具有以下 3 项中 2 项：

（1）波动性认知功能障碍，注意力和警觉障碍波动最明显。

（2）反复发作的视幻觉。

（3）同时或之后发生帕金森综合征，

2. 支持 DLB 诊断条件

（1）反复跌倒。

（2）晕厥。

（3）短暂意识丧失。

（4）对神经安定剂敏感。

（5）其他形式的幻觉。

3. 不支持 DLB 诊断条件  提示脑卒中的局灶性神经系统体征或影像学证据，或其他可能导致类似临床症状的躯体疾病。

4. MRI 冠状扫描，DLB 颞叶萎缩不明显，AD 颞叶内侧萎缩，有助于鉴别。DLB 早期脑电图多正常，少数背景波幅降低，可见 2～4hz 周期性放电、颞叶 α 波减少和短暂性慢波。睡眠脑电图出现快速眼动期异常对诊断有一定价值。

5. 鉴别诊断

（1）Alzheimer 病：为进行性认知功能减退，常因遗忘、虚构使幻觉描述含糊不清，与 DLB 波动性认知障碍，视幻觉具体生动不同。

（2）帕金森病可出现痴呆，药物治疗可产生视幻觉，酷似 DLB，但帕金森病痴呆晚期出现，运动障碍症状用多巴类治疗有效；DLB 认知障碍早期出现并有波动，运动障碍表现强直、少动，很少出现静止性震颤。

## 七、额颞叶痴呆

额颞叶痴呆（frontotemporal dementia，FTD）是一组以额叶和颞叶神经元退行性变为特征的痴呆综合征，中年、老年人群均可发病，约占全部痴呆患者的 1/4，发病高峰为 60 岁，女性较多。该病主要病理改变为病变部位发现 Pick 小体，可能病因与多基因突变有关，造成大脑半球额叶、颞叶等部位神经元变性萎缩（不同亚型起病部位不一致），尸检病理切片中可见：神经元肿胀、丢失，胶质细胞或神经元中存在包涵体，Tau 蛋白异常沉积。患者起病初期缓慢，出现人格改变、言语障碍及行为异常，而认知功能相对完整，但部分累及执行功能、注意、判断等功能，额叶受损患者可能存在额叶释放征，例如强握反射、吸吮反应等。随时间进展，可发展为全面认知功能障碍，有的亚型表现为言语表达功能障碍或运动功能受损（进行性核上麻痹、运动神经元病），疾病晚期表现整体与 AD 的认知受损与生活能力丧失类似。FTD 为持续进展性病程，预后差，患者生存期常常为 6.5～11 年。

目前额颞叶痴呆和 Pick 病尚无统一的诊断标准，以下标准可作参考：

1. 中老年人（通常 50～60 岁）早期缓慢出现人格改变、情感变化和举止不当，逐渐出现行为异常，如 Klüver-Bucy 综合征。

2. 言语障碍，早期出现如言语减少、词汇贫乏、刻板语言和模仿语言，随后出现明显失语症，早期计算力保存，记忆力障碍较轻，视空间定向力相对保留。

3. 晚期出现智能衰退、遗忘、尿便失禁和缄默症等。

4. CT 和 MRI 显示额和 / 或颞叶不对称性萎缩。

5. 病理检查发现 Pick 小体和 Pick 细胞。

具备 1～4 项，排除其他痴呆疾病，临床可诊断为额颞叶痴呆，如有家族史遗传学检查发现 Tau 蛋白基因突变可确诊；具备 1～5 项可确诊为 Pick 病。无 Pick 小体和 Pick 细胞是额颞叶痴呆与 Pick 病的主要病理鉴别点。

# 参 考 文 献

[1] SACHDEV P, ANDREWS G, HOBBS MJ, et al. Neurocognitive disorders: cluster 1 of the proposed meta-structure for DSM-V and ICD-11[J]. Psychol Med, 2009, 39 (12): 2001-2012.

[2] SACHDEV P S, BLACKER D, BLAZER D G, et al. Classifying neurocognitive disorders: the DSM-5 approach[J]. Nat Rev Neurol, 2014, 10 (11): 634-642.

[3] 世界卫生组织. ICD-10 精神与行为障碍分类 [M]. 北京：人民卫生出版社, 1993.

[4] PETERSEN R C, SMITH G E, WARING S C, et al. Aging, memory,

and mild cognitive impairment[J]. Int Psychogeriatr, 1997, 9（Suppl 1）: 65-69.

[5] 中国痴呆与认知障碍诊治指南写作组，中国医师协会神经内科医师分会认知障碍疾病专业委员会. 2018 中国痴呆与认知障碍诊治指南（五）：轻度认知障碍的诊断与治疗 [J]. 中华医学杂志，2018，98（17）：1294-1301.

[6] American Psychiatric Association. Diagnostic and statistical manual of mental disorders. 5th edition.[M]. Arlington（VA）: American Psychiatric Association, 2013.

[7] SOLFRIZZI V, PANZA F. Mediterranean diet and cognitive decline. A lesson from the whole-diet approach: what challenges lie ahead?[J]. J Alzheimers Dis, 2014, 39（2）: 283-286.

[8] SINGH B, PARSAIK A K, MIELKE M M, et al. Association of mediterranean diet with mild cognitive impairment and Alzheimer's disease: a systematic review and meta-analysis[J]. J Alzheimers Dis, 2014, 39（2）: 271-282.

[9] GOMEZ-PINILLA F, SO V, KESSLAK J P. Spatial learning and physical activity contribute to the induction of fibroblast growth factor: neural substrates for increased cognition associated with exercise[J]. Neuroscience, 1998, 85（1）: 53-61.

[10] HALL CB, LIPTON RB, SLIWINSKI M, et al. Cognitive activities delay onset of memory decline in persons who develop dementia[J]. Neurology, 2009, 73（5）: 356-361.

# 第三章

# 急诊医学中的心理护理

## 第一节 引 言

急诊护理作为急诊医学的重要组成部分，是一门实践性、科学性、技术性和服务性很强的学科。它是研究各种急性病症、自然灾害和突发事件急救护理的新专业。无论是在战争时期还是和平年代，护理在急诊医学中的作用都至关重要。随着社会经济的进步和科学技术的飞速发展，人民生活水平日益提高，自然寿命显著延长，人口老龄化问题日趋严重，疾病谱不断改变，以及人们对健康的认识和需求日益提高，各种新的急危重症、突发事件和意外事故迅速增多，大大增加了急诊护理的工作量，使急诊护理工作越来越受到重视，同时急诊护理事业也得到了迅速的发展。急诊的急救工作与护理工作承前启后，对急诊患者的生存和康复起着关键性的作用。

整体护理作为顺应新时代护理理论发展需求的一种新兴的护理模式，已成为目前我国护理行为的实施原则与中心思想。整体护理的目标是针对不同患者的生理、心理、社会、文化背景和精神等多层次的需求，为患者提供最佳的护理。整体护理研究的对象是在一定社会环境下的"自然人"。在新时代，人们对于健康的定义早已不仅仅局限于没有躯体疾病，而是人在生理、心理、社会，共同达到圆满的理想状态。因此，护理工作的重点不仅聚焦患者在生物学上的某些疾病，而且要把患者作为一个"整体人"来对待,根据患者的身体、心理、社会、文化和精神需求提供最适合的整体护理。这与"生物-心理-社会"医学模式完全契合。在整体护理模式中,护理人员应关注到环境因素、心理状态和社会因素对疾病转归的影响。护理人员的职责应以日常护理工作为基础,根据患者的身心需求,为患者解除病痛,保障患者的身心健康。在新医学模式指导下,心理护理在整体护理模式中发挥着重要作用,已成为整体护理中不可或缺的关键要素。

伴随着整体护理模式进一步地深化开展,急诊护理学在院内急救中发挥着强大作用,护理心理学的临床应用为广大病患缓解痛苦,同时,各学科各领域的交叉合作日益受到重视,人们愈发意识到心理护理在急诊医学中的重要性。心理护理是根据心理学理论,通过多种途径和方式影响和改变护理对象的认知、情感以及意志行为等方面,帮助其达到最适宜的身心状态,同时促进康复的连续过程。心理护理作为现代急诊医学的重要组成部分,在维护患者身心健康,使患者获得最佳治疗效果方面发挥了不可替代的作用。在急诊工作中,护理人员通常更加注重采取积极救助和护理措施,以挽救患者的生命,而忽视了对于患者及其陪伴者的心理护理。过去认为急诊患者往往病情凶险,护理人员只要以最佳的技术和最快的速度抢救患者脱险就完成了任务,却将心理护理摆到了最微不足道的位置。近年来,随着急救护理学的发展日臻完善,人们普遍意识到急诊患者对于心理护理需求的迫切。因为急诊患者往往面临着病痛、意外对于生命的巨大威胁,陷入高度应激的心理状态,再加上抢救时种种的人为与环境刺激,无疑会令患者陷入极度恐惧,甚至加重病情。此时,如果施以准确恰当的心理护理,将有助于患者提高治疗依从性与情绪的稳定,甚至转危为安。

急诊患者最常见的心理反应包括焦虑、恐惧、紧张不安、担忧,十分渴望能得到最为妥善与及时的救治。与此同时,急诊患者的心理活动复杂多变。比如平素健康的人突发心脑血管疾病或遭遇重大意外创伤而急诊入院，极易打破心理平衡，引发情绪崩溃。不同的病情、年龄、性别、职业、文化水平、经济条件等也对患者的心理活动产生不同影响。因此，护理人员要善于对不同背景的各类患者实施针对性、个体化的心理护理。此外，对于急诊患者共性心理特征要进行总结，比如恐惧往往是急诊患者的常见心理反应，因此，心理护理的首要任务是给予患者安全感，使其能安心地接受治疗。

1. 急诊科服务过程中可能遇到的急症　包括：

（1）呼吸内科急症：如重症支气管哮喘、气胸、急性呼吸窘迫综合征、急性肺栓塞等。

（2）心血管内科急症：如心搏骤停、急性心肌梗死、心绞痛、急性心衰、高血压急症、休克等。

（3）代谢内分泌急症：如低血糖、糖尿病酮症酸中毒、甲状腺危象等。

（4）脑血管病急症：如脑出血、脑血栓、脑栓塞等。

（5）外科急症：如胸部创伤、重型脑创伤、多发伤、烧伤、急性阑尾炎、胃肠穿孔等。

（6）小儿及妇产科急症：如小儿惊厥、意外情况下分娩、重度妊娠高血压综合征等。

（7）各类中毒：一氧化碳中毒、急性有机磷农药中毒等。

（8）意外伤害：如淹溺、中暑、电击伤等。

（9）五官科急症：如眼外伤、呼吸道异物、鼻出血等。

（10）急性症状：如心悸、头痛、恶心、呕吐、高热、胸痛、昏迷、抽搐等。

2. 在遇到以上的急诊患者时，除了积极抢救急症外，护理人员还需稳定患者情绪，使患者有安全感，配合治疗。

（1）接诊态度亲和、有条不紊：在患者入院初始，是护患关系建立的最重要的阶段，也为日后彼此合作的顺畅打下良好的基础。对于急诊护士而言，由于工作量巨大，极易导致冷漠麻木的心理特征，但对于患者来说，可能是其有生以来首次进入医院抢救室，因此，护士温和的态度，耐心地询问与关怀，会对患者产生情绪安抚的作用。同时，有条不紊的工作安排，展现训练有素的职业风范，将获得患者及家属的信赖。

（2）娴熟的技术、严谨的作风、专业的诊治：急诊的特殊性，除了患者病情急、家属心情急，还有医生抢救急与护士配合急。不仅如此，急诊护士的工作往往暴露在众人面前。因此，要求急诊护理人员具备冷静的头脑、娴熟的操作技术和严谨慎独的作风，如此，才能以自己专业的技术给患者及家属吃下一颗定心丸。值得一提的是，急诊护理人员在工作中要格外注意语言的使用。因为急诊患者，往往处于心理失衡的状态，难以迅速恢复往常的理性，对于周围环境中的变化格外敏感，容易引发负性心理反应。急诊护理人员要意识到这点，在与患者沟通中，避免态度的生硬、不耐烦，而应做到语言简明扼要、通俗易懂，态度温和有礼。除此之外，急诊护理人员还要与其他医护人员紧密合作，对急诊患者给予心灵上的关心与抚慰。以人为本，对于急诊患者，护士应耐心、科学地解释诊治过程中的问题，以解除患者的疑虑，及时有效地进行心理疏导，消除急诊患者心中存在的心理冲突或心理障碍，针对每位患者的具体情况及时做好心理疏导工作，缓解患者的心理冲突，减轻患者的精神痛苦，给予支持与鼓励，及时告知检查结果或诊治后病情变化，增强患者治愈疾病的信心，建立良好的护患关系，以减轻患者的紧张和焦虑，消除患者的悲观和绝望。另外，患者家属作为患者的依靠，其情绪和言行对患者也有着很大的影响。因此，在急诊心理护理过程中，患者家属的心理辅导亦不能忽视。出于对患者的关心，急诊患者的家属往往情绪焦虑、急躁、易激动。在认真做好急诊抢救和护理工作的同时，护理人员还应尽可能耐心地向家属介绍患者的情况，保持言语温和，尽力安抚患者家属,稳定家属情绪,并指导他们分担对患者的心理护理,使之配合医护人员的工作,为急诊患者争取宝贵的抢救时间。总之,由于急诊患者的特殊性,医护人员要更加重视患者的心理护理,急患者之所急,和谐的医护关系与患者病情的恢复密不可分,只有患者及家属满意,才能减少不必要的医疗纠纷。

急诊医学中的心理护理是顺应卫生事业发展及护理模式转变的产物,是集护理人员的智慧、爱心和汗水的结晶。良好的急诊心理护理对提高急诊护理质量至关重要,是促进急诊患者康复,构建和谐护患关系的基石。急诊护理人员应充满爱心,富有责任心,对急诊患者进行及时有效的心理护理,以增强患者的安全感、信任感和舒适感。良好的护患关系既可增强急诊临床护理效果,又可提高病员救治质量,对挽救患者生命,促进患者康复,降低致残率,提高患者生活质量具有重要意义。

## 第二节　心理护理原则和操作

急诊科是医院急症诊治的首诊之地,是院内急救的主要场所,是急危重症患者最集中、病种最多、抢救和管理任务最重的科室。急诊科 24 小时负责为来院的急诊患者进行抢救生命、稳定病情和缓解病痛的处置,为患者及时获得后续的专科诊疗提供支持和保障。来院就诊的急诊患者,除了急症之外,还会出现很多心理特点。

### 一、急诊科患者的心理特点及影响因素

#### (一) 心理特点

临床观察表明,不同病种的急诊患者的心理反应特点具有以下共性规律:

1. 恐惧、焦虑　多发生在患者初入院后 1～2 天,患者大多出现明显的恐惧与焦虑,表现为情绪过度紧张,大汗淋漓,全

身发抖,迫切要求尽快得到最佳治疗和护理,严重者可有惊恐发作或精神病性症状,这是合理的心理反应及原始心理防御机制。如急性心肌梗死的患者可因持续剧痛而产生濒死的极度恐惧、惊慌失措。急诊入院患者因突然离开熟悉的环境和亲人,面对陌生而紧张的环境,易产生"分离性焦虑";伤残患者,因身体完整性受损,担心影响日后的工作、学习和家庭生活,易产生"阉割性焦虑"。有些患者担心医生不负责任、自己的疾病被误诊。经济状况不佳的患者,担心收费过高,无力承担。中老年患者因在单位或家庭中担任重要角色,使其放心不下工作或家庭,顾虑重重,焦虑不安。年轻患者主要是关注自己的疾病是否会留下后遗症,从而影响日后的工作、婚姻、家庭生活。

2. 否认 这在病情严重的患者中间多见。患者否认自己有病,或不承认患病的事实。调查显示,约50%的急危重症患者出现否认心理。短期的否认可以缓解患者过度紧张焦虑的情绪,对患者具有保护作用,若长期存在否认心理则不利于其适应疾病过程和康复,不利于树立战胜疾病的信心。

3. 孤独、抑郁 尤其在缺少陪护的急诊患者中多见。主要原因:患者认识到疾病预后不良,身体状况、社会功能将会受损无疑,对治疗前景悲观;与外界隔离,亲人不在身边陪护,在留观室无法与其他病友交流;医护人员与其谈心的时间较少;家属探视时间有限,均可使患者出现孤独、悲观、沮丧、抑郁心理,有的甚至出现自杀倾向。例如,有的患者因担心生活自理能力丧失、不能重返工作岗位、失去经济来源而忧虑;有的因创伤导致肢体瘫痪、毁容等而产生抑郁情绪;有的因监护和治疗的需要,身上多根导管或导联线,如吸氧管、导尿管、鼻饲管、静脉通道,使其产生强迫静卧和捆绑感、无助感。家庭困境使患者承受经济压力,缺乏支持,如流浪、拾荒、无业者,对生命厌倦放弃自我救治和医疗救助。

4. 愤怒 意外受伤者,因感觉委屈而愤怒。患重病者抱怨命运不佳而愤怒;持续疼痛难以忍受者也易产生愤怒情绪。患者主要表现为情绪激动、烦躁、敌意、行为失控,吵闹哭泣、寝食难安,甚至拒绝治疗,同时伴有心率加快,血压、血糖升高等。

5. 依赖　多见于重症患者。一切活动均由医护人员辅助,独立性下降。有的患者经过精心治疗和护理后,转危为安,病情稳定,却因担心疾病再次复发而不能得到及时救护,对已经熟悉的医护人员产生依赖,不愿意离开。

### (二)急诊患者心理的影响因素

1. 疾病因素　疾病来势凶猛、伴随症状明显(如发热、呼吸困难、疼痛、恶心),给患者造成难以忍受的痛苦及不适,且患者毫无心理准备,担心医护抢救不及时,会危及生命安全,由此产生恐惧死亡的心理。此外,急性病骤然改变了患者的生理功能、心理、社会生活状况,使其难以迅速适应患者角色的转变。

2. 环境因素　患者进入急诊室,会产生很大的心理压力。诊室与外界隔离,患者面对的是天花板、监护仪、除颤器、输液装置、吸氧、吸痰装置等;看到的是医护人员紧张而严肃的表情;听到的是单调的仪器工作声、仪器报警声,医护人员严肃的谈话以及其他患者痛苦的呻吟。24 小时不间断的各项治疗、生命体征的监护及照明设施,严重剥夺患者正常的睡眠。有患者表示,如此的环境似乎无时无刻不在提醒自己,病得有多么严重。还有不少患者认为医护人员关心的不是患者本身,而是他们身旁的监护仪器数据的变化,使患者备受冷落,特别是进行机械通气的患者,因不能通过语言与医护人员交流,孤独感尤为严重。

3. 治疗因素　由于诊断及抢救的需要,患者短时间接受许多不熟悉的医疗护理操作及特殊检查,如动静脉插管、B 超检查、X 线检查、放置胃管或导尿管、血气分析等,给患者带来诸多不适与痛苦;此外,因身上多处插管而产生的被束缚感等因素,均可使其感到紧张、恐惧、焦虑、担忧等。

## 二、急诊心理护理的操作原则

心理护理有一定的实施原则与要求,是一项兼具专业性与科学性的护理工作,并非简单的谈话。心理护理的操作原则:

### (一)服务原则

心理护理是整体护理工作中非常重要的一环,为病患服务是其本质与精髓,因此,服务性为首要原则。护理人员在救死扶伤与人道主义的指导思想下,借助整体护理模式,为患者提供健康服务,以追求患者及家属的满意为最高工作目标。

### (二)建立良好的护患关系

良好的护患关系是成功的基础。与患者建立联盟,态度和蔼,热情关怀和耐心帮助患者,以取得患者的信任,这样才能发现患者心理问题的细节,有助于护士为患者提供有针对性的建议、分析及护理,获得良好的效果。

### (三)平等

护患关系有着与生俱来的矛盾之处,因为某种程度上,"护""患"各自代表着"健康"与"疾病",这在护患关系的形成与发展中造成一定障碍。护士是健康服务的提供者,患者是接受者,这也导致了彼此关系的失衡。护士真诚、友善、一视同仁的态度至关重要,努力做到公平对待每一位服务对象。

### (四)尊重

马斯洛的需要层次论中明确提出,尊重是人的内心需求,众生皆然。每个人的人格都是平等的。在急诊,患者的来源非常多元,社会各个层次、地位的人都可能被送到急诊,甚至是犯罪分子或与护理人员存在矛盾冲突的人。护士要谨记,我们并非道德审判者,而是治病救人的工作者。对每一位患者,都要做到仪表大方、举止端庄、语言柔和恰当、态度和蔼可亲,令对方感受到尊重。即便是没有患者在场之时,也不能对患者进行讥笑、嘲讽等。

## （五）自我护理原则

自我护理是 Orem ET（1971）提出的护理理论，强调的是根据患者需要及自理能力实施不同的护理。急诊中存在一部分角色强化的患者，他们存在过分依赖护士的情况，这对于患者的康复是不利的。因此，护士应向患者解释自我护理的意义与必要性，根据患者的实际状况，强调健康的恢复有赖于患者自我努力的结果，鼓励患者参与到治疗和护理，这将有助于其恢复自尊自信。

## （六）保密原则

在护理人员面前，患者的隐私暴露无疑，这也是其对于护理人员的充分信任。同时，医护人员往往是患者疾病资料的最充分掌握者。因此，尊重患者隐私，为其保守秘密，在各项操作时，减少对患者的暴露，当需要就某项隐秘内容与患者进行沟通时，应选择相对私密的空间，这些既体现了对患者隐私的尊重，也是赢得患者信任的关键，亦为心理护理的前提。

为急诊患者进行心理护理的过程中，首先应有效评估患者当前心理反应产生的原因，结合心理护理实施的原则，开展个性化的心理护理，可帮助急诊患者消除紧张、恐惧等心理，提高其面对突发疾病时的应对能力，建立起牢固的护患联盟，发挥并提高患者在治疗、护理过程中的主观能动性，进一步促进康复。

# 三、急诊患者心理护理的方法与操作技巧

## 【案例】

急诊 120 送来一名 85 岁的老年患者，主诉：昨晚进食后中上腹不适、胀痛，伴有恶心、呕吐。当时未进行处理。今晨腹部疼痛加剧，并伴有高热、黄疸。测生命体征：体温 39.1℃，心率 118 次/min，血压 85/55mmHg。B 超显示：急性胆管炎，胆总管结石。需立即进行手术治疗。但由于患者年龄较大，手术风险大。但如果不及时手术，病情发展也较快。需家属尽快做决

定。患者和家属，都忧心忡忡，愁眉不展。作为急诊护士，此时应如何做好家属的心理护理？

## （一）心理评估

护士通过观察、访谈、问卷测评等方法评估患者的心理状态及心理问题，了解患者的意识状态、感知能力、情绪状况、社会支持状况、应对方式、既往心理健康状况；评估疾病对患者今后的生活、学习、工作的影响；了解患者有无否认、焦虑、抑郁等心理问题，为制订有针对性的心理护理措施提供依据。

## （二）心理健康教育

对意识清楚的患者，介绍疾病对其生理功能、心理状态、社会角色功能等方面的主要影响，使其了解可能出现的心理反应有哪些，指出严重的负性心理反应对治疗及康复的不利影响。指导患者识别否认、焦虑、抑郁等负性心理反应，帮助其应对失眠、疼痛等问题。指导患者有效利用社会支持系统，提高社会支持的利用度，向其说明树立战胜疾病信心的重要性。

## （三）支持性心理疗法

支持性心理疗法，又称一般心理治疗。是临床护理工作中使用较多的心理治疗方法。采用普通常识性心理学知识和原理，其方法与日常生活中的谈心和说理十分近似，适用范围广。方法包括解释和指导、鼓励与安慰、保证和支持等。

## （四）心理疏导法

心理疏导法是医护人员在与患者沟通的过程中对患者的不良心理状态加以"疏导"和"引导"，使患者认识并反思自身不合理的某些信念，引导其进行改变。它是在心理支持的基础上，运用沟通技术，针对患者特定心理困扰进行有目的地排解，实施过程侧重言语分析和引导。

心理疏导法的基本工具是语言，因此有人把它称之为言语治疗。针对患者不同的病情特点和阶段，通过摆事实、讲道理，运用准确鲜活、亲切恰当的语言对其疾病产生的根源和形成过程、本质和特点进行分析,鼓励患者反思其行为的不合理性,同时提供一定的战胜疾病的方法,激励患者自我领悟与矫正,促进患者自身病理心理的转化,减缓、消除症状,提高其主动应付心理应激的能力。

**(五)心理护理措施**

1. 减轻或消除负性情绪　负性情绪可增加患者病情复发、恶化的可能性,应针对患者恐惧、焦虑、抑郁、愤怒等负性情绪采取以下措施:

(1)热情接待,向患者自我介绍并介绍环境,解释入住观察室的必要性和暂时性,说明各种监护仪器使用目的及使用中可能出现的声响,使其尽快熟悉环境、理解各种医护操作程序,消除紧张、恐惧心理,积极配合各项治疗。

(2)认真观察患者病情和心理状态,沉着冷静、有条不紊、熟练地进行救治,切不可在患者面前显得手忙脚乱、惊慌失措,以良好的言行举止赢得患者信任,使其产生安全感。

(3)加强护患沟通,给予其强有力的心理支持,同情、安慰、鼓励患者,增强抗病的信心。加强保护性医疗制度,切勿在患者面前谈论病情,应单独向家属或单位领导交代,更不能出现暗示患者病情危重的言语,如"今天的情况比昨天还要糟糕",从而避免患者情绪波动。对于机械通气及其他语言沟通有困难的患者,要认真观察其面部表情、手势及身体姿态,及时了解和满足患者的心理需要,必要时,可使用护患交流本,与患者进行书面沟通,或准备一些小卡片,帮助患者表达需求。对自杀未遂的患者,不要嘲讽、讥笑,更不能当做饭后谈资。对肢体伤残者,要关爱和鼓励患者,调动其主观能动性,积极配合治疗。

(4)对处于愤怒情绪状态的患者,护士应理解其冲动的言行,不训斥患者,鼓励其合理宣泄情绪,缓解心理压力。

(5)合理安排探视,向家属介绍患者的病情及治疗护理计划,令其放心。探视前,告知他们在患者面前保持情绪稳定,不要流露悲伤、绝望的心态,交流内容不涉及治疗费用问题,多谈正面和积极的信息,以免增加其心理负担,影响病情和治疗效果。

2. 应对否认心理　对患者短时间存在的否认,可不予纠正,如果患者持续存在否认,应积极应对。疾病导致的危机并不因患者的否认而消失,反而可能蔓延和加深。护士应耐心解释,鼓励其接受患病事实,帮助患者纠正认知偏差,积极配合救治。

3. 减轻或消除依赖心理　部分患者易对医院及医务人员的特殊照顾产生依赖心理。依赖虽然有助于提高患者的遵医行为,但过度依赖不利于调动其主观能动性,影响康复。因此,对即将撤离急诊的患者,护士要向其解释清楚:因度过了危险期,要离开急诊;或者,因为需要进一步诊治,而转入相应科室。同时,对于此类患者,平时就要避免给予特殊照顾,以免加重其依赖心理。

4. 改善急诊就诊环境　急诊室的环境设置与布局,国家卫生健康委员会有明确的要求及标准,不得随意更改。但是,在不违反环境标准的前提下,进行人性化的设置,尽可能使患者舒适。采用柔和的灯光,避免光线直射患者眼睛,夜间灯光调暗。在患者视野范围内安置时钟和日历,能确定白天黑夜,使其保持时间观念,帮助患者重新获得对时间的定向力。尽量将干预性的操作安排在白天患者清醒时执行,减少因治疗的随机性打扰患者休息。在护理操作时,对清醒的患者给予解释,做到说话轻、走路轻、操作轻、关门轻,将噪声降到最低。

5. 建立良好的社会支持系统　社会支持的概念在 1977 年被提出,是指人们感受到的来自他人的关心和支持。对于急诊患者而言,病情的凶险,使其自身可利用的资源非常有限,因此,获得自身以外的社会支持对于其疾病的预后至关重要。帮助患者获得良好的社会支持,为其自身提供保护,可对应激起到一定缓冲作用,并进一步稳定患者情绪,有助于当事人做出恰当的决策。家庭成员或者陪伴者是患者社会支持的重要来源,研究显示,稳定的家庭关系对患者疾病恢复起到积极正向的帮助。但我们也需要认识到,急性病患者的病情给家庭成员造成了一定的心理负担,进而影响他们对患者的态度。因此,对于这一人群提供心理支持也同样重要。必要时护理人员可为其提供疾病相关的解释、应对技巧的指导、压力管理等,帮助他们渡过难关。

**(六)急诊两类特殊人群的心理护理**

1. 暴力行为的处理　暴力行为是近年在医疗场所日益高发的急危事件,可以是患者或家属在某些因素的影响下突然发生的自伤、伤人、毁物等冲动性攻击行为,给患者及他人造成伤害,乃至危及生命。因为常常导致严重的社会后果,亟需引起医务人员的重视。

除去患者自身的心理及性格因素,社会文化及环境因素也可引起患者的暴力行为。如:当患者处于拥挤、炎热、嘈杂、缺乏隐私的环境时,容易发生暴力行为;强制入院,被歧视,患者的需求得不到满足等情况下,容易引起患者的反感和怨恨,均可导致暴力行为的发生。暴力发生时的心理护理:

(1)寻求帮助:当患者出现暴力行为时,首先要寻求其他医务人员的帮助,集体行动,尽快控制混乱局面,确保其他患者的安全。保持与患者安全距离一米左右,从背面或侧面阻止患者的冲动行为,不可迎面阻拦,以保护患者及自身。及时疏散围观患者离开。用平静、温和的言语劝阻患者,并用简单、清楚、直接的语言提醒患者暴力行为的结果。

(2)心理疏导:护士应真诚关心和耐心安抚患者,赢得患者信任,缓解患者紧张、焦虑的心理。对有诱发事件引起的暴力行为,应及时处理诱发事件,尽量满足其合理要求,平和患者情绪,使其自行停止暴力行为。

(3)巧夺危险物品:对手持凶器或杂物,企图伤人毁物的患者,护士要真诚安抚和劝导患者放下手中的器物或采取转移注意力的方法,乘其不备快速夺取危险品。组员要步调一致,行动果断,切不可硬行夺取,以免激惹患者。

2. 自杀行为的处理 自杀在全球范围内都是非常重要的公共卫生问题,据估计我国目前年自杀率为 9.8/10 万。自杀未遂的人数远多于自杀死亡人数,而自杀未遂史又是再次发生自杀行为的危险因素之一。常见的自杀方式有自缢、溺水、吸入煤气、坠楼、服药过量或毒物中毒、卧轨、自焚、割腕等。

急诊中有相当一部分患者因实施自杀过程中被周围人发现而送入院。针对这类患者,成功地挽救其生命,只是一个开始,如何在院内预防其再度出现自杀行为,是对急诊医务人员的一大考验。

自杀预防:

(1)当患者流露出自杀意念,医护团队要高度重视,进行连续动态观察及处理。请患者的亲友 24 小时轮流陪护,确保患者安全,严防其再度自杀。

(2)与患者建立治疗性信任关系,多与患者交流沟通,倾听其诉说,了解患者内心感受,及时给予支持性心理护理,解除其疑虑,与患者一起分析自杀的原因,共同探讨解决方法,使其放弃自杀,勇敢面对生活。

(3)同家属一起,解决患者的心理压力,给予其充分自我表达与宣泄情感的机会,护理人员应给予真诚的关怀与同情。

(4)与患者讨论自杀的问题,这样的做法,并不会促使患者自杀。与其讨论如何面对挫折和表达愤怒的方式,坦率的交流可大大降低自杀危险性。

(5)保证环境安全,将危险品如刀、剪、绳、玻璃等拿走,以免患者用做自杀工具。

(6)密切观察病情,观察患者自杀的先兆:如有明显的情绪低落、失眠、焦虑不安、沉默少语或心情豁然开朗,由原先的抗拒突然表现过分合作,在某一地点徘徊,指使他人离开等举动,应高度警惕,严防自杀。

(7) 提高患者自尊和自我效能,护士应多给予患者鼓励,提升患者对自我价值的认可和肯定。

(8) 制订不自杀契约可降低患者自杀的危险性。建议亲友加入契约的制订,更好防范患者自杀。在契约中,患者要口头或书面上同意,在一段时间内不会采取自杀行为,如有自杀意念要及时与医务人员或亲友联系。当这段时间已过,可继续重新商定一段时间。

通过对急诊患者心理护理的方法与操作技巧的概述的认识,再来回顾之前的案例。护士在与患者及家属进行心理护理时,首先,应将患者及家属安置在较为合适的环境,有利于患者及家属思考疾病的应对措施;同时,应正确评估患者及家属对疾病的认识程度、寻找焦虑的原因,针对原因,进行合适的心理指导。如:告知患者及家属医院的能级、手术设施设备情况、主治医生的能力、疾病的相关知识、高龄老人护理要点、手术费用等,指导患者及家属树立战胜疾病的信心,使其产生信任感,有利于后续的治疗。

急诊患者的特点是起病急骤、病势凶猛、进展迅速、自觉症状明显。以往对于急诊护士的要求只局限于迅速地配合医生对患者实施抢救这一点,却忽略了心理护理对于疾病预后的重要影响。随着对心理疾病认知的提升与护理学科的高速发展,人们越来越深刻体会到现代医学模式中"心理"这一维度的权重在疾病治疗与康复中所发挥的作用。而护士作为直接且连续对患者实施照料之人,是对患者心理层面提供有效帮助的不二人选。掌握心理护理的方法与实操技巧,采取针对性的心理护理措施,不仅为急诊患者疾病的预后提供良好的开端,更为急诊就诊环境的提升提供良好的保障。因此,学习和掌握急诊心理学相关的理论知识及实践技能,已经成为急诊护理人员的重要任务。

# 参 考 文 献

[1] 杨艳杰,曹枫林.护理心理学[M].4版.北京:人民卫生出版社,2017

[2] 史冬雷.北京协和医院急诊科护理工作指南[M].北京:人民卫生出版社,2016

[3] 吕春明.精神科护理学[M].3版.北京:人民卫生出版社,2018

[4] 鞠永煕.护理心理学[M].北京:科学出版社,2015

[5] 汪洪杰,李兰.护理心理[M].2版.北京:高等教育出版社,2017

[6] SHEKHAR S, ETIENNE K, OLEG C, et al. Preventing suicide: a global imperative[R]. Geneva: World Health Organization, 2014: 6.

[7] WANG CW, CHAN CL, YIP PS. Suicide, rates in China from 2002 to 2011: an update[J]. Soc Psychiatry Psychiatr Epidemiol, 2014, 49(6): 929-941.

[8] 童永胜,兰志超,徐东,等.自杀率、自杀未遂率和自杀行为致死率的性别差异[J].中华精神科杂志,2013,46(4):227-232.

[9] PHILLIPS MR, YANG G, ZHANG Y, et al. Risk factors for suicide in China: a national case-control Psychological autopsy study[J]. Lancet, 2002, 360(9347): 1728-1736.

[10] 徐东,张学立,李献云,等.自杀未遂者出院后再次出现自杀行为的6年随访[J].中国神经精神疾病杂志,2011,37(7):410-412.

[11] 陈实.心身疾病的心理护理原则和目标[J].中国保健医学研究版,2008,16(11):507-508.

[12] 王国强.心身疾病的心理护理原则和目标[J].实用护理杂志,2000,16(4):42-43.

# 第四章

# 急诊专业人员心理健康

## 第一节 引 言

随着国内各级医院的急诊医学迅猛发展,社会对急诊专业医务人员的要求也在不断提高,急诊医务人员的心理健康越来越受到重视,职业压力、职业倦怠感、工作满意度、生活质量、应激事件等成为此类专业人员心理健康被关注的焦点。国内外大量研究表明,工作环境对急诊人员具有较强的应激性,特殊的工作性质使他们长期面临各种意外事件和紧急情况,不可避免地需要应对各种应激场景。如果急诊人员的机体长期处于应激状态下并且不能通过调节以达到适应,则会对身心造成损伤,直接关系到工作质量,并可能加重影响医患人员之间本就岌岌可危的关系,因此急诊医护人员的心理健康,是亟须引起当今社会各界关注的医疗卫生问题之一。本章节主要从急诊专业人员心理问题的现状、常见类型、影响因素、心理评估方式、应对策略等几个方面阐述。

## 第二节 急诊专业人员常见心理问题

### 一、急诊医学现状

20 世纪 90 年代,美国有一部电视剧《急诊室的故事》(Emer-

gency Room），"每天有很多人从这里健康地走出，也有很多生命在这里画上句号，但是弥漫在急诊室里的温暖感人的空气，却一直没有变过……健康与病痛相连，生命与死亡并存"，这部剧的推出引起了社会各层面对医疗剧的关注与讨论，进而使急诊医学的概念让更多人熟知。无独有偶，2014年上海东方卫视节目中心采用固定摄像头拍摄手法，推出一档急诊室纪实真人秀节目——《急诊室故事》，该节目立意于社会广泛关注的医患矛盾、信任危机，并始终坚持"生命有痛，有你真好"的主导思想，通过深入挖掘一个个真实而充满人道主义精神的救治故事，全方位记录、真实还原医患关系，诊治过程中医患间、患者与亲友间的各种情感迸发，直抵人心，直击了中国医疗现状，也从另一个角度折射出急诊医务工作者面临严峻的职业压力，担负重大的社会责任。

急诊医学在其产生之日就发挥着不可忽视的作用。2013年RAND公司曾研究报道美国急诊医师承担的职责，其中包括11%的门诊治疗；所有紧急就诊中的28%；医疗补助计划和儿童医疗保险计划（CHIP）受益人所有紧急求诊中的50%；未投保人群所有紧急求诊中的2/3，这组数据非常明确地体现了急诊医学以及急诊医务人员的重要性。我国急诊发展已有30余年，以目前社会形势来看，急诊医学正处于发展瓶颈期的紧要关头，医疗资源的不均衡及社会多层次服务需求的增加之间的矛盾，使得从事急诊工作的医务人员面临巨大的压力及挑战。

另一方面，现阶段我国医疗资源分配不均、资源匮乏等问题突出，但是随着生活质量的提高，人们提高了对医疗服务质量的要求，这就导致了大医院人满为患，卫生资源紧张。作为医院抢救危急重症患者的前沿阵地，急诊医疗已成为承载各类矛盾的焦点所在，因为部分患者对诊疗结果要求苛刻，治疗结果与期望值稍有偏差，就迁怒与医疗机构及医务人员，一些威胁、打骂甚至伤害医务工作者的情况常常发生在急诊科室。

## 二、急诊专业人员心理问题主要类型及相关因素

急诊医护人员的心理健康状况,直接关系到能否对患者进行有效救治,随之带来的心理问题也日益加重,急诊科医护人员的心理健康状况显得尤为重要,急诊专业人员的常见心理问题归纳如下:

### (一)急诊专业人员一般心理健康问题

2018年,纪环等人对某三级医院急诊医护人员采用SCL-90症状自评量表的调查显示,急诊科医护人员心理健康状况较一般人群差,各种心理健康问题按照检出率的高低排序为强迫症、抑郁、敌对、躯体化、恐怖、人际关系、焦虑、精神病性特质、偏执,在强迫症、抑郁、敌对上得分较高。

朱耘生等用症状自评量表对综合医院医护人员进行问卷调查,结果有7个因子高于全国常模,其中工作压力对健康的影响最大。陈静等人采用焦虑自评量表(SAS)、抑郁自评量表(SDS)、症状自评量表(SCL-90)评估浙江三家医院急诊医护人员心理健康,结果显示遭受工作场所心理暴力者占急诊科全体医护人员的45.5%。在工作场所遭受心理暴力后急诊科医护人员的SAS、SDS评分均高于中国常模;SCL-90各因子中,躯体化、强迫症状、抑郁、焦虑、敌对、恐怖、偏执、精神病性等因子评分、阳性项目数均高于中国常模。急诊科护理人员面临着不可预见的高风险,需要承受来自工作环境及社会关注问题等多方面的冲突和考验,包英群等人利用心理弹性量表(Connor-Davidson Resilience Scale,CD-RISC)、社会支持评定量表(Social Science Research Solutions,SSR)和症状自评量表(SCL-90)评估了浙江省5所三级甲等医院急诊科护理人员,结果显示急诊科护理人员心理弹性总分、坚韧性、力量和乐观性得分显著低于全国临床护理人员。

不同职务、工作年限、月收入、轮班形式的临床护理人员心

理弹性得分差异有统计学意义。心理弹性与社会支持总分及各维度得分呈正相关。心理弹性得分与躯体化、人际关系敏感、抑郁、焦虑得分呈负相关。

急诊检验处于临床医疗服务的第一线，是参与抢救危重患者的重要步骤，袁晓阳等人对大连三甲医院急诊轮班的一线检验人员进行症状自评量表（SCL-90）、马氏（Maslach）职业倦怠问卷（MBI），以及工作满意度（JSS）问卷调查，结果显示，62%的急诊检验人员存在不同程度的心理健康问题，其中强迫症状检出率高达68%，焦虑倾向检出率为20%，以及偏执、躯体化、人际关系、职业倦怠的得分等与国内常模比较，而且工作满意度不高。

急诊专业人员的一般心理问题（如焦虑、抑郁、强迫、躯体化等）的客观原因主要有：①急诊医学的特殊性：急诊医学在中国是一门新兴学科，人们对急诊医学的认识上也存在差异，急诊医护人员经常被误解，急诊科医护人员也因急诊的内涵没有确定而认为自己没有专业，事业发展前景不明朗，不能安心工作。急诊科的患者治疗缺乏医疗的连贯性，而急诊医护人员又很难做到精通每一个系统。此外，急诊医疗纠纷较多，使急诊科及急诊工作人员思想负担较重。正是由于这些特殊性，致使急诊医护人员的心理不能放松，出现"做事必须反复检查""感到要很快将事情做完""对事情过分担忧""感到紧张和容易紧张"等心理症状和"感觉前途没有希望"的敌对性的症状。急诊属于相对封闭的区域，工作充满风险，具有不稳定性，无规律性，劳动强度大，又是抢救急危重症患者及参与处理各种突发事件的主要场所，属于高风险科室。由于工作环境及服务对象的复杂与特殊性，而且在工作中还会受到多种心理社会性危害，致使急诊医护人员的心理经常处于紧张状态，出现脾气暴躁、易怒，主观上也感到"容易烦恼和激动""经常与人争论"和"自己不能控制地大发脾气"、躯体化等心理症状。②新闻媒体对医患关系分外关注,对医院负面报道较多,加剧了医患关系的紧张程度。

### (二)工作相关心理问题

1. 工作应激　工作应激(work stress)又称工作紧张,是个体特征与职业(环境)因素相互作用,导致工作需求超过个体应对能力而发生的反应。医务人员,特别是急诊急救人员被认为是职业应激的高危人群。

急诊医护人员长期面对突发患者、危重患者和各种死亡患者,需要有高度的责任心和良好的心理素质。急诊医学实践中存在高压力、高风险和潜在的应激环境。工作环境的特殊性对急诊工作人员造成较大的心理冲击,从而影响心身健康状况,赵蕊等的调查显示急救工作人员心理健康状况与工作紧张程度、工作满意感和应对能力均有显著相关。工作紧张程度越大,心理健康状况越差。工作应激因素对心理健康影响的多元回归分析提示工作应激因素中应对能力和工作满意感是影响心理健康的主要因素。然而急诊工作应激带给专业人员的焦虑抑郁等心理问题,可能存在的因素有:①随时处于应急状态;②工作不规律带来的生活规律,工作强度大和疲劳;③工作中带来的挫折感,专业技术是否熟练的压力,急救专业在医院里得不到重视和尊重;④面对重症患者的痛苦甚至死亡时产生的抑郁和悲伤情绪;⑤面对急诊患者及其家属遭受创伤事件产生的心理应激障碍等。

2. 工作倦怠　工作倦怠(job burnout)也译作心身耗竭综合征(burnout sydrome,BS),是指一种因心理能量在长期奉献别人的过程中被索取过多,而产生以极度的身心疲惫和感情枯竭为主的综合征,包括情感衰竭、去个人化、个人成就感降低3个维度。特殊的工作性质要求急诊人员有全面的医学知识,熟练的操作技能,准确的判断和灵活处理问题的能力。同时,由于社会各界法律意识增强、对急诊工作的监督力度增加,精神科医护人员在急诊处理吸毒、无主、盲流人员患者时，更给增加了急诊医护人员工作难度。面对死亡的无能为力及残酷现实，心里会产生对"救死扶伤"医学精神的质疑，对自己的工作不自信等消极情绪。再加上高投入的工作没有得到应有的理解和尊重，进一步对自己从事的工作失去兴趣，就会产生逃避情绪，厌倦自己所从事的工作。早在2006年孙元林等人在医生的工作压力调查研究中就得到，受调查的医生15%处于亚健康状态，40%存在职业倦怠，是远远高出同年其他行业水平的行业之一。

3. 急诊人员的社会支持与心理健康 社会支持（social support）是个体接受其他个体或团体在物质上、情感上、信息上的帮助、指导和建议。衡量急诊工作的成绩，不能单看其经济效益，更应注重其社会效益。

有研究显示低社会支持与急诊人员心理健康问题显著相关，尤其是患者及家属的理解和支持，现阶段医患关系已成为社会的敏感话题之一，再加之媒体倾向于保护弱势群体社会舆论导向，给医务工作者带来了很大的负面影响，因此从根本上缓和医患关系，正确的舆论导向起很关键的作用。

为了给予急诊人员足够的社会支持，作为急救系统的管理层，尊重和肯定员工的价值，鼓励员工参与决策，积极开展应激适应训练，提供创伤后心理干预等能有效阻止急救人员产生心理健康问题的策略。也需要发挥强大的家庭资源，尤其是配偶，积极向精神科、心理咨询进行心理援助。让急救人员回到家中有一种温馨愉快感，身心得到放松和休息，以保证有充沛的精力投入到第二天的工作中。

总之，增强工作满意感，提高个体的应对能力，充分利用社会支持系统，采用积极的应对方式可减少急救人员心理健康问题的发生，此结论可为实施职业压力管理和心理干预提供很好的指导作用。针对急救人员工作的特点，通过实施相应的系统心理干预，使急救工作者学会心理减压技巧、善用已有系统资源、改善不良心境、提高应对能力，最终可促进急救人员心身健康。

## 第三节　应对策略

急救工作人员更需要得到系统、长期的心理干预。面对急诊医护人员出现的心理问题，应该采取何种措施加以防治是目前急待解决的问题。本章节在探讨影响心理健康的主要相关因素，探索心理应激的调控方法，从而增进急救人员的心身健康，提高急救工作质量。作为"急救人员的心理压力及系统心理干预的研究"这一大课题的前期工作，对下一步的临床干预提供科学依据。从心理干预的方式角度提供策略：

（一）对全体急救人员进行心理知识的培训

急救人员缺乏对心理基本知识的了解，因而有必要对急救人员进行全员心理知识培训和学习，普及心理学基础知识，熟悉危机干预、心理应激等理论，针对急救人员中存在的共性问题，使他们掌握常用的心理减压方法，调整心理应激状态。组织团体（小组）访谈，由资深心理辅导师组织团体心理治疗，在急救人员自愿的基础上，根据要解决的心理问题的不同组织多个心理治疗小组。在心理治疗师的辅导下，可解决主要心理影响因素及积压较深层的心理问题，在小组内提供一个开放、接纳、尊重、共情的氛围，帮助急救人员提高认识、安全宣泄、相互支持、共同成长。学习必要的沟通技巧。学会处理各种人际关系，包括医患关系、与患者家属之间的关系、医护关系等。提高自己的观察能力和应变能力。再者，主动求助，要学会倾诉。

（二）急诊医护人员的心理咨询与团体治疗

急诊专业人员工作任务重、时间紧迫、工作时间不规律，加之医务人员自身对心理咨询与治疗缺少了解与接纳，因此寻求专业的心理咨询及心理援助对急诊专业人员的心理问题的解决至关重要。个别访谈针对急救人员中个别存在的心理问题,如不适宜在公开场合讨论的深层心理社会影响因素,由心理治疗师对其进行个别访谈,力求深入细致,对急救人员有切实的帮助。心理干预的具体内容可侧重以下几点:①提高个体应对能力,良好的应对能力,以乐观、向上的态度对待工作和生活,是心身健康的重要条件。要保持良好的应对能力,就要建立良好的心理防御机制,防御机制在应激初期的使用,可以减轻其身心反应,使其感觉良好。提高应对能力包括提高应对紧急事件的能力及耐受持久刺激的能力,学会缓解心理应激的技巧,如自制能力、自我安慰能力、解脱能力等。学会在紧张的工作中"忙里偷闲"和"有张有弛",才能适应社会的竞争,保障心身健康。在团体治疗中,目前证明易操作、效果好的团体治疗,值得应用与推广的有巴林特小组。巴林特小组产生于 20 世纪 50 年代,最早被用来帮助家庭全科医生发现和解决在治疗实践中所遇到的各种问题,促进其沟通技能。国外研究显示,医生在小组讨论中不但提高了沟通技能,工作上的压力也得到了很好的释放,同时更促进了医患关系的良好发展,是一种通过帮助医务人员建立良好医患关系,从而有效减少负性情绪、改善压力和应对方式、降低职业倦怠的心理团体治疗方法,魏江辉等人将巴林特小组应用在改善精神科医护人员职业压力与职业倦怠中具有显著效果。于龙娟等人巴林特小组结合"角色扮演"活动在神经重症监护室(neurological intensive care unit, NICU)护士中的应用方法及效果,可有效减轻急诊专业医护士的工作压力,缓解其职业倦怠。李洪琴等人采用巴林特小组训练在急诊科护士心理健康的影响研究中也得到可以提高急诊科护士的整体心理健康水平,值得在临床护理中应用的结论。

（三）改变认知评价

认知评价是个体从自己的角度对遇到的生活事件的性质、程度和可能的危害情况作出估计。认知评价不同,对于同样的心理应激源可产生不同的反应。因此,急救人员可以通过改变认知,即换一个角度去认识刺激事件来降低心理应激。这种重新评价之所以有效,是因为集中思考积极方面可以分散对消极面的注意;积极的评价产生积极的情绪状态,从而阻止消极情绪;同时能增加个体对威胁情境的控制能力。

### (四)学会积极应对

根据现代应激理论,应对是认知评价的重要环节。应对具有个性特征,面对同样的应激源,不同的人采用不同的应对方式,同一个人在不同的情境下对同样的应激源也可能采取不同的应对。应对方式分为积极的和消极的两大类。消极的应对方式在某种程度上只能暂时维持心理平衡。在众多的应对方式中,积极应对的放松训练是最为实用的一种方式。积极应对中的渐进性放松,又名渐进性的肌肉松弛疗法,这是由美国生理学家杰克伯逊于20世纪20年代创立的一种通过对肌肉反复的紧—松循环练习,促进肌肉放松和大脑皮质唤醒水平下降的一种放松方法。该方法是根据有意识松弛肌肉的同时,情绪亦感觉轻松的心身整体反应现象创立的。

### (五)强化自我调控,合理解释负性情绪

面对心理紧张刺激,如果感到激动、愤怒、透不过气、思想混乱时,可采取合理释放的方法,即在特定的场所,采取恰当的方式,选择适宜的对象,恰如其分地宣泄负性情绪,消除某种攻击因子,缓解思想压力,恢复心理平衡。例如,做运动,深呼吸,甚至大叫几声,能使激动的情绪得到缓解与轻松。控制或回避应激原:通过控制或回避心理应激原,从根本上减少某些心理应激的发生,这是最理想的调控心理应激的方法。例如,在条件许可的情况下更换环境,避开压力环境,如外出旅游。另外,培养健全的人格,能够提高人们对心理应激的应对能力,在日常生活和工作中,医护人员应注意培养和塑造心胸宽广、乐观开朗、善于自我调节的人格特征。

## （六）取得社会支持

社会支持能有效地缓冲医护人员工作的应激，能在一定程度上缓解各种矛盾，提高医护人员耐受应激源的能力，减少心理应激的发生。因此，当急救人员受到紧张、恐惧、忧伤、愤怒等心理应激源刺激而面临困境时，可以主动向同事、领导、家庭、朋友等求助和倾诉，以减轻心理应激反应。要提高急救人员的心理健康水平，应从社会因素、职业环境的应激源中积极寻找支持源，利用支持源的能力调整，从政治思想、经济及业务上积极支持他们的工作。同时，为其提供各种学习和发展机会，使其掌握心理健康保健知识和人际沟通技巧，尽少采用消极的应对方式，学会采用积极的应对方式，从而有效缓解心理紧张。

## （七）压力管理

医疗行业的职业特点是以患者为服务对象、以人的生命为服务的结果，这种职业的高风险、高技术、高付出等都决定了医护人员的高压力状态；而且，医护人员出现心理问题的概率与所处岗位的风险呈正比，风险越大的科室，医护人员越容易出现心理问题，例如重症监护室、急诊、外科等科室。重危和死亡现象作为一种刺激因素，不仅直接造成医务人员心理压力，还可产生继发影响，造成医务人员强烈的情感反应和紧张感，对于心理调节能力较差的医务人员，可能导致强迫或恐惧心理，甚至感觉到自己的全部技能不能实现救活患者的愿望，产生内疚、失望、沮丧等心理。

花蕾等人对北京某三级综合医院急诊科和重症监护室（ICU）的医护人员进行心理健康调查和压力干预管理，得到压力干预措施有一定积极效果的结论。这其中压力管理包括：

1. 心理健康教育　通过各种媒介学习有关心理减压或情绪管理的知识，包括报刊、书籍、网络、影视以及单位或社会派发的宣传资料等，内容包括什么是压力、自我测量压力水平、压力过度的表现以及正确应对压力的方法等。

2. 心理专题讲座　内容包括什么是健康的心理,了解压力的来源及自己对压力的反应,改变对压力的反应,调整导致压力的性格;学习应对压力的方法和措施;改善沟通技巧,学会自我情绪管理、自我减压、理性互动减压等压力管理方法。

3. 团体心理培训　主要包括我的情绪我做主,人际沟通我擅长,压力管理我能行,幸福生活我掌握等内容。

4. 个体心理咨询或治疗　对有心理辅导动机或出现焦虑、抑郁情绪或状态的人员,由专业医师进行心理疏导及合理药物干预治疗辅导。

### (八)个体心理防御机制与自救

前面提到的各种方法无论是巴林特小组还是压力管理的目的并不是彻底消除压力而是学会一套有效应对压力的方法。压力并非纯粹的消极性,它可能具有使个体通过重新整合,并在更高水平上达到身心平衡的发展功能,其原因在于个体可能拥有一些有利于从压力中获得成长的人格要素,从而形成在压力情境下反而成长得更好的心理机制,可能有一系列的特质、技能和习惯有助于个体在压力状态下成长。因此,压力有其积极意义。很多时候个体因受环境、时间等客观条件限制,加之存在急诊人员主观内向、疲惫、不善表达共情,我们可能也可以依靠转变认知进行自我帮助。

### (九)急诊专业人员心理健康的制度保障与组织管理

由于急诊科工作繁重,院方首先应合理定员定编,稳定、壮大医护人员队伍,科学安排班次,在工作安排上做到新老搭配。

其次,应改善工作条件,提高薪资待遇,如实行津贴政策等。

第三,有学者认为,提高管理者的支持是影响个人工作满意感和心理健康的最有效的方式,科室应加强对医护人员的心理疏导、培训,帮助医护人员减压。最后,医院方面还应完善安全保障措施。

根据刘燕平等的观点,人身安全保障是最基本的保障。医院应一方面加强安保措施，另一方面加强医护人员的健康防护，如定期为医护人员进行体检等。在一些公共突发事件灾害后心理救助也应对一些应急救助人员进行。从国家到地方建立公共健康服务系统，明确灾害心理救助中的责任单位，明确主管部门与相关应急辅助部门之间多层心理救助体系的配合关系，明确应急人员和部门的工作内容、责任、分工等事宜。急诊医务护人员作为应急事件的前线人员，心理问题应得到重视及管理治疗。

为了减少工作场所暴力的发生，改善遭受工作场所心理暴力的急诊科医护人员的心理健康状况，可以采取以下措施：①提高医院应对工作场所暴力的能力，制订预防、报警、报告和处理暴力事件的制度和流程，组织医护人员学习和使用；设置模拟的突发暴力事件情景，进行演练。②医院单独设立服务于医护人员的心理咨询及辅导机构，通过采取个性化的综合心理干预措施，帮助医护人员减轻或消除遭受心理暴力带来的焦虑、抑郁等负性情绪，释放压力，增强心理调适能力，从而提高医护人员的心理健康水平，减轻职业倦怠感。③提高医疗护理水平，加强急诊科医护人员的职业培养，改进工作方式，培养医患互动的工作模式，共同创造和谐的诊疗环境。加强对患者及家属的宣教和管理，落实各项告知制度，提高患者及家属的满意度。④新闻媒体应加强正面宣传报道，使人们认识到医护人员的风险性、局限性和特殊性，增加公众对医护人员的尊重和理解。工作场所暴力的发生严重妨碍医院正常工作秩序，对急诊科医护人员造成严重的心理伤害，使医疗护理质量下降，医护人员辞职增加，导致人力资源短缺。工作场所心理暴力的发生对急诊科医护人员健康的危害不容忽视，采用多手段、多渠道来减少或消除工作场所暴力的发生刻不容缓。为减轻暴力对心理健康的不良影响，加强对医护人员的心理辅导和心理咨询必不可少。

# 参 考 文 献

[1] 纪环, 顾烨琦, 刘康, 等. 急诊科医护人员心理健康状况研究分析及对策 [J]. 继续医学教育, 2018, 32 (2): 93-94.

[2] 包英群, 郑元连. 急诊科护理人员心理弹性与社会支持、心理健康状况的相关性研究 [J]. 医院管理论坛, 2018, 35 (9): 35-49.

[3] 袁晓阳, 李冰. 某大型医院急诊检验人员心理卫生状况与工作满意度调查 [J]. 当代医学, 2017, 23 (15): 17-20.

[4] 樊寻梅, 李春盛, 王佩燕. 我国急诊医学的现状与发展对策 [J]. 急诊医学, 2000, 9 (6): 364-366.

[5] 田春梅, 姬利萍, 王丽霞. 高风险科室护士焦虑情绪与心理健康水平的相关性研究 [J]. 现代护理, 2004, 10 (4): 314-315.

[6] 杨杏芬, 谢彩凤, 范玉梅, 等. 中山地区急诊护士职业倦怠与工作压力水平的相关性研究 [J]. 中西医结合护理, 2016, 2 (3): 146-148.

[7] LIN W Q, WU J, YUAN L X, et al. Workplace Violence and Job Performance among Community Healthcare Workers in China: The Mediator Role of Quality of Life.[J]. International Journal of Environmental Research & Public Health, 2015, 12 (11): 14872-14886.

[8] CAI W, DENG L, LIU M, et al. Antecedents of Medical Workplace Violence in South China[J]. Journal of Interpersonal Violence, 2011, 26 (2): 312-327.

# 第五章

# 急诊心理健康相关的法律、伦理及社会工作

　　急诊室的精神健康问题并不少见，常见抑郁、焦虑等情绪问题医务人员处理也很有经验，其中的伦理、法律问题基本都在医学伦理学范围内。本章节所涉及的主要是关于精神障碍患者急诊过程中的伦理和法律问题。

## 一、应对急诊患者心理健康问题涉及的法律规定

　　我们将模拟一个急诊科案例，并分为三个场景，对常见急诊心理健康问题应对和法律问题予以阐释。

　　**（一）急诊群体心理健康问题的应对、法律及社区管理的主要概念**

　　1. 案例场景一　红莉正蜷缩在急诊大厅边的座椅上瑟瑟发抖，掩面而泣，自言自语，似乎在与人对骂。从手臂和小腿处可见多条淤痕，局部也有明显的伤口和血渍。陪同红莉的还有其妹妹，正在为其办理相关就医手续。医务预检人员在大厅询问红莉的病情，希望能够尽快安排分诊。红莉在预检医务人员询问多次后，仍然未作回应，等到红莉妹妹赶来时，医务人员告知妹妹，红莉不愿配合，没办法安排分诊。妹妹代红莉回答了医务人员的问询。医务人员为其安排外科急诊候诊。

2. 急诊应对　接触到类似患者，接诊医务人员首先需要识别其精神异常状况，本着躯体治疗优先的原则先救治。考虑到病患可能由于陷入情感痛苦或出于个人隐私，而不愿回应，急诊医务人员可在对伤情性质做出初步判断后，在言语和行为方面向病患表示关心、理解，以温和的语气简短地告诉病患接诊的必要流程。诊治过程中要注意隐私保密，不能当众大声地谈论病情，同时尽快联系陪同就医人员/监护人。有些病患对于讲出病情或受伤经过有一定顾虑，必要时，医务人员应向其通俗易懂地说明隐私保密原则以及知情同意原则，从而使病患感到安全，可以信任医务人员、愿意配合诊疗。

在上述案例场景中，病患接触差，无家属陪伴，及时诊疗实际上已经受到影响，医务人员对病患的"掩面而泣、自言自语，似乎在与人对骂"应当快速判断其属于情绪、行为异常表现，目前情况为精神障碍发作，受伤原因则应该考虑到是否与人发生冲突受伤，或受到情感上的打击而自伤，患者有伤害自己或者伤害他人的可能性。在急诊室，情绪、行为表现异常的病患并不少见，有的也会引起急诊间的医患矛盾，需要引起高度关注，重点在于做好应急处置准备，防止其因情绪激动或精神疾病发作而产生进一步自伤/伤人等行为，避免在急诊室这样人群密集的地方造成恶劣后果。医务人员掌握常见精神障碍和心理问题的症状表现，在急诊护理中必不可少，相关部门应加强此方面的培训和管理。

3. 场景中涉及的相关医学、社区管理及法律概念　《中华人民共和国精神卫生法（2018 修正）》第八十三条本法所称精神障碍，是指由各种原因引起的感知、情感和思维等精神活动的紊乱或者异常，导致患者明显的心理痛苦或者社会适应等功能损害。本法所称严重精神障碍，是指疾病症状严重，导致患者社会适应等功能严重损害、对自身健康状况或者客观现实不能完整认识，或者不能处理自身事务的精神障碍。本法所称精神障碍患者的监护人,是指依照民法通则的有关规定可以担任监护人的人。

本章节提到的精神障碍对应法律条款中的严重精神障碍,主要包括精神分裂症、双相情感障碍、分裂情感性精神障碍、偏执性精神病(持续性妄想障碍)、癫痫所致精神障碍和精神发育迟滞伴发精神障碍,此处"严重"并非指精神疾病的严重程度,而主要指疾病所致患者丧失认知判断以及对思维、言语行为的控制,病患对自己疾病没有认识,与现实环境脱节,在发病期间丧失刑事责任能力和民事行为能力,因此需要监护人管理。一旦识别出疑似精神障碍患者,医疗知情同意和处置则需要同时联系监护人和开展诊疗救治,如果病患提出自己签署也可先签署,否则激惹病患反而影响救治,不建议直接跟精神障碍患者直接讨论精神健康状况,此时讨论躯体健康问题更能安抚到患者情绪。值得一提的是,严重精神障碍患者对躯体症状关注度降低,躯体症状感受和描述能力也一定程度减弱,躯体治疗需要医务人员更多参考体格检查和实验室检查结果斟酌制定治疗方案,以免延误躯体治疗。

因为 10% 的严重精神障碍患者存在发生危险行为的风险,不及时送治存在公共安全隐患,为避免因为监护人的各类问题(如该病患夫妻矛盾、不在场等)耽误送治,法律规定(第八十三条第三款)只要可以担任监护人的人均可实施法律条文中的医疗事宜。

(二)急诊患者心理健康问题的诊疗与送治

1. 案例场景二 红莉由妹妹搀扶着走进了外科急诊室,医生抬头望着红莉,询问发生了什么。红莉回避了与医生的眼神接触,小声嘟囔,紧紧依靠在妹妹的身边。医生进一步询问致伤的缘由,红莉只顾摇头不愿多作回答。医生继续询问红莉的妹妹,红莉拽着妹妹的手不让其说明。医生坚持要了解致伤的缘由,否则无法给予适当的医治。妹妹夹杂其中左右为难。僵持稍许后，听见门口等待的患者家属不耐烦地抗议其耽误后续排队等待治疗的其他患者的时间。医生叫来护士勉强将红莉带入清创室先为其清理伤口，并将妹妹留下询问事情发生的经过。妹妹描述到：近期因红莉怀疑丈夫有外遇，时常与丈夫发生激烈争吵，丈夫也多次动手打了红莉。红莉咽不下这口气，就去丈夫的单位闹，摔砸丈夫单位的物品，要求丈夫单位的领导为其做主。丈夫为躲避妻子不回家数日。红莉在丈夫离家后，开始出现嗜睡、兴趣低下，不愿与人沟通交流，整天在家，不洗漱、不出门，莫名哭泣，有时甚至出现自伤行为，并时有自杀想法。妹妹告知红莉丈夫其精神情况后，红莉丈夫回家探望，不料红莉见到丈夫就歇斯底里大咬丈夫的手臂，丈夫也失控对红莉进行殴打，致使红莉受伤，精神恍惚。红莉丈夫打电话给妹妹告知情况后，便离家失联了。

2. 诊疗与送治的应对与相关法律问题　本场景中医生在问诊时，患者的直接对答不畅影响了医生的诊治效率，医生直接"逼问"其受伤原因，该行为和其他等候患者的围观对患者造成一定的心理压力，反而不利于诊治的顺利开展。实际上，在对精神病患的躯体治疗中，针对躯体疾病的症状，如疼痛和躯体感受等，他们基本上回答没有困难，但如果涉及到发生原因，需要思考、逻辑推理方面的话，可能就答非所问了，因为精神疾病的核心症状之一就表现为思维逻辑障碍，如果还涉及因病所致的人际困惑，只会增加病患的混乱。因此，医生一旦识别出精神异常表现，主动示以温暖、积极治疗的姿态，让病患感受到情感上的支持，及早明确伤情并告知，病患也会积极配合。本场景的医务人员反复询问患者本人受伤原因不可取，在病患家属在场情况下，一边安排救治，单独询问家属才能详细了解需要信息，为后续处理做好准备才是。

从该病患家属提供的精神状况来看，病患情绪高涨与低落交替出现，严重影响社会生活功能，但其丈夫并未注意到病患的精神健康状况，只是当成家庭矛盾、情感困惑，还相互斗殴。医务人员要认识到该患者是疑似精神障碍患者，需要跟家属明确告知，特别需要强调其目前有冲动毁物和自杀观念的情况，需要预测到救治过程中病患受到激惹的可能，需要启动精神专科会诊程序协助外科救治，并做好躯体救治结束后的专科送诊准备。有时候家属在急诊救治前即明确告知病患有精神疾病，我国法律对（疑似）精神障碍患者诊断、治疗流程都有明确规定，医务人员需要了解法律对精神疾病诊断、治疗的相关规定，具体如下：

《中华人民共和国精神卫生法（2018修正）》第十七条医务人员开展疾病诊疗服务，应当按照诊断标准和治疗规范的要求，对就诊者进行心理健康指导；发现就诊者可能患有精神障碍的，应当建议其到符合本法规定的医疗机构就诊。

第二十八条除个人自行到医疗机构进行精神障碍诊断外，疑似精神障碍患者的近亲属可以将其送往医疗机构进行精神障碍诊断。对查找不到近亲属的流浪乞讨疑似精神障碍患者，由当地民政等有关部门按照职责分工，帮助送往医疗机构进行精神障碍诊断。疑似精神障碍患者发生伤害自身、危害他人安全的行为，或者有伤害自身、危害他人安全的危险的，其近亲属、所在单位、当地公安机关应当立即采取措施予以制止，并将其送往医疗机构进行精神障碍诊断。医疗机构接到送诊的疑似精神障碍患者，不得拒绝为其作出诊断。

第三十条精神障碍的住院治疗实行自愿原则。诊断结论、病情评估表明，就诊者为严重精神障碍患者并有下列情形之一的，应当对其实施住院治疗：①已经发生伤害自身的行为，或者有伤害自身的危险的；②已经发生危害他人安全的行为，或者有危害他人安全的危险的。

按照以上法律规定，本场景的病患涉及到第二十八条、第三十条的情形，医务人员需要注意病患发生危险行为的征兆，例如坐立不安、情绪高涨或低落、不寻常的安静等,跟病患的沟通尽量让其有选择的空间,并跟家属沟通一旦发生冲动或有可能发生冲动需要第一时间求助公安协助处置。

《精神卫生法》规定的送诊人包括近亲属、单位、公安和民政部门,这样的设置有利于及时制止伤害行为,维护公众利益和社会安全,也有利于病患的及时诊治,毕竟精神疾病患者缺乏自知力,急性发作时很少有主动诊治愿望,国外相关规定也大抵如此。如果如场景一一直没有监护人,一旦发生危险行为也是可以由公安送治的,监护人丈夫不在,发生危险行为其妹妹也是可以送治的,如果家属担心送诊过程发生冲动行为是可以请民警协助送治的。

即使躯体诊治过程顺利、精神科会诊治疗有效,仍要告知家属尽早带其到精神科就诊,强调精神疾病需要规范治疗。

## (三)精神障碍患者的非自愿住院与公共管理

1. 案例场景三　经检查及外伤处理后,确定红莉外伤无大碍,但红莉妹妹因姐姐反复称腹痛、自己又需要出差、正好认识朋友在外科住院部,因而为其办理了住院观察,几天后,外科住院观察再次确认红莉身体无大碍,但红莉却于住院期间情绪多次冲动,与其他病友及家属产生数次争执,还有砸东西的情况,要求自己办理出院,医务人员考虑其异常精神情况未予办理出院,但病房正常诊疗受到影响,报警才平息。电话与家属沟通其精神异常情况后请精神科医生会诊,评估红莉可能患有"双相情感障碍,目前为躁狂发作",有冲动伤人风险,建议精神科住院治疗,因此外科病房通知其妹妹为红莉办理转院。但红莉坚持自己没病,吵闹不停,医院再次报警,但妹妹担心姐姐怪罪自己,不愿带其到精神科就诊,民警则与红莉妹妹沟通说明红莉患有精神障碍,并且精神科医生评估其目前存在危险行为可能性,必须住院治疗,即使家属不同意警察也会送其住院治疗,红莉妹妹遂同意先送其前往精神科住院治疗。

2. 精神障碍诊疗相关法律问题 病患的精神状态不属于外科的诊疗范围,外科也不具备相应治疗能力,在确定身体伤势无碍后,应建议其前往精神科就诊,而不能因为结识外科医务人员的关系,使用不匹配的资源。如场景呈现,外科病房为此增加了很多不必要的工作,医疗秩序也受到影响,实不可取,精神卫生法对精神障碍的诊断治疗资质也有明确规定。

《中华人民共和国精神卫生法(2018修正)》第二十五条开展精神障碍诊断、治疗活动,应当具备下列条件,并依照医疗机构的管理规定办理有关手续:①有与从事的精神障碍诊断、治疗相适应的精神科执业医师、护士;②有满足开展精神障碍诊断、治疗需要的设施和设备;③有完善的精神障碍诊断、治疗管理制度和质量监控制度。从事精神障碍诊断、治疗的专科医疗机构还应当配备从事心理治疗的人员。

该病患在住院期间数次出现冲动,存在明显危险行为倾向,该病患属于双相情感障碍疑似患者,社会功能明显减退,民事行为能力下降,医院未按照本人诉求办理出院、报警现场处置、同时与家属沟通后请精神科会诊、通知其妹妹办理出院等一系列处置都符合法律规定。第四十五条:精神障碍患者出院,本人没有能力办理出院手续的,监护人应为其办理出院手续。

3. 严重精神障碍患者的非自愿住院与公共管理 该病患实际上明显处于精神症状发作,并且已经发生与家人的冲动、伤害行为,完全符合第二十八条的规定,在初次外科处理后即符合精神专科住院治疗的条件,但妹妹考虑姐姐不情愿而对治疗犹豫不决,造成治疗拖延,不仅影响公共医疗秩序,与病友争执冲突险些造成事故。这种现象对精神障碍患者并不少见,很多精神障碍患者的治疗延误都有类似情节。对病患个体权益的保护是我国精神卫生法的出台的重要原因和目的,明确规定治疗必须以健康为依据,住院实行自愿原则。但精神疾病发作丧失民事行为能力和刑事责任能力的特殊性,社会的极端案例、事件与精神健康状况的关联，也是法律对严重精神障碍患者治疗管理进行规定的重要内容，我国法律也明确了有危险行为发生或有发生可能则应当实施住院（第三十条），对自愿住院和非自愿住院的区分实质上是对个体权益和公共安全管理的兼顾。

除法律另有规定外，不得违背本人意志进行确定其是否患有精神障碍的医学检查。我国精神卫生法把非自愿住院治疗的决定权根据伤害对象不同进行了区分，对于危害自身的患者，则完全由监护人决定是否住院，其他单位或个人无权干涉；而对于危害他人的患者，如果医学诊断认为必须住院，监护人应当同意；如果不同意，可以申请再次诊断和鉴定；如果再次诊断和鉴定维持原诊断意见，则监护人应当同意非自愿住院治疗；如果监护人不履行职责，则由"公安机关协助医疗机构采取措施对患者实施住院治疗"，并可能追究监护人的法律责任。以下条文对此进行了清晰的规定。

第三十一条精神障碍患者有本法第三十条第二款第一项情形的，经其监护人同意，医疗机构应当对患者实施住院治疗；监护人不同意的，医疗机构不得对患者实施住院治疗。监护人应当对在家居住的患者做好看护管理。

第三十二条精神障碍患者有本法第三十条第二款第二项情形，患者或者其监护人对需要住院治疗的诊断结论有异议，不同意对患者实施住院治疗的，可以要求再次诊断和鉴定。

依照前款规定要求再次诊断的，应当自收到诊断结论之日起三日内向原医疗机构或者其他具有合法资质的医疗机构提出。承担再次诊断的医疗机构应当在接到再次诊断要求后指派二名初次诊断医师以外的精神科执业医师进行再次诊断，并及时出具再次诊断结论。承担再次诊断的执业医师应当到收治患者的医疗机构面见、询问患者，该医疗机构应当予以配合。

对再次诊断结论有异议的，可以自主委托依法取得执业资质的鉴定机构进行精神障碍医学鉴定；医疗机构应当公示经公告的鉴定机构名单和联系方式。接受委托的鉴定机构应当指定本机构具有该鉴定事项执业资格的二名以上鉴定人共同进行鉴定，并及时出具鉴定报告。

第三十五条再次诊断结论或者鉴定报告表明，不能确定就诊者为严重精神障碍患者，或者患者不需要住院治疗的，医疗机构不得对其实施住院治疗。

再次诊断结论或者鉴定报告表明，精神障碍患者有本法第三十条第二款第二项情形的，其监护人应当同意对患者实施住院治疗。监护人阻碍实施住院治疗或者患者擅自脱离住院治疗的，可以由公安机关协助医疗机构采取措施对患者实施住院治疗。

在相关机构出具再次诊断结论、鉴定报告前，收治精神障碍患者的医疗机构应当按照诊疗规范的要求对患者实施住院治疗。

该场景三的情况还是与急诊医务人员对严重精神障碍患者的公共管理法律意识不够不无关系，严重精神障碍患者危险行为的管理是一项重要的公共卫生议题，需要病患、家庭参与，也需要全社会积极认识到精神疾病治疗管理的重要意义，特别是医务人员对精神健康的识别和规范处置。

## 二、临床诊疗的伦理原则

在场景一、二、三中，探讨完了相关的法律、条例后，现在我们将视线转向另外一个重要的议题——医学伦理。下面我们将结合上述场景和医学伦理，阐述临床诊疗中的一般伦理原则。临床诊疗伦理是医务人员在诊疗过程中应该遵循的道德准则，是医学伦理原则，也是衡量医务人员的最重要标准，包括以下原则：

### （一）以患者为中心的原则

从维护患者利益出发，将为患者服务，满足患者合理医疗保健需求,作为医院各项工作的中心,患者至上,一切为了患者。

现有的医学模式正在从生物医疗模式转向生物-心理-社会综合的模式,这也从内在层面说明医学发展正向着更为尊重生命的视角方向在发展。如文中的场景所出现的,涉及患者在医院期间的利益之一便是隐私的保护,这是现代医学及其伦理均关注的重要方面,如何保障患者就医治疗期间的其他权益不因医疗措施期间的行为造成损害。同时,在一些国家和地区,当患者的利益因违反法律的行为和人员造成危害或潜在危害时,如家庭暴力、遗弃等,医疗人员有权、有义务在考虑当事人利益和相关法律法规为准则的基础上,突破排列靠后的伦理条例,行使对当事人生命神圣安全中心的原则处置和维护。

## (二)生命神圣与质量、价值统一原则

这其中包含,如果送医就诊患者表达出他/她对于生命无望的念头,以及想要轻生的想法和计划,如场景二中所及"想要轻生的念头"。作为医务工作者,是否需要链接相关的资源、做出相关评估、甚至向有关部门,包括公安、司法等机关行使汇报,以便保护当事人的生命安全,防止其作出对自己生命有伤害的行动,及产生的更大范围的社会影响。

## (三)尊重与自主

一切治疗方案,无论是否科学,也无论是否有益于患者健康,医生都无权僭越患者自主权益、行使替患者做出抉择的策略。医生可以做的是,把自己掌握的知识告诉患者。患者的个人权利应该得到尊重。患者在选择治疗方法上,有自主权,无论他选择的是正确还是错误。

而回到精神疾病患者群体中,这一议题通常会变得复杂。其中一点便是涉及就医问诊时,精神疾病患者是否存于具有(部分)民事行为能力状况(判定)。因为做出自主权的决策时,通常也以当事人具备做出决策能力为前设条件。另一方面,如果涉及到患者的监护人或家属提供的决策决定,他们与当事人

生活历史是否关联度高，即他们是否真的了解当事人，他们所做出的决策是以他们自身的利益最佳为考虑，还是当事人的最佳利益为考虑等，这些问题和操作均增加了实践中的复杂性和难度。

（四）最优化原则

是指在选择过程中诊疗方案以最小的代价、获取最大效果，具体要求是痛苦最小、耗费最少、疗效最佳、安全无害，其中就涉及到循证医学与个性治疗。

循证医学研究的目的原本是通过大样本观察统计，以获得对某种技术的更准确的评价。但是，因为这样一个技术广泛应用的模式，具有更高的商业利益，所以迅速成为医学主流研究模式。实际上，一种应用于常见疾病的技术，即使对 85% 的患者具有积极意义，那么也不应该将这种技术推广到全部患者身上。考虑到仍有一定比例的患者不应该为了那些概率多数的患者而损失有关健康的进一步评估和益处。因此，医学上真正符合人道精神的，是既参考循证依据、又包括个性治疗的实践。即通过更为精准的分析，力争不放过任何患者，力争对个别患者制定更符合他特定情况的治疗方案。

（五）整体性原则

对患者的病情、心理和社会的全面整体全方位关心。当行使上诉最优原则时，对于更高要求、更优质医疗服务，以及符合实践操作（所处时空医疗背景）的医疗处置时，有时会面对患者的实际医疗支付无法匹配理想上的医疗方案的情况，医务人员在此情况下便需做出整体性原则的考虑和处置。有时，在危急情况下所做的医学处置和治疗，会面临一定的医疗风险与患者身体潜在利益争取之间的平衡。即当采取某种措施时，可能潜在的更有利于当事人今后的身体生活质量，但这一医学处置也会面临更高的治疗风险，及随之而来患者家属可能的误解等。此时，处于场景中的医疗团队和人员，都需要面临时空下因地制宜的操作和调整，做出整体性的考虑，这些均给实际实践工作带来一定的开放性和难度。

### （六）密切协作原则

医生和患者、医生和医生、医生和护士之间的全面密切合作。医学伦理学来源于医疗工作中医患关系的特殊性质。患者求医时一般要依赖医务人员的专业知识和技能，并常常不能判断医疗的质量；患者常要把自己的一些隐私告诉医务人员，这意味着患者要信任医务人员。这就给医务人员带来一种特殊的道德义务：把患者的利益放在首位，采取相应的行动使自己值得和保持住患者的信任。所以，刻画医患关系基本性质的是信托模型，信托关系基于患者对医务人员的特殊信任，信任后者出于正义和良心会真诚地把前者利益放在首位。

此外，现代医学越来越精细化的分工以及交叉学科的发展和探索，许多时候，既给到一些疾病和患者群体更好的认知、医疗处置和部门合作；但同时，也会带来对于同一患者、同一疾病，产生具有不同的治疗方案，此时专业人员之间的交流、沟通、以当事人最佳利益和所在学科、专业下的经验之间的平衡和合作，也成为不少医学诊疗中的需要面对和重视的伦理议题。

综上所述，随着科学发展观的深入，以人为本思想的重视增加。应用科学与伦理平衡与综合的考量和标准，来评价一切医学标准、医学方法、医学理论、医学创新，将成为我们未来重要方向和趋势之一。

## 第二节　急诊社会工作

【案例】

某日上午，社会工作（以下简称社工）部突然接到急诊电话，求问是否有懂俄语的志愿者？原来是急诊处接收了一名年轻外籍女子，有癫痫抽搐的发生，被她的朋友送来医院急诊后，朋友便悄声迅速地离开了，其他信息一无所知。

　　社工来到急诊室后，经过简单观察、评估后发现：该女子处在惊恐状态，有小便失禁、流泪、抽动、想说话喊叫但几乎不能成行的现象。因为抽搐和语言不通的影响，女子几乎无法与外界人员交流。急救人员也因为无法与女子进行正常交流，又缺乏必要的辅助信息，故而较难进行有针对性的医疗处置。

　　由于急诊室工作密集、医务人员有限、在信息缺少的情况下，一边试图联系大使馆，一边继续尝试询问该名患者的基本情况。然而患者有些意识模糊，应答效果不佳。于是医生先忙着去处理其他患者，交由社工跟进评估与暂时地跟进……社工在此情况下，一边拿纸巾帮患者擦去眼泪和口水，平复其心境；一边用简单的英语试图和患者进行沟通。得知患者表达饥饿的想法后，社工在向医生确认其可以食用患者随包所带的香蕉后，社工用器具将瓣开的小份香蕉喂入患者的口中，并用手掌继续安抚其面部，缓解其恐惧和颤抖的状态，并询问其是否有使用化学物质的情况？头部是否受到过撞击？身边还有其他可以联系的人吗……并将所得的相关信息传达给忙碌中的急诊医务人员。

　　提问：

　　1. 如果你是现场的社会工作者，你会从哪些方面评估当时的局面？

　　2. 如果你在现场，你会如何进行干预和后续的服务跟进？

## 一、急诊社会工作的定义

　　医务社会工作是在医疗卫生保健工作中实施或配合的社会工作，是社会工作者于医疗卫生机构内运用社会工作知识与技术，从社会与心理层面来评估并处理案主的问题，是医疗团队中的一员，共同协助病患及家属获得身心平衡。

　　从生态观点来看，急诊室的物理环境和服务环境，相较于门诊或住院病房,更容易显出紧张、快速、高压力甚至是混乱的情境。对处在其中的病患、家属和医护人员来说,容易因环境因素的变化而干扰医疗服务的品质,甚至会影响病患的某些权益无法维护(例如隐私权、适当的空间等)。在此情境下社会工作的首要任务,是要评估并指出,案主最迫切的外显与隐藏需求为何?在现有的制度和规范下,可以提供给案主或服务对象哪些资源。其次,根据评估结果,提供转介服务,即试图构建案主的资源网络。

## 二、急诊社会工作的服务对象、内容和角色

### (一)服务对象

Soskis 于 1985 年出版的《急诊科的社会工作》(Social Work in Emergency Room)详细地介绍了社会工作者在急诊中经常会面对到的服务对象/个案,包括:①在大街上突然昏厥的无家可归者(路倒游民);②无家属、亲友照顾而有照顾需求的病患;③受虐儿童、妇女;④情绪不稳或自杀的个案;⑤经济困难的病患;⑥重大意外的伤残或濒死病患的家属;⑦久滞急诊不出院者;⑧多次入急诊就医的个案;⑨短期内再入院的住院病患;⑩酒精、药物成瘾的病患。

在面对复杂病患需求与问题的情况下,Ponto 和 Berger(1992)的研究指出,需要急诊社会工作者介入的个案,可以区分为五大类型:①急性情绪病症者,即怀疑因病患本身的自我伤害、愤怒攻击或是急性情绪症状病发所产生的身心病症;②急性生理危机者,即长期患有身心症状、长期依赖化学治疗、或路倒游民所产生的生理病症;③遭受家庭暴力或性侵害者;④疑似遭受虐待或疏忽的儿童(包括性虐待);⑤任何遭受身心严重创伤且有警察或其他机关介入者,包括遭受攻击伤害、性侵犯、家庭暴力、药物滥用、酒精中毒导致暂时性功能丧失者。

在中国台湾的医疗体系中,病患多因生理与心理疾病前来

就诊，当患者进入急诊室时，首先会接触到医生和护士，在检查诊疗过程中，如经病患主动告知或由医护人员察觉到病患的伤势、心理状态有特殊情形（如受虐受暴、情绪问题、跨文化／语言问题）时，多半经医院内部的转介系统会通知社会工作者协助处理病患的问题。另一方面，也可以经由社工人员主动地查房筛检，发现潜在的个案需要协助，特别是根据各类法律规定所采取的介入服务。两种临床实务路径下，服务对象大致被做了如下的区分：①高风险的个案，指因身份或社会-经济条件弱势，如独居老人、经济贫困者、路倒游民，而需特别关怀的服务病患；②受虐的个案，指遭受暴力攻击、性侵害、虐待或疏忽，而导致生理疾病或致死者，常见如受暴妇女、受虐儿童等；③情绪失衡的个案，因人际关系失调、药物滥用、自我认知偏差，罹患精神疾病，而有情绪失控或自伤行为者。

## （二）服务内容

在美国，社会工作者在医院急诊室提供各种服务已有长久的历史，急诊室往往需要为有紧急医疗需要的病患提供迅速的服务。Bristow 和 Herrick（2008）指出，急诊室的社会工作者提供的服务多半涵盖以下方面：社会心理评估，悲伤辅导与支持，受虐病患的评估与转介，出院准备服务，链接社区资源，情绪支持，对病患或为病患进行教育和倡导服务等。急诊室经常会接收许多有重大创伤、濒死经历的病患，需要快速且有效率的评估与服务，社会工作者处于这种高度紧张的环境中，随时都必须准备好去面对各种情况下的病患需求。

中国台湾的研究人员和实务工作者总结经验后，将急诊社会工作的服务内容整理归纳为如下部分：①急诊滞留医院的病患辅导工作；②医患关系的沟通与协调工作；③路倒病患与游民的工作；④危机处置服务；⑤受保护个案的辅导工作，包含儿童虐待、家庭暴力、性侵害、老人虐待；⑥自杀个案的辅导工作；⑦临近死亡的个案协助工作；⑧器官捐赠劝募与辅导工作；

⑨48 小时等床病患的主动关怀服务；⑩其他因疾病而引起的情绪焦虑、家庭问题、医疗费用问题、疾病适应或心理问题；⑪急诊志愿者招募与训练工作。

### （三）工作者角色

1. 在一项针对美国急诊科医务社工角色职能的质性研究中发现，急诊科社会工作者的主要角色职责有：

（1）对于急诊病患实施心理 - 社会评估（psychosocial assessment role）：这也是该项研究中被访的急诊科社工表达的、首要且基础的职能角色。相较于取得一般执照的社工（licensed social worker，LCW）而言，受训于临床专项的社工（licensed clinical social worker，LCSW），后者更常行使这个部分的角色职能。

（2）给予其他专业人员关于精神健康主题和诊断的教育：有时，服务于急诊场景中的社工，需要肩负向医生，医疗助手，护士，以及其他健康护理的专业人员讲解关于精神健康的知识的角色。虽然这是急诊科社工比较经常实施的角色，但是作为合作共事的其他同事，却也时常对此有所质疑和感兴趣程度不高。

（3）作为服务对象的文化代理人（cultural liaisons）：这项角色包括将专业的医学术语以比较通俗易懂的方式向就医患者进行解释；连接不善表达的患者的想法和医务人员进行沟通；以及学习患者的文化并传递给其他的专业人员，为亚文化患者群体信念视角下（考虑的）利益，进行阐述和倡导代言。

（4）化学物质成瘾的咨询和资源转介：这项角色包括对患者有关化学物质依赖的照护、咨询和资源转介；以及协助患者处理他们化学成瘾治疗的需求。

（5）对受虐待者的（司法）报告、咨询和资源提供者的角色：这项职能包括被虐待者的报告，咨询，和资源提供；以及与此相关的危机干预，法律资源，安全计划，以及受暴妇女的倡导；还包括弱势群体的报告，例如儿童虐待事件向医生求证咨询等。

2. 在中国台湾,过去的急诊社工员往往被视为是协助路倒患者处理医疗费用问题或者是安排游民离开急诊的人员。随着急诊社工员更多的介入,他们在急诊中的工作便不再是辅助了,而是包含了大量的社会资源连接,家庭关系及个案情绪的咨询辅导,服务对象也逐渐多元和复杂化。整体的急诊社会工作方向也发生了些许改变和调整:

(1)保护性个案的增加:例如新移民(非本地配偶)服务,其次是独居长者服务,再是逐年增加的自杀人口和身心障碍保护者的通报,和家庭暴力的预防。社工在这些急诊新出现的群体中,扮演了越发重要的职能与角色。

(2)工作领域越来越重视预防和教育:随着医院急诊社会工作逐渐开始走向专职和专责化后,急诊的医务社工们也开始更多地思考如何将工作做好,以及有所成效可以检验。例如减少重复个案进出急诊,于是有了预防观念的融入,开始协助个案连结社区资源。又比如对有高风险、高危机家庭或个人,透过通报机制加以预防、危机干预等,以免悲剧的发生。另外,透过社工员在急诊与病患的互动和观察,可以弥补医护人员在忙碌中忽略的一些细节,减少医护人员与病患的误会与冲突。最后,在一些医疗团队的会议上,急诊社工员透过对案例的分析、心理-家庭-社会史的提供、意见的给予、和资源的链接和转介等,也让医护人员更加清楚急诊社工员的功能与角色,使得彼此(为患者服务)的合作更加顺畅和精准。

## 三、急诊社会工作的一般模式

1. 评估 患者进到急诊现场时,急诊社会工作者的首要任务是进行评估工作。在评估开展时,以下几点值得注意:

(1)医疗场景进行心理评估需要适用于患者的问题。

(2)检查自杀风险,精神状态测量、精神病史,心理治疗史。

(3)获得过去经历,预测未来。

2. 生理 - 心理 - 社会评估框架

(1) 评估尽量保持简单、快速、高效。

(2) 年龄合适(若是孩童,可以使用随意涂画的投射管理)。

(3) 可能的情况下与家属或照顾者见面,收集其他相关信息。

3. 干预方法

(1) 大多数在急诊、针对医疗疾患的干预是有时间限制的。

(2) 简单地与患者建立关系,倾听患者,以及澄清顾虑都将会是有用且充分的干预方法。

(3) 对一些与认知行为治疗过程相关的焦虑类型,或者具体的(针对)恐惧,行为干预是有效的。

(4) 精神类药物的使用不常见,除非行为干预没有效果,并且需要紧急推进治疗进程。

4. 效果跟进及干预

(1) 在患者出院前评估效果,并且评估进一步的需求。

(2) 协助转介。

(3) 询问患者和家庭的体验。

5. 注意事项

(1) 总的来说,急诊社会工作者介入的主要目标是:帮助医疗团队更全面地评估了解患者,使患者的心理 - 社会因素在急诊医疗过程中更好地支持、协助医疗干预的开展。

(2) 提供患者和家庭对于疾病的希望非常重要。但并不是虚假的希望,而是所有人都在为达到最好结局努力的希望。

(3) 切勿在不了解患者历史的情况下,进行干预处置。

(4) 切勿与患者关系太亲密,没有保持专业关系。

(5) 当评估无头绪时,没有咨询、询问高年资工作员的建议。

(6) 若涉及患者自杀被送至急诊的情况,不要害怕询问关于自我伤害的想法。且后期需要处理此项议题。

总结来说,在(趋向)成熟的医疗健康体系里,不管是医务社会工作者,或是心理健康人员,他们将自己在心理 - 社会部分的干预经验和智慧带入急诊医疗现场，已然成为了一股重要的专业力量，且能够助力于多学科团队的智慧与经验对于复杂个案的处理与解决。

## 四、急诊社会工作的挑战与未来展望

1. 现存挑战　医疗团队中的角色期待与冲突。在一个强调跨专业合作的工作现场，扮演好自己的角色并获得团队的认同与尊重，是团队运作是否良好的重要因素。在已有的、医务社工发展具有一定历史的国家和地区，医务社工建立的专业形象，往往会让医疗团队人员认为只要是医疗护理以外的问题都可以找社工协助，同时社工的主要职能之一也包括了资源协调，因此容易让医护人员对社工产生不当期待，相对也就造成了社工员工作上的困扰和角色模糊。

直接服务的困难。急诊社会工作服务中，最重要的就是社工与个案之间的直接互动，它是影响个案问题是否能顺利解决的最主要因素。社会工作服务追求全人照顾和整合性服务，而急诊社会工作内容更是包含着大量的社会资源连结，一连串的联络与整合工作就此展开。特别是有社工介入处理的个案，常都是特殊复杂的。急诊工作主要的供给，常限定于医疗处置，易造成复杂个案的问题很多时候常被疏忽。患者问题能否顺利解决，关系着社会资源的连结顺利与否，而后者又与机构，团体规定与评估等因素互相嵌套。个案的复杂性，关注、支持的有限，资源筹措的规定等，会让社工在服务供给时感到无力和受挫，特别是对于年资相对较轻的社工。

2. 未来展望　本章节描述、展示的急诊社会工作，主要是基于欧美国家和中国台湾地区的经验和模式，读者们在参考阅读时，也需要明白、结合地区当前的实际情况，因地制宜的借鉴和使用。主要涉及的差异、造成的现状存在于不同维度和层面，包括法律制度方面的差异、专业（社工专业本身及跨学科不同专业)技术水平的差异、资源分布与投放的差异、全人服务理念与需要的差异等。这些都影响着不同地区在开展急诊医疗社会工作服务时的效果和过程。

除了时空、实践现场的差异性外,急诊医务社会工作在全球的发展中,仍具有一定的共性,了解它们,有助于我们未来更加科学、合理地规划与发展相应的工作。医院属性中包含一部分的营收性质(大多数文献可见的国家和地区),同时医疗本位的思想在过往、乃至现今很长一段时间里盛行于各大医疗阵地。再者,医院管理层对于医务社会工作者无法创收的本质,社工学科本身的专业属性和边界,以及与医学相比的巨大差异引起的质疑或不认同,加之社会工作学科和实务工作者尊崇的以案主为中心。急诊社会工作,很多时候正是建立在这种对现实处境张力的理解和接受的情况下,同时却也又是不断思考如何才能走出一条新的、专业边界不断梳理清晰的、专业职能不断发挥的、利益与公正理念平衡不断修正和反思的道路。相信这些会成为这一时空背景下的医务社会工作者们共同努力的方向和使命。持续不断地加强专业化建设,明白医疗场景中的(主流)叙事方式并形成有效对接与对话;同时亦明白社会工作学科本身的专业理念和关怀侧重,相信我们自己的急诊社会工作、医务 / 健康社会工作,就是在这种不断地突破、建立、重整中得到发展与前行。

## 参 考 文 献

[1] 温信学. 急诊社会工作临床服务内涵之探究 [J]. 社区发展季刊, 2005 (112): 72-85.

[2] 秦燕. 医务社会工作 [M]. 台北: 巨流图书公司, 1997.

[3] 洪千惠. 急诊社会工作实施初探 [J]. 社区发展季刊, 2011(136): 149-162.

[4] 蔡政忠. 台湾急诊科社会工作员的岗位职责与专业发展 [J]. 社会工作, 2014(4): 12-21.